Erdstrahlen
als
Krankheits- und
Krebserreger

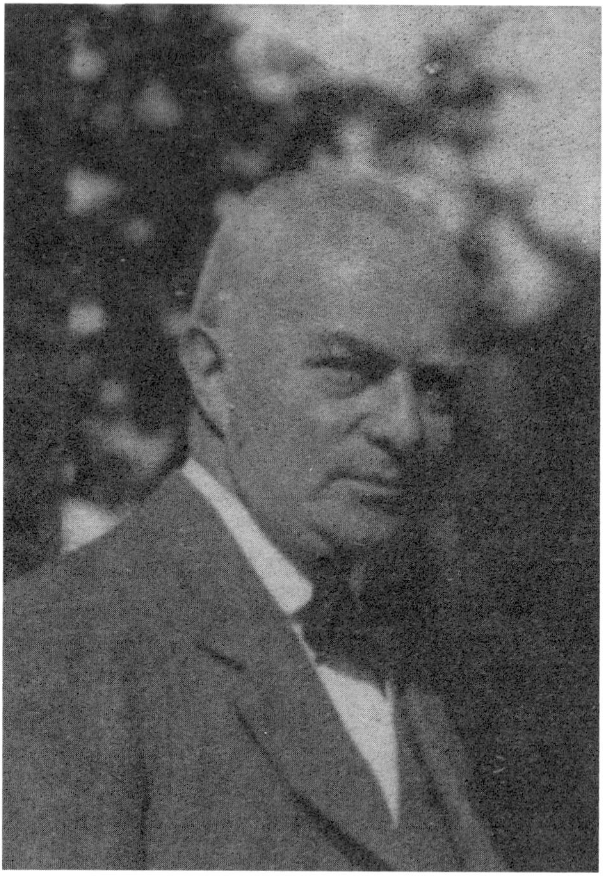

Gustav Freiherr von Pohl

Gustav Freiherr von Pohl

Erdstrahlen
als
Krankheits- und Krebserreger

Mit 70 Abbildungen

ESO-Verlag GmbH
H.-Eugen Jäger
29646 Bispingen

„Erdstrahlen als Krankheits- und Krebserreger“
Originalausgabe unter dem Titel „Erdstrahlen als Krankheitserreger – Forschungen auf Neuland“ bei Jos. C. Hubers Verlag, Diessen vor München 1932.

Reproduktionen nach Vorlagen von 1932

6. Auflage (2. Auflage im Lebenskunde Verlag 1988)
© 7. Auflage im ESO-Verlag GmbH, Bispingen
Schutzumschlag: Heidrun Schultheiß
Herstellung: Zaklady-Druck, Stettin

ISBN gebunden Ausgabe 3-9804861-0-9 – ISBN kartonierte Ausgabe 3-9804861-1-7

Meiner Frau

Inhaltsverzeichnis

Dieses Buch erschien bereits 1932, war aber schnell vergriffen.

Wegen der zwingenden Aktualität seines Inhalts für die heutige Situation auf dem Gebiet der Gesundheits-Vorsorge bringen wir es nach Jahrzehnten in Neuauflage heraus.

Die epochalen Forschungsergebnisse des Freiherrn von Pohl sollen auf diese Weise wieder ins Bewußtsein der Öffentlichkeit gebracht werden und bewirken, daß aus den gesicherten Erkenntnissen endlich die längst notwendigen Folgerungen gezogen werden.

1.
Wissenschaftliches Neuland

Die in diesem Buche niedergelegten Beobachtungen über den schädlichen Einfluß der negativ-elektrischen Erdstrahlung führen in der Hauptsache die medizinische Wissenschaft auf Neuland.

Jede neugewonnene Erkenntnis wird von der sie betreffenden Wissenschaft im allgemeinen zuerst skeptisch aufgenommen und häufig auch ohne Gründe abgelehnt, wenn sie von einem Nichtangehörigen der betreffenden Wissenschaft der Öffentlichkeit unterbreitet wird. Aber auch gegen eigene Kollegen ist die Wissenschaft in solchen Fällen oft aufs schärfste aufgetreten. Ich erinnere nur an das Schicksal des Wiener Arztes Dr. Semmelweis. Dieser glaubte im Jahre 1847 in der Universitätsklinik feststellen zu können, daß das dort grassierende Kindbettfieber wahrscheinlich dadurch käme, daß die Ärzte und Studenten, die aus der Anatomie in die Klinik kamen, sich vorher nicht einmal die Hände wuschen, die Frauen also mit Leichengift infizierten. Ignaz Semmelweis trat nach seiner Überzeugung schon damals, zwanzig Jahre vor Lister, für Anti- und Asepsis ein, aber mit dem Erfolg, daß er von seinen Vorgesetzten und Kollegen verlacht, verspottet und verhöhnt wurde. Er nahm sich diesen Hohn so zu Herzen, daß er schwermütig wurde und schließlich in einer Anstalt starb. Im Jahre 1930 aber ist in sehr später Anerkennung sein Bild im Virchow-Langenbeck-Hause in Berlin neben dem Gemälde von Lister aufgehängt und feierlich enthüllt worden!

In der materialistischen Zeit vor dem Kriege sind meine in den letzten rund dreißig Jahren gemachten und in diesem Buche auszugsweise niedergelegten Beobachtungen über den schädlichen Einfluß der Erdstrahlen vielfach von Ärzten und medizinischen Laien als Zufälligkeiten bezeichnet worden. Lächler oder über meine Forschungen lächelnde Spötter habe ich nach dem Erscheinen von Schleichs Buch „Besonnte Vergangenheit" abfertigen können mit den Worten Virchows an Schleich: „Sie müssen sich dieses Lachen gegenüber Ihnen Neuem vollkommen abgewöhnen; es ist das Dümmste, was man machen kann." Dieser Virchow'sche Ausspruch ließ jeden verstummen und nachdenklich werden.

Seit Mai 1930, als ich zum ersten Male auf einem Ärzte-Kongreß in München über meine Forschungen sprach, und noch mehr seit dem Juli 1930, als die Zeitschrift für Krebsforschung in Berlin (herausgegeben vom Deutschen Zentralkomitee zur Erforschung und Bekämpfung der Krebskrankheit) eine Abhandlung von mir über die Entstehung der Krebskrankheit nur durch Erdstrahlen veröffentlichte, hatte ich in Dachau die Besuche vieler Ärzte. Ich kann feststellen, daß keiner dieser Ärzte, die nähere Einsicht in meine Arbeiten und Belege nahmen, fortging, ohne voll überzeugt zu sein von der einwandfreien Richtigkeit meiner Arbeiten und ohne die Zusicherung, in seiner Praxis meine Arbeiten nachzuprüfen und selbst aufzunehmen, – bis auf einen einzigen. Dieser Arzt, dem ich mich, wie auch anderen, für einen halben Tag zur Verfügung gestellt hatte, um die Betten seiner chronisch Kranken auf Erdstrahlung zu untersuchen und anzuordnen, wohin sie auf einen strahlenfreien Platz umgesetzt werden könnten, und mit dem ich schon den Tag dafür fest vereinbart hatte, hat als einziger nichts wieder von sich hören lassen. Seine Praxis ist ihm wohl lieber gewesen.

Auch von einem anderen Arzt, einem angesehenen Professor, habe ich Ähnliches gehört. Er war von einem Herrn, der von meinen Arbeiten gehört hatte, aber meine Adresse nicht kannte, brieflich nach dieser angefragt und gab ihm auch Auskunft, aber mit dem Zusatz, „daß er jeden Pfennig, den der Anfragende für eine Wohnungsuntersuchung ausgeben würde, für weggeworfenes Geld hielte". Welcher Wert einem solchen Urteil und einer solchen Ansicht zukommt, ist wohl aus meinen und meiner Mitarbeiter Erfolgen in der Umstellung von bestrahlten Betten auf strahlenfreie Plätze, wie sie in zahlreichen Beispielen in Kapitel 3 niedergelegt sind, ohne weiteres ersichtlich. Derartige leichtfertige Urteile aber können unter Umständen unendlich viele Menschen Gesundheit und Leben kosten. Im vorliegenden Fall war der anfragende Herr klüger als der Professor und ließ auf den dringenden Rat seines Arztes seine Wohnung doch von einem mir befreundeten Rutengänger untersuchen.

Ein anderer Arzt, der mit Frau und Kind an verschiedenen Krankheiten litt, ließ sich schließlich auf Anraten eines Kollegen herbei, meine verdienstvolle Mitarbeiterin, Frau Gräfin Margot von der Schulenburg, zur Untersuchung seiner Wohnung zu sich zu bitten. Er tat aber bei der Untersuchung auch noch außerordentlich skeptisch und erklärte, daß eine Umstellung der drei Betten doch wohl keinen Zweck haben könne. Nach vier Wochen aber schon machte dieser Arzt der Gräfin von der Schulenburg seinen Besuch und erklärte ihr, er habe die Betten doch umstellen lassen und er komme, um sich zu bedanken und ihr zu sagen, daß bei ihm, seiner Frau und seinem Kind inzwischen tatsächlich alle früheren jahrelangen Beschwerden vollkommen verschwunden seien.

Alle Krankheiten von Menschen, Tieren, Bäumen und Pflanzen sind, wie ich berichten werde, in ihrer eigentlichen Ursache auf die Wirkung der Erdstrahlen zurückzuführen, die den Organismus schwächen und anfällig machen. Alle Auswirkungen in der Auslösung der verschiedensten Krankheiten sind sekundärer Natur. Warum die verschiedensten Krankheiten entstehen, mag in der Konstitution des einzelnen Menschen liegen, – es mag auch sein, daß die verschiedenen Wellenlängen der Erdstrahlen die verschiedenen Organe so angreifen, daß sie erkranken. Das zu erforschen, ist Sache der berufenen Wissenschaft. Wir können dazu nur die Anregungen geben.

Dieses Buch soll auch sonst auf allen Gebieten, in denen die Schäden durch Erdstrahlen nachgewiesen werden, Anregungen geben zur weiteren Forschung.

Es gibt leider noch kein (technisches) Instrument, mit dem man die zweifellos verschiedenen Wellenlängen der Erdstrahlen feststellen kann. Wir sind zur Ermittlung und Feststellung der verschiedenen Stärken der Erdstrahlen vorläufig noch auf die Wünschelrute in der Hand des Begabten und Erfahrenen angewiesen. Ich betone: „des Erfahrenen", denn den meisten, die sich Rutengänger nennen, weil die Rute sich in ihren Händen bewegt, fehlt der Begriff, warum und auf welches Objekt im Untergrund der Erdrinde sich die Rute in den verschiedenst gearteten Ausschlägen dreht und vor allem, wie stark und in welcher Art die Strahlung zu bewerten ist. Letzteres aber ist im wahren Sinn des Wortes ausschlaggebend.

Ich hatte mir zur eigenen Beurteilung der Strahlungsstärke schon vor etwa 25 Jahren, als ich in Norddeutschland wohnte, eine Skala von 1–12, analog der Beaufort'schen Windskala, zurechtgelegt. Als ich dann mehrere Jahre darauf in den Vorbergen und Bergen Bayerns und in der Schweiz Rutenstudien trieb, fand ich dort so starke Strahlungen, daß meine Skala nicht ausreichte. Ich mußte sie bis Stärke 16 erweitern.

Diese Empfindung und wichtige Beurteilung für die verschiedene Strahlungsstärke haben sich in den letzten Jahren auch meine Rutenschüler fast sämtlich angeeignet. Ich bekomme von diesen, die meine treuen Mitarbeiter geworden sind, wie auch von anderen Rutenforschern, die meine Arbeiten aufgenommen haben, laufend Berichte, wie sie besonders die Abbildungen mit Text des Kapitels 3 zeigen, so daß bei mir eine Zentrale und Sammelstelle für alle Ergebnisse dieser neuen Forschung entstanden ist.

Aus der Akten füllenden Zahl meiner eigenen Beobachtungen und der Berichte meiner Mitarbeiter kann in diesem Buche naturgemäß nur eine Auswahl besonders typischer Fälle gegeben werden. Eine Veröffentlichung des gesamten Materials würde nicht nur zu umfangreich, sondern auch den Leser ermüden.

Ich lasse in den vielen, mit Zeichnungen belegten Beispielen dieses Buches auch mit voller Absicht in der Hauptsache meine Freunde und Mitarbeiter mit ihren glänzenden Erfolgen zu Worte kommen. Ich freue mich aufrichtig, daß ich dies tun kann und darf, und ich bin denjenigen meiner Mitarbeiter, deren Berichte ich nunmehr mit veröffentliche, zu ganz besonderem Dank für ihre treue Mitarbeit an dem Ziele zur Erlösung der Menschheit von Krankheiten verpflichtet, dem ich hiermit Ausdruck geben möchte. Es sind dies (alphabetisch): Dr. med. W. Birkelbach in Wolfratshausen, Dr. med. Edwin Blos in Karlsruhe i. B., Frau Dr. Eva Blos in Karlsruhe i. B., Sanitätsrat Dr. med. Hager in Stettin, Georg Jungkunst in Nürnberg, Frau Marg. Liebe-Harkort auf Haus Harkorten in Westfalen, Gräfin Margot von der Schulenburg, jetzt in München, Dr. med. Seitz in Hohenschäftlarn, Major a. D. Otto Söding in Auerbach, Hessen, Geheimrat C. William in Stettin.

Alle, die nach meinen und meiner Mitarbeiter Erfahrungen etwa jetzt noch der ungeheueren Gefährlichkeit der Erdstrahlung skeptisch gegenüberstehen sollten, mögen sich der Worte Schopenhauers über neue Ideen erinnern: „Die neue Idee wird zuerst verlacht, dann fängt die Wissenschaft an, sich mit ihr zu beschäftigen, und schließlich wird die Idee für eine Selbstverständlichkeit erklärt."

Nach einem Vortrag, den der Direktor des Bezirkskrankenhauses in Wolfratshausen, Dr. med. W. Birkelbach, im Juli 1931 auf dem Bayerischen Chirurgen-Kongreß in München als letzter auf dem Programm über meine Arbeiten und Erfolge und seine damit vollkommen übereinstimmenden Beobachtungen hielt, blieb nach Schluß der Tagung eine große Anzahl von Ärzten zurück, um von Dr. Birkelbach und mir noch nähere Aufklärungen zu bekommen. Von mehreren dieser Ärzte fielen, unabhängig voneinander und übereinstimmend die Worte: **„Die vorgebrachten Beweise sind so unwiderlegbar, daß die medizinische Wissenschaft sich umstellen muß."**

Wir können damit jetzt nicht nur hoffen, sondern erwarten, daß durch die Mitarbeit immer weiterer Ärzte diese neue Erkenntnis sich nun bald ganz durchsetzen wird – zum Segen für die Menschheit.

2.
Erdstrahlen - die Ursache der Krebskrankheit

Die Forschung in der medizinischen Wissenschaft seit Lister, Pettenkofer, Koch und Virchow – um nur einige Namen der ganz Großen zu nennen – hat auf allen Gebieten die glänzendsten Erfolge zum Segen für die Menschheit gezeitigt. Um so unverständlicher bleibt es, daß es trotz aller intensiven Forschung so vieler bester Köpfe in allen Staaten der Welt und trotz aller so reichen Krebsforschungs-Institute bisher noch nicht gelungen war, die eigentliche Ursache der Entstehung des Krebses zu ergründen.

Man bezeichnet den Krebs vielfach als Alterskrankheit, weil statistisch die meisten Todesfälle im Alter von 50–70 Jahren erfolgen. Der Krebs kommt jedoch in allen Altersklassen vor, und es sind nach den Statistiken sogar schon Fälle im Alter unter fünf Jahren festgestellt.

Die Zahl der Todesfälle an Krebs ist in allen Staaten erschreckend hoch, wenn man bedenkt, daß es bisher noch kein Vorbeugungsmittel und noch kein einwandfreies Heilmittel gab, und daß die Mehrzahl der an Krebs Erkrankten mit der Feststellung der Krankheit in absehbarer Zeit mit ihrem Tode rechnen muß. In Deutschland allein starben nach der amtlichen Statistik der Todesursachen an Krebs: 1914 = 52 205 Menschen, 1928 dagegen 72 529 Menschen*). Damit ist allerdings nicht gesagt, daß die Verbreitung des Krebses an und für sich so stark zugenommen hat, denn im gleichen Zeitraum fiel in Deutschland die Zahl der Sterblichkeit an Altersschwäche von 114 848 auf 75 341. Die ständig steigende Zahl der Krebssterblichkeit dürfte in der Hauptsache wohl auf eine immer bessere Diagnostik der Todesursachen zurückzuführen sein. Dazu ist jedoch auch die ständig steigende Bevölkerungsdichte in den Großstädten zu berücksichtigen, da in allen Städten die Krebssterblichkeit prozentual erheblich höher ist als auf dem Lande. Der Unterschied zwischen Stadt- und Landarbeitern verhält sich nach der Statistik der Deutschen Lebensversicherungsgesellschaften[1]) wie 34,76 zu 8,55.

Die Verbreitung der Krebskrankheit ist auf der Erde durchaus nicht gleichmäßig. Von allen Staaten weist die Schweiz den höchsten Prozentsatz an Krebssterblichkeit auf mit 124,3 Fällen auf 100 000 Lebende. Es folgen dann Dänemark, Holland, Schottland, Schweden, England und Wales, Norwegen, Deutschland, Irland, Österreich, Frankreich, die Vereinigten Staaten,

---

*) *Bundesrepublik Deutschland 1976: 159.792 Todesfälle durch Krebs (Statistisches Bundesamt).*

1) Zeitschrift für Krebsforschung 1910.

Australien, Belgien, Italien, Japan, Spanien, Ungarn usw. Gegenüber der Schweiz mit 124,3 Fällen zeigt die Statistik in Ungarn nur noch 45,5 Fälle auf 100 000 Lebende. In Deutschland hat Süddeutschland den höchsten Prozentsatz an Krebssterblichkeit. In Bayern ist der Prozentsatz südlich der Donau außerordentlich viel höher als im mittleren Bayern, das wiederum noch eine etwas größere Krebssterblichkeit aufweist als das nördliche Bayern. In den bayerischen Bezirksämtern z. B., die beiderseits der Donau liegen, ist die Krebssterblichkeit in den südlich der Donau gelegenen Teilen wiederum erheblich größer als in den nördlich der Donau gelegenen Teilen. In Österreich ist die Krebssterblichkeit am größten im Lande Salzburg und in der Steiermark.

In den Äquatorialgegenden tritt die Krebskrankheit nach Wolff[1]) seltener auf und bei den Naturvölkern außerordentlich selten. Die letzteren Feststellungen sind hauptsächlich von englischen Ärzten in englischen Kolonien gemacht. Leider läßt sich aus den Berichten nicht erkennen, ob die gefundenen Krebsfälle bei den noch in voller Freiheit lebenden Naturvölkern gefunden wurden oder ob es sich hier um Fälle bei den Angehörigen solcher Völker handelt, die in den Niederlassungen der Weißen angesiedelt waren.

Bei den Hindus ist es auffällig, daß bei den auf Ceylon wohnenden der Krebs sehr selten vorkommt, während bei den Hindus in Indien die Zahl der Erkrankungen und Todesfälle schon ziemlich hoch ist, jedoch hinter der Zahl der Krebsfälle bei der weißen Rasse erheblich zurückbleibt. Man darf diesen Unterschied wohl darauf zurückführen, daß die Hindus in Indien in sehr großer Anzahl in den großen Städten wohnen, wo sie an die gegebenen Wohnungen gebunden sind, während die Mehrzahl auf Ceylon auf dem Lande wohnt, wo sie, ebenso wie die Naturvölker, freiere Wahl für den Platz ihrer Wohnung haben. Ich komme hierauf noch zurück.

Bei den Chinesen ist die Sterblichkeit an Krebs noch geringer als bei den Hindus in Indien, obwohl die großen Städte eine erhebliche Sterblichkeitsziffer an Krebs aufweisen. Dies dürfte wohl darauf zurückzuführen sein, daß in China die Gepflogenheit besteht, den Bauplatz vor Beginn des Baues durch sogenannte Erdwahrsager auf „böse Dämonen", d. i. auf Erdstrahlung, untersuchen zu lassen. Dieses Verfahren ist natürlich nur auf dem Lande möglich. Zum mindesten also sind in China die Leute auf dem Lande vor Erdstrahlen geschützt, soweit natürlich nicht, was gelegentlich vorkommt, ein Untergrundstrom irgendwo neu durchgebrochen ist, so daß das zuerst gesunde Haus bestrahlt wird. Es ist zu vermuten, daß dieses Verfahren in China von altersher im Gebrauch ist, denn wir haben aus China die älteste Kunde von dem Gebrauch der Wünschelrute durch eine Abbildung des vor 4000 Jahren regierenden Kaisers Kwang Hsü, der mit einer Wünschelrute

---

1) Wolff, „Die Lehre von der Krebskrankheit", Verlag Fischer, Jena.

in der Hand dargestellt ist und dessen Erfolge im Auffinden von unterirdischen Wassern und Bodenschätzen in einer Inschrift gerühmt werden.

Über den Grund, weswegen die Krebskrankheit in den verschiedenen Ländern und dort wiederum in den verschiedenen Gegenden stärker oder geringer vorkommt, haben sich die Krebsforscher aller Kulturstaaten in umfangreichen statistischen Arbeiten und in geistreichen Hypothesen ergangen. Lebenshaltung, sozialer Stand, Rasse, Religion, Geschlecht, Vererbung, Berufe, geologische Bodenverhältnisse u. a. m. wurden in der Krebshäufigkeit statistisch untersucht und verglichen. Aber nirgends fand sich ein Anhalt. In unendlich vielen Instituten und Laboratorien arbeiteten Gelehrte an der Entdeckung des gesuchten Erregers des Krebses, aber die Materie spottete aller Forschung. Man wurde sich wohl klar, daß für die Krebskrankheit – wie für jede biologische Reaktion – drei verschiedene Faktoren zusammenwirken mußten: ein im Körper selbst entstehender oder von außen kommender Faktor als Agens*), dann die Disposition des Organismus als Reagens**) und ferner eine genügend lange Einwirkung des Agens auf das Reagens. Aber dieses Agens war bisher nicht zu finden.

Zu all den immer wieder erfolglosen Forschungen, die wirkliche Ursache der Krebskrankheit zu erkennen, sagt Lakhovsky[1]) recht bitter: „Es ist schon eine Schmach für die Medizin und für die ganze Menschheit, daß dies bis heute noch nicht gelungen ist."

Untersuchungen über die Beziehungen zwischen Untergrundverhältnissen und Krebsverbreitung sind vor bereits rund fünfzig Jahren zum ersten Male von Haviland in London gemacht. In Deutschland sind insbesonders Kolb[2]) und Prinzing[3]) dafür eingetreten, daß Haus und Boden für die Entstehung des Krebses ausschlaggebend sein müßten; die Lösung des Problems haben diese Forscher allerdings noch nicht finden können.

Der allgemeinen Feuchtigkeit des Untergrundes haben eine Reihe von in- und ausländischen Forschern die Krebskrankheit zugeschrieben. Wenn diese Ansichten aber teilweise soweit gehen, daß man glaubt, einem zu hohen Grundwasserstand eventuell die Schuld geben zu können, so ist dies nach meinen Erfahrungen irrig. Grundwasser selbst strahlt weder aus, noch schirmt es die Erdstrahlen ab. Bei den ermittelten Krebsfällen über hohem Grundwasserstand müssen demnach, wie es gewöhnlich der Fall ist, unter den Häusern und unter dem Grundwasser stets noch starke Untergrundströme fließen, aus denen die in sie abgebeugten Erdstrahlen konzentriert in die Atmosphäre strömen.

---

*) *Wirkende Kraft.*

**) *Gegenwirkung zeigende Kraft.*

1) Georges Lakhovsky „Das Geheimnis des Lebens, kosmische Wellen und vitale Schwingungen", deutsche Ausgabe bei Beck, München.

2) Dr. med. Kolb, Zeitschrift für Krebsforschung, Heft 2, Bd. 14; sowie „Der Einfluß von Boden und Haus auf die Häufigkeit des Krebses", Verlag Lehmann, München.

3) Sanitätsrat Dr. Prinzing, Zeitschrift für Krebsforschung, Heft 3, Bd. 14.

Bereits 1914 hat Prof. Gockel[1]) gerade den Arzt darauf aufmerksam gemacht, daß vom Erdboden eine Strahlung ausgeht, die sicher nicht ohne Einfluß auf den menschlichen Körper sei. Gockel hatte dabei allerdings nur an die radioaktive Strahlung des Bodens gedacht. Leider ist sein Hinweis von den Medizinern, außer von Geheimrat Dr. Bach, nicht weiter beachtet worden. Geheimrat Bach hat über den Zusammenhang zwischen – seiner Ansicht nach radioaktiver – Erdstrahlung und Krebs wie auch anderen Krankheiten erstmalig in der „Strahlen-Therapie" Heft 4/1927 berichtet. Die ursprüngliche Annahme Bachs, daß das schädigende Agens in Radium-Emanation (Ausstrahlung) bestehe, ist allerdings irrig. Es ist bekannt, daß die Emanation sich auch bei stark radioaktiven Böden in höheren Stockwerken nicht mehr nachweisen läßt; Krebsfälle kommen aber auch in den höchsten Stockwerken vor und somit kann Radium-Emanation nicht als Ursache für die Entstehung der Krebskrankheit in Betracht kommen.

Außer der radioaktiven Erdstrahlung gibt es nun jedoch noch eine andere Art von Erdstrahlung, die von der geophysikalischen und physikalischen Wissenschaft bisher nicht beachtet worden ist und die mit der Wünschelrute nur strichweise über guten elektrischen Leitern des Untergrunds nachweisbar ist wie z. B. über Untergrundströmen, die der Erdoberfläche als derartige Leiter am nächsten liegen. Ich habe diese Strahlung von Anfang an mit gutem Grunde für eine negativ-elektrische Strahlung gehalten. Hierüber wird im Kapitel „Strahlen und Entstrahlen" Näheres zu sagen sein.

Bis 1929 hatte ich im Laufe von 25 Jahren schon in einer größeren Zahl von Einzelfällen feststellen können, daß die Betten von an Krebs Verstorbenen ohne Ausnahme in einer sehr starken negativ-elektrischen Erdstrahlung standen. Schon einige Jahre vor der ersten derartigen Untersuchung hatte ich in zahlreichen Fällen gefunden, daß auch viele andere Krankheiten nur dann vorkamen, wenn das Bett des Patienten mehr oder weniger stark bestrahlt stand oder wenn die tägliche Arbeitsstätte des Patienten stärker bestrahlt war.

Über meine Untersuchungen und Befunde habe ich mich selbstverständlich schon damals mit befreundeten Ärzten unterhalten, fand aber bei keinem einzigen Verständnis und Interesse für meine Beobachtungen. Immer wieder wurde mir vorgehalten, daß es sich bei diesen Feststellungen, daß jedes Bett eines an Krebs Verstorbenen stark bestrahlt gestanden hatte, um Zufälle handeln müsse. Manchmal ist mir gesagt worden, daß, wenn dies tatsächlich kein Zufall, sondern Gesetzmäßigkeit sein sollte und damit die so lange und von so vielen Forschern gesuchte Ursache der Krebskrankheit entdeckt

---

1) Professor Dr. Gockel „Die Radioactivität von Boden und Quellen", Verlag F. Vieweg, Braunschweig.

sein sollte, die Wissenschaft dies schon längst gewußt hätte. Mit diesem stets letzten Einwand wäre ja allerdings, wenn die Wissenschaft schon alles wüßte, jeder Fortschritt unmöglich.

Ich habe mich durch diese Ungläubigkeit der Ärzte niemals beirren lassen. Denn wenn Virchow schon aus seiner Erfahrung sagen mußte: „Wenn drei Ärzte beisammen sind, so sind darunter zwei Ungläubige", so ist es natürlich nicht zu verlangen, daß ein Arzt ganz neuartige Feststellungen eines Nicht-Mediziners auf medizinischem Gebiet sofort glaubt.

Immerhin mußte ich allen ärztlichen Zweifeln gegenüber stets zugeben, daß alle meine langjährigen übereinstimmenden Beobachtungen, ebenso ähnliche Einzelbeobachtungen anderer Rutengänger, wie vor 25–30 Jahren der Landräte von Uslar und von Bülow-Bothkamp und wie in den letzten Jahren die Einzelbeobachtungen von Geheimrat Dr. Bach[1]), Frau H. Winzer[2]), Professor Dr. Wendler[3]), E. Stettner[4]) und des Schweizer Kapuzinerpaters Randoald, eben als lauter Einzelfälle keinen einwandfreien wissenschaftlichen Beweis darstellten.

Wissenschaftlicher Beweis in Vilsbiburg

Um den einwandfreien Beweis zu liefern, daß all die Einzelfeststellungen keine Zufälle sein konnten und daß nur diese strichweise auftretende negativ-elektrische Erdstrahlung das so lange gesuchte Agens der Entstehung der Krebskrankheit ist, war es m. E. endlich notwendig, diesen Beweis wissenschaftlich einwandfrei in einem geschlossenen Städtebild zu liefern. Der Nachweis für zunächst nur Krebs unter Weglassung aller anderen Krankheiten, die ich auch n u r in bestrahlten Betten oder an bestrahlten Arbeitsplätzen gefunden hatte, war für mich insofern leichter, als die Krebskrankheit nach meinen Erfahrungen nur über besonders starken Ausstrahlungen entsteht, und zwar nach der im 1. Kapitel genannten Strahlenskala von Stärke 9 an aufwärts. Bei allen meinen Einzelfeststellungen an sogenannten Krebsbetten hatte ich niemals eine Strahlung unter Stärke 9 beobachtet. Ich konnte mich also bei der beabsichtigten Arbeit nach meinen Erfahrungen und nach meiner Überzeugung nur auf Ermittlung der starken und stärksten Strahlungsstriche über Untergrundströmen und anderen guten elektrischen Leitern des Untergrundes beschränken und alle mittleren und schwachen kurzerhand weglassen. Wenn in einer ganzen Stadt sämtliche Todesfälle an Krebs nur in derartigen starken Ausstrahlungsstrichen lagen, so mußte m. E. damit der Beweis für die Richtigkeit aller Einzelbeobachtungen geliefert sein. Selbstverständlich durfte ich die

1) „Strahlen-Therapie" (4/1927) und „Medizinische Welt" (29/1928).
2) „Medizinische Welt" (26/1927).
3) „Zeitschrift für Wünschelrutenforschung" (7/8 – 1928).
4) Biologische Heilkunst, Nr. 41/1930.

Stadt, in der eine solche Arbeit vorgenommen werden sollte, nicht oder jedenfalls nicht näher kennen, so daß ich natürlich auch nicht über Krebsfälle in dieser Stadt orientiert sein konnte und durfte.

Die Aufgabe war also, ohne Kenntnis von Krebstodesfällen, sämtliche nach meinen Erfahrungen krebsgefährlichen Ausstrahlungsstriche einer ganzen Stadt zu ermitteln und in eine Karte der Stadt einzuzeichnen. Nach Fertigstellung meiner Planzeichnung mußte die Karte möglichst amtlich mit den Krebsleichenschauscheinen der Stadt verglichen werden, um zu prüfen, ob, wie ich behauptete, sämtliche Krebstodesfälle genau auf den von mir eingezeichneten Linien erfolgt waren. Bei dieser Prüfung kam nicht nur das betreffende Haus in Frage, sondern es mußte hierbei auch in jedem einzelnen Falle das Sterbezimmer und in diesem die Stellung des betreffenden Bettes, in dem der an Krebs Verstorbene stets geschlafen hatte, festgestellt werden, um zu ermitteln, ob das Bett auch wirklich genau auf den von mir eingezeichneten Linien stand oder gestanden hatte. Falls eine Ausnahme vorkommen sollte, war ferner festzustellen, wie lange der Verstorbene dort schon gewohnt hatte bzw. ob er nicht etwa schon krank dorthin gezogen war, sowie eventuell auch, ob er vielleicht an seiner Arbeitsstätte Tag für Tag ständig in starken Ausstrahlungen gesessen hatte.

Eine solche kartografische Einzeichnung der Krankheits- und besonders krebsgefährlichen Ausstrahlungsstriche einer ganzen Stadt war bis dahin anderweitig noch in keinem Lande der Welt gemacht worden.

Zur wissenschaftlich einwandfreien Lösung dieser Aufgabe, bei der ich voraussichtlich sehr viele Häuser und Gärten betreten mußte, um den Verlauf der Untergrundströme usw. festzustellen, war eine scharfe behördliche Beaufsichtigung und Begleitung nötig, sowohl als Legitimation bei dem Betreten von Häusern und Gärten wie auch zu der wissenschaftlich notwendigen Kontrolle, daß meine Arbeiten einwandfrei und ohne Befragen der Bewohner ausgeführt wurden.

Ich wandte mich dazu im Dezember 1928 an den I. Bürgermeister J. Brandl der Stadt Vilsbiburg in Niederbayern, den ich einige Monate vorher kennengelernt hatte, als ich von einer dortigen Brauerei, die mehr Wasser benötigte, zur Bestimmung eines Bohrpunktes nach Vilsbiburg gerufen war. Ich war weder vorher noch nachher in Vilsbiburg gewesen, wo ich vorher auch niemand kannte.

Vilsbiburg liegt beiderseits der nach Nordosten fließenden Vils, eines Nebenflusses der Donau. Im eigentlichen, bei Vilsbiburg etwas eingeschnürten Vilstal liegen nur wenige Häuser der Stadt; der größere und ältere Stadtteil liegt an dem sanft ansteigenden westlichen Hang des Tales, der kleinere Stadtteil an dem zuerst auch sanft, dann steiler ansteigenden östlichen Hang. Es umfaßt 565 Häuser mit rund 900 Wohnungen und zählt 3300 Einwohner.

Zu einer Untersuchung wie der beabsichtigten erschien mir eine kleinere

Stadt besonders aus dem Grund geeignet, weil die Bevölkerung ansässiger ist und weniger die Wohnung wechselt als in größeren Städten. Der Umstand, daß in kleineren Städten die Mehrzahl der Häuser seit Generationen im Besitze derselben Familien zu sein pflegen, gab vielleicht auch die Möglichkeit zu Untersuchungen über erbliche Veranlagung zu Krebs.

Ich fand bei dem I. Bürgermeister Brandl zu meiner Freude das größte Verständnis für meine geplante Arbeit und die Zusage von amtlicher Kontrolle und polizeilicher Begleitung und Beaufsichtigung. Bürgermeister Brandl übernahm es auch, den Vilsbiburger Bezirksarzt, Obermedizinalrat Dr. Bernhuber, den ich nicht kannte, für meine Arbeit zu interessieren und zu bitten, nach den Leichenschauscheinen, soweit sie auf dem Bezirksamt noch vorhanden waren, eine Liste sämtlicher Todesfälle an Krebs anzufertigen. Die Liste sollte bis zur Beendigung meiner Arbeit in den Händen der Genannten oder auf dem Rathaus verwahrt bleiben und blieb es auch, natürlich ohne daß ich Einsicht nehmen durfte und ohne daß mir vor Abschluß meiner Arbeit gesagt wurde, wieviele Fälle auf der Liste standen. Die Leichenschauscheine waren leider nur seit dem Jahre 1918 vorhanden. Zu den 48 Fällen dieser zehn Jahre wurden von dem I. Bürgermeister noch sechs weitere, länger zurückliegende Fälle eingetragen, von denen amtlich einwandfrei bekannt war, daß es sich um Krebs als Todesursache gehandelt hatte. Die Liste, von der ich nach abgeschlossener Prüfung meiner Planzeichnung eine beglaubigte Abschrift erhielt, weist mithin 54 Namen, und zwar 32 männliche und 22 weibliche, mit Adresse und der Art des Krebses auf. Dazu kam schließlich noch ein Fall der Frau des Turmwächters, die damals kurz vorher an Krebs operiert war.

Ohne die von allen Vorurteilen freie Bereitwilligkeit des I. Bürgermeisters Brandl und des Bezirksarztes Obermedizinalrat Dr. med. Bernhuber wäre es mir natürlich ganz unmöglich gewesen, die beabsichtigte Arbeit wissenschaftlich einwandfrei durchzuführen. Ich bin beiden Herren daher zu ganz besonderem Dank verpflichtet, dem ich auch an dieser Stelle Ausdruck geben möchte.

Meine Ermittlung und Einzeichnung der nach meinen Erfahrungen krebsgefährlichen Ausstrahlungsstriche ist in den sieben Tagen vom 13. bis 19. Januar 1929 in einer täglichen Arbeitszeit von acht bis neun Stunden erfolgt. Die Ausarbeitung eines solchen Planes in der kurzen Zeit von nur sieben Tagen ist natürlich nur auf Grund großer Erfahrungen und mit einer vollkommenen Beherrschung der Rutentechnik und -kunst möglich.

Als ich am Abend des 12. Januar 1929 in Vilsbiburg eintraf und den I. Bürgermeister sprach, erklärte mir dieser, daß außer einem Polizeibeamten, der mich ständig zu begleiten und zu beaufsichtigen hätte, auch noch ein von ihm bestellter Rutengänger an der Begehung teilnehmen würde. Auf meine verwunderte Frage, warum der Rutengänger teilnehmen sollte, erklärte mir der Bürgermeister, daß, wenn er die amtliche Verantwortung für einen wissenschaftlich einwandfreien Verlauf meiner Arbeiten, wie zugesagt, übernähme, diese Kontrolle auch so scharf sein müsse, daß nachher weder ihm noch mir vorgeworfen werden könne, daß das von mir erwartete Ergebnis nicht einwandfrei gewonnen sei. Dazu gehöre aber, daß ein anderer Rutengänger stets dort, wo ich eine Linie in die Stadtkarte einzeichne, nachprüfen müsse, ob dort auch tatsächlich ein starker Untergrundstrom oder dergleichen, also ein Ausstrahlungsstrich, vorhanden sei.

Der Bürgermeister sagte sehr richtig, wenn das nicht geschehe, so könne womöglich später von irgendwelchen Mißgünstigen oder Zweiflern der Einwand erhoben werden, ich hätte mich vielleicht vorher durch irgendeinen Spion nach Häusern in Vilsbiburg, in denen Krebsfälle vorgekommen waren, erkundigen lassen und hätte danach meine Einzeichnungen gemacht.

Der Bürgermeister meinte allerdings selbst, eine solche private vorherige Ermittlung wäre, ohne daß sie zu seiner oder zur Kenntnis von Amtspersonen gekommen wäre, ganz unmöglich gewesen. Denn wenn ein Fremder sich in 900 Wohnungen nach vorgekommenen Krebsfällen hätte erkundigen wollen, so hätte dies doch erst mal mehrere Wochen erfordert und wäre ganz zweifellos in der kleinen Stadt besprochen und nicht nur dadurch zur Kenntnis der Amtspersonen gekommen, sondern auch, weil doch in deren Wohnungen ebenfalls Nachfrage hätte gehalten werden müssen. Diese Gründe des Bürgermeisters Brandl waren so überzeugend, daß ich ihm dafür nur dankbar sein konnte und mich gerne mit einer Nachkontrolle durch einen anderen Rutengänger einverstanden erklärte.

Am ersten Arbeitstag hatte der Vilsbiburger Polizeikommissär Fischer die Begleitung und Beaufsichtigung übernommen, an den übrigen sechs Arbeitstagen begleitete mich der Polizeiwachtmeister Schachtner. Letzterer war erst seit etwas über einem Jahr in Vilsbiburg und schon aus diesem Grunde zur Beaufsichtigung und Begleitung besonders geeignet, da er natürlich keine oder nur sehr wenig Ahnung haben konnte von all den Krebstodesfällen, die bis zu zehn Jahren und noch länger zurücklagen. Sehr häufig schlossen sich auch stundenweise Herren aus Vilsbiburg der Begehung an, wie z. B. der I. Bürgermeister Brandl oder der Bezirksamtmann oder andere Honoratioren, die ich bei meinem ersten kurzen Besuch von Vilsbiburg im August 1928 oder in diesen Tagen meiner Begehung von Vilsbiburg kennengelernt hatte. Allgemein war, wie ich allerdings erst nach Abschluß meiner Arbeiten und nach dem Vergleich meiner Karte mit der Liste des Bezirksarztes von den verschiedensten Seiten hörte, die Ansicht verbreitet, daß meine Arbeit unmöglich den von mir behaupteten Erfolg haben könne. Nur der I. Bürgermeister Brandl hatte, wie ich auch erst hinterher hörte, stets seinem Vertrauen Ausdruck gegeben, daß, wenn ich schon einmal eine solch schwierige Arbeit übernähme, der Erfolg meiner Arbeit wohl nicht ausbleiben würde.

Die Begehung von Vilsbiburg in diesen sieben Tagen war vom Wetter wenig begünstigt. Es lag ziemlich hoher Schnee, der recht hinderlich war, wenn ich mit dem Wachtmeister Schachtner durch Gärten oder über dazwischenliegende Felder zu gehen gezwungen war. Einige Tage mußte ich mit dem Wachtmeister zu dessen, wie es schien, sehr lebhaftem Mißvergnügen stundenlang in heftigen Schneestürmen in Vilsbiburg herumziehen und meine Ermittlungen und Einzeichnungen machen.

Die Begehung ist nur an einem dieser Tage für zwei bis drei Stunden unterbrochen worden durch eine Autofahrt nach auswärts mit dem praktischen Arzt Dr. Huber in Vilsbiburg. Dr. Huber, mit dem ich mich am Abend vorher mehrere Stunden über die Materie unterhalten hatte, hatte mir vorgeschlagen, mich in zwei verschiedene Dörfer zu fahren, in denen je ein klinisch erkannter Krebsfall vorgekommen war, um zu sehen, ob ich in diesen Dörfern, in denen ich doch vorher nie gewesen war und die ich übrigens nicht mal dem Namen nach kannte, diese Einzelfälle herausfinden könne.

In dem ersten dieser beiden Dörfer zeigte mir Dr. Huber gegen die Absprache leider das Haus, ich habe mir aber dann sofort weitere Angaben verbeten. Bei dem Herumgehen um das Haus fand ich nur einen sehr starken Ausstrahlungsstrich, der von einem Zimmer nur soviel faßte, daß ein Bett an der Außenwand hätte stehen müssen, um noch bestrahlt zu sein, während das nächste Zimmer, ein Eckzimmer, ganz bestrahlt war. Dr. Huber führte mich dann in das Haus, in dem sich auch in dem ersten Zimmer ein Bett an der Außenwand vorfand: dasjenige, in dem, wie Dr. Huber erklärte, der in dem Hause an Krebs Verstorbene auch tatsächlich geschlafen hatte und gestorben war.

Im nächsten Dorf blieb Dr. Huber zurück, und ich ging mit dem Bürgermeister Brandl, der sich der Expedition angeschlossen hatte, der aber keine Kenntnis von dem Krebsfall in dem abgelegenen Dorfe hatte, allein voran. Wir gingen durch das langgestreckte Dorf, wobei ich zunächst nur schwächere Ausstrahlungsstriche, aber keinen krebsgefährlichen fand. Bürgermeister Brandl wurde schon unruhig und meinte: „Sie müssen das Haus doch finden können!“ Ich konnte ihm aber nur sagen: „Abwarten, wir sind ja noch nicht am Ende des Dorfes!“ Erst in der Nähe der allerletzten Gehöfte fand ich einen außerordentlich schweren Untergrundstrom mit Strahlungsstärke 12. Die vertikal gestellte Rute zeigte, daß dieser Strom nur die rechte äußere Ecke eines etwa hundert Meter zurückliegenden, langgestreckten Gebäudes faßte, und zwar so, daß von der Langwand des Gebäudes nur noch das letzte Fenster rechts auf der Strahlung stand. Beim Betreten des Gebäudes zeigte sich, daß an dieser Ecke unten die Küche war, über der nach Angaben des Besitzers – dessen Frau an Krebs gestorben war – das Schlafzimmer lag. Ich habe dann von der Küche aus, und zwar an der Innenwand der bestrahlten Ecke des Hauses, dem Besitzer sagen können: „Das Bett, in dem Ihre Frau geschlafen hat, stand gerade hier darüber.“ Die Antwort war: „Das stimmt, da steht es auch heute noch.“ Diese Ermittlung eines einzigen Bettes, in dem ein klinisch erkannter Krebsfall vorgekommen war, in einem großen langgestreckten Dorf ist so schnell natürlich nur mit der Wünschelrute und auch mit dieser eben nur bei sehr großer Erfahrung möglich.

Nach Rückkehr von diesem Ausflug ging an dem Tage die Arbeit in Vilsbiburg bis in die Dunkelheit des Abends weiter. Es war in diesen Tagen kein leichtes Arbeiten, und es gehörte schon, glaube ich, eine große Passion und Ehrgeiz dazu, um die Arbeit durchzuführen und nicht zu unterbrechen.

Der vom I. Bürgermeister zur Kontrolle meiner Einzeichnungen beorderte Rutengänger konnte leider nur am ersten Tag an der Begehung teilnehmen und mußte dann abreisen. Der I. Bürgermeister konnte ihn beruhigt ziehen lassen, denn alle Nachprüfungen dieses Rutengängers hatten ergeben, daß meine Einzeichnungen richtig waren. Beim Abschied erklärte mir der Rutengänger trotzdem seine großen Zweifel am Gelingen meiner Arbeit, denn er habe festgestellt, daß ich eine große Anzahl von Untergrundströmen nicht mit eingezeichnet hätte. Diese Feststellung war natürlich richtig, denn ich hatte ja alle Ausstrahlungen unter Stärke 9 meiner Skala, die ich selbstverständlich auch alle gefunden hatte, bewußt nicht mit eingezeichnet. Gerade daß ich das auf Grund meiner Erfahrungen unbekümmert tun konnte, dürfte dem Erfolg meiner Arbeit, auf den ich jetzt zu sprechen komme, einen noch größeren Wert verleihen.

Die Prüfung und Vergleichung meiner Lagezeichnung mit der Liste des Bezirksarztes durch den I. Bürgermeister erfolgte noch am späten Nachmittag des 19. Januar 1929. Der I. Bürgermeister hatte als Zeugen den II. Bürgermeister Schöx, die Polizeibeamten und noch zwei Vilsbiburger Herren hinzugezogen. Bei jedem einzelnen Fall der Liste des Bezirksarztes wurde, wie abgemacht, nicht nur untersucht und festgestellt, ob das betreffende Haus auf einem der von mir eingezeichneten Striche stand, sondern es wurde auch ermittelt, wo das Schlafzimmer des oder der Verstorbenen in dem Hause war, und in einigen Fällen war es auch nötig festzustellen, wo in dem betreffenden Zimmer das Bett gestanden hatte. Die Feststellungen nach den Schlafzimmern konnten fast durchwegs von den Anwesenden, insbesondere von den Polizeibeamten gemacht werden, die ja in einer kleinen Stadt beruflich in den meisten Fällen wissen, wo die Bewohner ihre Schlafzimmer haben. Nur in einem Falle mußte eine Rückfrage nach der Lage des Schlafzimmers und der Stellung des Bettes gemacht werden. Diese Feststellungen waren unbedingt erforderlich, denn wenn z. B. bei einem Haus nach meiner Karte nur eine Ecke, in der gerade ein Bett stehen konnte (der Fall ist tatsächlich vorgekommen), oder z. B. nur die Vorderzimmer bestrahlt waren, so konnte der I. Bürgermeister ein rotes Kreuz als Bestätigung des Richtigbefundes bei dem Haus nur dann einzeichnen, nachdem festgestellt war, daß der dort Verstorbene z. B. gerade in der einen Ecke oder z. B. in einem der Vorderzimmer geschlafen hatte.

Die vollständige Prüfung meiner Karte ergab, daß alle Betten der 54 an Krebs Gestorbenen **genau** auf den von mir eingezeichneten Ausstrahlungsstrichen gestanden hatten.

Der Beweis war gelungen!

Nach Abschluß der erfolgreichen Prüfung meiner Karte erwähnte einer der Polizeibeamten, daß es ja noch einen Krebsfall in Vilsbiburg gäbe, da die Frau des Turmwächters kürzlich in Landshut erfolgreich an Krebs operiert sei. Der I. Bürgermeister meinte darauf, das könne ich natürlich nicht finden, da der Turm viel zu hoch sei. Ich sah mir jedoch die Karte an, nach der der Marktturm nur an einer Ecke, an der, wie ich wußte, das Treppenhaus hochging, sowie auf der Rückseite einen bis eineinhalb Meter breit stark bestrahlt war. Ich konnte daraufhin erklären: das Bett der Frau muß an der Rückseite an der Außenwand stehen. Zur Feststellung darüber wurde ich ersucht, mit zwei der anwesenden Herren als Zeugen auf den Turm zu steigen. Im Schlafzimmer des Turmwächters fanden wir zwei Betten getrennt stehen, und zwar eines an der Seitenwand und eines an der Rückwand. Einer der mich begleitenden Herren fragte den Turmwächter, in welchem Bett seine Frau stets geschlafen hätte, worauf dieser das Bett an der Rückwand des Turmes bezeichnete. Ich hatte also die Stellung des Bettes schon nach der Karte richtig angegeben. Die Wohnung des Turmwächters liegt etwa 22 m hoch über der Straße.

Über die Begehung und Prüfung ist anschließend ein amtliches Protokoll aufgesetzt worden, das von dem II. Bürgermeister Schöx und dem Protokollführer beglaubigt wurde und wie folgt lautet:

Protokoll

über die Begehung des Marktes Vilsbiburg am 13., 14., 15., 16., 17., 18. und 19. Januar 1929 seitens

1. der Herren: I. Bürgermeister J. Brandl (dahier am 13. Januar ständig, die übrigen Tage gelegentlich), Polizeikommissär Fischer (am 13. Januar nachmittags), Polizeiwachtmeister Schachtner (dieser ständig außer am 13. Januar nachmittags), Christian Lechner sen., Lebzelter (am 13. Januar), Georg Brandl (am 13. Januar).

und 2. des Wünschelrutenforschers Freiherrn Gustav von Pohl, Dachau-Unteraugustenfeld.

Zweck der Begehung: Freiherr von Pohl hatte sich erboten, ein Croquis (Planzeichnung) der unter Vilsbiburg fließenden unterirdischen Wasserläufe zum Zwecke des Nachweises, daß sämtliche Todesfälle an

Krebs in solchen Häusern erfolgt sein müßten, unter denen besonders starke unterirdische Wasserläufe fließen, anzufertigen.

Material: Der Vilsbiburger Bezirksarzt, Herr Obermedizinalrat Dr. med. Bernhuber, hatte auf Ersuchen des Herrn I. Bürgermeisters Brandl durch die Leichenschauscheine diejenigen Häuser in Vilsbiburg ermittelt, in denen in den Jahren 1918 bis 1928 Todesfälle an Krebs erfolgt waren. Dieses Verzeichnis hat der genannte Herr Bezirksarzt nach Aufstellung dem I. Bürgermeister Brandl übergeben.

Es wird hiermit beglaubigt, daß Freiherr von Pohl von dem Inhalt dieses Verzeichnisses weder vor noch während der Begehung Kenntnis erhielt. Das Verzeichnis lag ständig auf dem Rathaus in Vilsbiburg und war nur dem vorgenannten Herrn Obermedizinalrat Dr. Bernhuber und dem I. Bürgermeister Brandl bekannt.

Begehung: Freiherr von Pohl ist die meiste Zeit nur mit dem Polizeiwachtmeister Schachtner gegangen und hat – ohne Kenntnis von Krebstodesfällen – nur ein Croquis der unterirdischen Wasserläufe angefertigt. Polizeiwachtmeister Schachtner ist erst seit 23. November 1927 in Vilsbiburg wohnhaft und konnte somit keine Kenntnis von den mehrere Jahre zurückliegenden Krebstodesfällen haben. Die Begehung ist unter allen Vorsichtsmaßregeln so angelegt worden, daß irgendeine Beeinflussung des Freiherrn von Pohl unmöglich war.

Ruten: Freiherr von Pohl benutzte eine 7 mm dicke Wünschelrute aus massivem Messing und eine dünne Stahlrute. Es war auffällig, wie verschieden die Ruten über in ihrer Art und Tiefe verschiedenen unterirdischen Wasserläufen ausschlugen. Bei denjenigen unterirdischen Wasserläufen, die Freiherr von Pohl nach der Ermittlung als gesundheitsgefährlich bezeichnete, zuckte die Rute schon in mehr oder weniger großer Entfernung (bis zu ca. 50 m) vorher dermaßen in den Händen hin und her, daß Genannter sie kaum festhalten und öfter auch der offen ersichtlichen Anstrengung wegen loslassen mußte. Über solchen unterirdischen Wasserläufen schlug dann die Rute stets außerordentlich heftig herum und häufig so heftig, daß sie sich den Händen entwand.

Der unter Ziffer 1 genannte unparteiische und dem Freiherrn von Pohl kurz vorher nicht bekannte Herr stud. for. Georg Brandl konnte als Rutengänger in jedem Falle nachprüfen, daß stets ein unterirdischer Wasserlauf vorhanden war.

Karten: Die anliegenden und mit dem Siegel des Marktgemeinderates Vilsbiburg versehenen drei Blätter von Vilsbiburg (1 Druck, 2 Pausen) zeigen die von dem Freiherrn von Pohl ermittelten und von ihm persönlich eingetragenen und nach seiner Ansicht gesundheits-, speziell krebsgefährlichen unterirdischen Wasserläufe in schwarzen Bleistiftstrichen.

In diese drei Karten hat der I. Bürgermeister J. Brandl diejenigen 42[1]) Todesfälle an Krebs aus dem obengenannten Verzeichnis des Obermedizinalrates Dr. Bernhuber sowie einige weitere, ihm aus früheren Jahren persönlich bekannte Krebstodesfälle (Anzahl: 6) mit roten Kreuzen eingetragen.

Ergebnis: Aus den Karten zeigt sich die verblüffende Tatsache, daß sämtliche Krebstodesfälle in Vilsbiburg auf den von dem Freiherrn von Pohl eingezeichneten starken unterirdischen Wasserläufen liegen. Soweit der über die Todesfälle orientierte I. Bürgermeister J. Brandl an der Begehung teilnahm, hat, wenn Freiherr von Pohl ein Haus als krebsgefährlich bezeichnete und in diesem auch ein (oder bei mehrstöckigen Häusern zwei übereinanderliegende) Zimmer und in diesem von außen auch die Stellung und Lage des Sterbebettes angab, eine Besichtigung der betreffenden Häuser stattgefunden. Die von außen erfolgte Angabe des Freiherrn von Pohl hat sich durch Befragung des Herrn I. Bürgermeisters bzw. des begleitenden Polizeibeamten bei den Nachkommen der Verstorbenen in jedem Falle ausnahmslos als richtig erwiesen; wo in einem Zimmer zwei Betten getrennt standen, verbat sich Freiherr von Pohl sofort jede Auskunft, in welchem Bett der Verstorbene geschlafen hatte, und hat dann zur Verblüffung der Anwesenden jedesmal richtig angegeben, in welchem Bett der Krebskranke verschieden war. Sogar im Marktturm konnte in der 22 m hoch über dem Erdboden gelegenen Wohnung des Turmwächters die gleiche Feststellung gemacht werden.

Schlußfolgerung: Es wird hierdurch festgestellt, daß Freiherr von Pohl der oben unter dem Titel „Zweck“ genannte Nachweis, daß Todesfälle an Krebs ausnahmslos in Häusern bzw. Zimmern bzw. Betten erfolgen, die über besonders starken unterirdischen Wasserläufen stehen, im vollsten Maße gelungen ist.

Vorgelesen, genehmigt und unterschrieben.

Am 19. Januar 1929.

B r a n d l, I. Bürgermeister, Chr. L e c h n e r,
Gg. S c h a c h t n e r, F i s c h e r.

Hiermit abgeschlossen und Freiherrn von Pohl ausgehändigt.

Vilsbiburg, den 19. Januar 1929.

Gemeinderat des Marktes Vilsbiburg.
S c h ö x, 2. Bürgermeister.
B o h i n g e r, Prot.-Führer.

---

1) Schreibfehler im Protokoll. Nach der Liste des Bezirksarztes muß es richtig heißen: 48.

Die **Abb. 1** zeigt eine Fotografie meiner Planzeichnung, und zwar den Kern von Vilsbiburg, von dem noch fünf längere bebaute Straßen ausgehen. Die auf der Karte zu erkennenden Kreuze bedeuten die Todesfälle an Krebs in den betreffenden Häusern. Von den 54 bzw. 55 Krebsfällen liegen nur drei über dem Auenstrom des Vilstales bzw. in den Ausstrahlungen der darunter fließenden Untergrundströme, 45 Fälle liegen westlich der Vils und nur sieben Fälle in dem östlichen, steiler ansteigenden Stadtteil. Ein Blick auf die gesamte Karte zeigt dies als logisch. Der westliche Stadtteil ist von einer großen Anzahl starker Untergrundströme unterflossen, während der östliche Stadtteil auffallend wenige Untergrundströme aufweist. Mehrfach finden sich Krebstodesfälle auch auf Kreuzungen von Untergrundströmen verschiedener Tiefe, wo dementsprechend ganz besonders stark konzentrierte Ausstrahlungen stattfinden. Die Tiefe der verschiedenen Untergrundströme schwankt zwischen 35 und 125 m. Die meisten Krebsfälle sind über Untergrundströmen von 35–50 m und 80–90 m Tiefe erfolgt.

Die Tiefe und Breite eines Untergrundstromes spielt nach meinen Erfahrungen für die Gefährlichkeit seiner Ausstrahlungen eine geringere Rolle als seine Stärke. Ein unter sehr starkem Druck fließender, durch seine Ausstrahlungen nach meinen Erfahrungen sehr krebsgefährlicher Untergrundstrom wird ungefährlicher, wenn er, in Niederungen kommend, breiter und gemächlicher fließt und schließlich weiter abwärts in den sogenannten Auenstrom mündet. Damit ist jedoch nicht gesagt, daß Untergrundströme, die auch unter dem Auenstrom in den verschiedensten Tiefen und in den verschiedensten Breiten fließen, krebsungefährlich sind, da hier ja wieder die Summierung der Strahlen in Betracht kommt. Diese Erfahrung wird auch von Prinzing[1]) bestätigt, der in Württemberg fand, daß die in den Tälern gelegenen Gemeinden von vier Oberämtern keine geringere Krebssterblichkeit hatten als die höhergelegenen Landesteile.

Einzelne Untergrundströme lassen sich in Vilsbiburg als besonders krebsgefährlich erkennen. Der Strom z. B., der die nordwestliche Häuserreihe des Oberen Vormarktes (auf der Karte links) in 44-50 m Tiefe und 3¹/₂–4 m Breite unterfließt, und zwar nur die rückwärtigen Zimmer aller Häuser, hat in dieser kurzen Straße in zehn Jahren allein sieben Todesfälle an Krebs verursacht. Noch gefährlicher ist der Strom, der (auf der Karte von rechts anfangend) durch die Mitte der ganzen Stadt geht, denn er hat in fast jedem Hause, das er unterfließt, in diesen zehn Jahren einen Krebsfall verursacht. In all diesen Häusern sind die Bewohner, soweit sie ihre Schlafzimmer auf diesem Strom haben, auch an anderen Krankheiten erkrankt. Bemerkenswert ist gleichfalls die sich am Osthange der Stadt hinaufziehende lange Bergstraße, die auf der Karte nur in ihrem Anfang zu sehen ist. In der nördlichen Häuserreihe stehen sämtliche Häuser mit ihren Vorderzimmern auf diesem

---

1) Zeitschrift für Krebsforschung, Heft 3, Bd. 14.

gefährlichen Strom, und in den nach vorn gelegenen Schlafzimmern dieser Häuser sind denn auch eine Anzahl von Krebsfällen vorgekommen. In der gegenüberliegenden südlichen Häuserreihe sind nur in dem ersten, schwer bestrahlten Haus zwei Krebsfälle erfolgt, während in den übrigen Häusern, die teilweise auch, aber nicht so schwer bestrahlt sind, keine Krebsfälle vorgekommen sind.

Abb. 1 Vilsbiburg

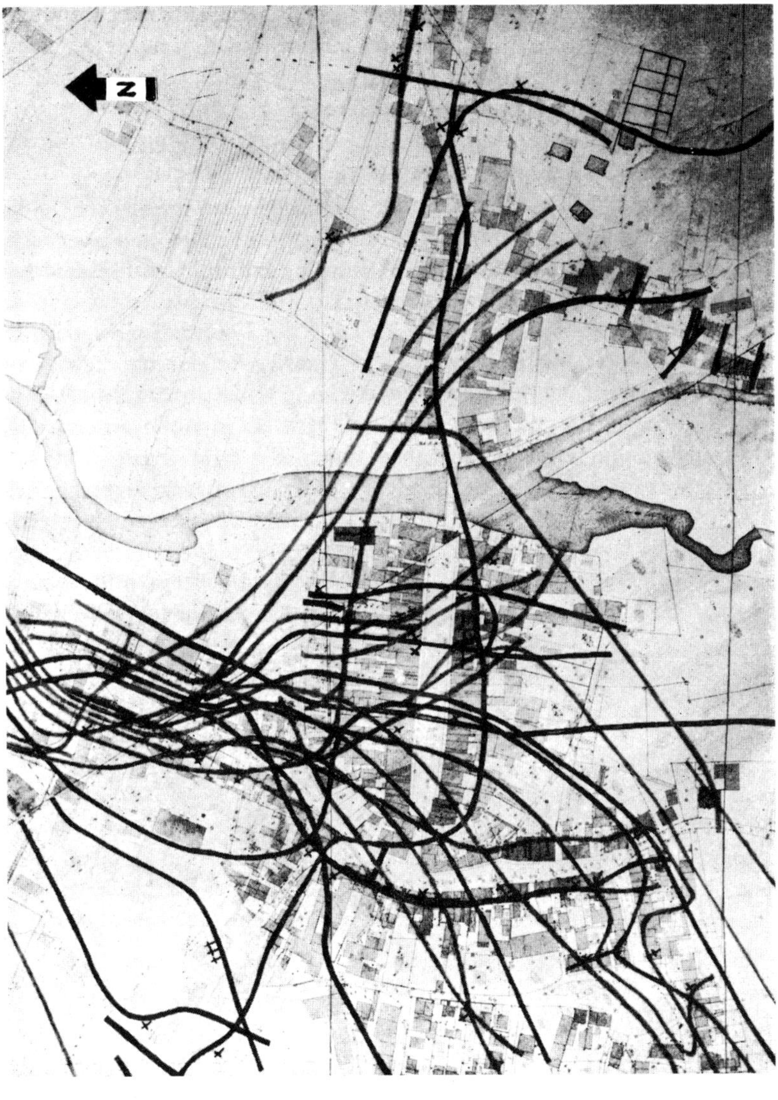

„Krebshäuser"

Einen der Bergstraße in Vilsbiburg sehr ähnlichen Fall erwähnt Kolb[1]) aus dem nach der Statistik besonders krebsreichen Dachau, das er einige Jahre vor dem ersten Weltkrieg auf die Krebshäufigkeit in den verschiedenen Ortsteilen untersucht hat, und wo ich selbst seit Jahren die dort besonders starken Untergrundströme kenne. Kolb nennt als „auffallende Erscheinung", daß er im oberen Stadtteil, in der Freisinger Straße, die am Rande des steil nach Südosten abfallenden Hügels verläuft,

* in der südöstlichen Häuserreihe – die zudem noch höher liegt als die nordöstliche Häuserreihe – in 23 Häusern sieben Krebstodesfälle,
* dagegen in der südwestlichen Häuserreihe keinen einzigen Krebsfall gefunden habe.

Kolb, der in einer größeren Feuchtigkeit des Bodens die Ursache der Entstehung des Krebses suchte, meint, es wäre möglich, daß eine starke wasserführende Bodenzunge sich am Rande des Hügelplateaus hinabziehe, und ist damit der Wirklichkeit nahe auf der Spur gewesen. Die „auffallende Erscheinung" erklärt sich höchst einfach dadurch, daß die Südost-Häuserreihe der Länge nach in ihrem höhergelegenen Teil von zwei sehr starken Untergrundströmen von je fast 7 m Breite und 100 bzw. 140 m Tiefe unterflossen ist, während der tiefergelegene Teil der Häuserreihe nur auf dem erstgenannten Strom steht. Die nordöstliche Häuserreihe ist dagegen frei von krebsgefährlichen Erdstrahlen – bis auf ein einziges Haus, in dem aber, wie ich feststellen konnte, die Schlafzimmer abseits des Strahlungsstriches liegen.

Genauso liegen die Verhältnisse in der von Kolb weiter genannten Schleißheimer Straße, wo er von acht nebeneinanderliegenden Häusern der Nordseite in sechs Häusern sieben Krebstodesfälle fand, während die Südseite nur zwei Fälle in einem einzigen Hause hatte. Auch hier löst sich das Rätsel sehr einfach. Die Häuser der Nordseite werden sämtlich von einem außerordentlich starken Untergrundstrom unterflossen, während auf der gegenüberliegenden Häuserreihe nur dieses eine Haus, in dem die beiden Krebsfälle vorgekommen waren, stark bestrahlt ist. Auch die beiden von Kolb noch besonders genannten Häuser nebeneinander in der Fabrikstraße mit fünf Krebstodesfällen stehen auf einunddemselben, sehr starken Untergrundstrom.

Es ist in Vilsbiburg, Grafenau und Dachau überhaupt auffallend, wie, ich möchte sagen ungeschickt – oder verhängnisvoll? – viele Straßenzüge in gesundheitlicher Beziehung insofern angelegt sind, als so vielfach ganze Häuserreihen über den Ausstrahlungsstrichen einunddesselben Untergrundstromes stehen.

In Dachau ist mir ferner ein erst kurz vor dem ersten Weltkrieg neu er-

---

1) Dr. med. Kolb, „Der Einfluß von Boden und Haus auf die Häufigkeit des Krebses", Verlag Lehmann-München.

bautes und über sehr starken Ausstrahlungen eines 9 m breiten Untergrundstromes stehendes Haus bekannt, in dem in jedem der drei Stockwerke (die Schlafzimmer liegen übereinander) bereits je ein Krebstodesfall erfolgt ist; die übrigen Bewohner kränkeln.

Derartige „Krebshäuser“ sind von Krebsforschern in den verschiedenen Ländern ermittelt und beschrieben, so – nach Wolff[1]) – in Deutschland von Behla[2]), Pfeiffer[3]), B. Schuchardt[4]), in England von Clemens Lucas, Wynter Blyth, Haviland, Law Webb, J. Campbell, in Frankreich von Gueilott, Humbert Mollière, Foucault, in Italien von Baldassari, in Norwegen von Axel Johanessen und Karl Haasted.

Es wird trotzdem heute noch hin und wieder von Ärzten – die noch immer glauben, es würde sich ein Krebsbazillus finden lassen – bestritten, daß es „Krebshäuser“ gibt. Aber die vielen Berichte wissenschaftlicher Arbeiten medizinischer Forscher aus den verschiedensten Ländern bestätigen die Existenz solcher „Krebshäuser“ einwandfrei. Es gibt natürlich in jedem Beruf Unbelehrbare, die man aber angesichts schlagender Beweise, die sie nicht anerkennen wollen, allgemein nicht mehr für ernst nimmt. Den besten und allerbesten Beweis, daß es ausgesprochene Krebshäuser gibt, liefern die hochverdienstvollen Arbeiten von Sanitätsrat Dr. med. Hager-Stettin, über die ich weiter unten berichten werde.

Es wird auch von ganzen Krebs-Ortschaften oder -Stadtteilen berichtet, in denen die Krebskrankheit ganz besonders stark auftritt. Ich habe selbst einen solchen Bericht von einem höheren bayerischen Forstbeamten erhalten über ein größeres Dorf in bayerisch Schwaben, in dem dieser früher stationiert war. In diesem Dorfe sterben die meisten Menschen an Krebs, und mein Gewährsmann ist auf seinen Antrag von dort versetzt, nachdem seine Frau dort auch Krebs bekommen hatte und erfolgreich operiert war. Nach neueren ihm zugegangenen Mitteilungen aus diesem Dorfe hält die hohe Sterblichkeit an Krebs unverändert an. Ich habe leider noch keine Gelegenheit gehabt, dieses Dorf mit der Rute näher zu untersuchen, es besteht aber für mich kein Zweifel, daß die Mehrzahl der Häuser dort außerordentlich stark bestrahlt sein muß.

Wenn solche besonders stark bestrahlten Häuser im Familienbesitz bleiben, der Sohn immer wieder in das Schlafzimmer des an Krebs verstorbenen Vaters zieht und sich damit unbewußt auch der Möglichkeit einer Erkrankung an Krebs aussetzt, so ist es erklärlich, daß unter den unendlich vielen Fragen nach der Entstehung des Krebses auch die Frage nach der Vererbbarkeit aufgeworfen werden konnte und statistisch verfolgt wurde. Der Krebs ist natürlich nicht vererbbar, wenn die Nachkommen strahlenfrei

1) Wolff, „Die Lehre von der Krebskrankheit“, Verlag Fischer, Jena.
2) Zeitschrift für Hygiene, Bd. 32, 1890.
3) Deutsches Krebskomité, 18. 2. 1900.
4) Korresp. Bl. d. allg. ärztl. Vereins von Thüringen 1894.

schlafen und somit unmöglich Krebs bekommen können. Wohl aber kann, wenn bereits mehrere Krebsfälle in Generationen vorgekommen sind, eine gewisse Disposition vererbt werden, die wiederum ausgelöst werden kann, wenn ein Mitglied dieser Familie auch in einem anderen Ort ein schwer bestrahltes Bett hat. Menschen, in deren Familie Krebsfälle vorgekommen sind, brauchen für sich selbst also keine Befürchtungen zu hegen, wenn sie nur – und das ist ausschlaggebend – dafür sorgen, daß sie strahlenfrei schlafen und nicht an ihrem Arbeitsplatz bestrahlt sitzen.

Beweis in Grafenau

Nach Rückkehr von meiner Vilsbiburger Arbeit wurde mir ärztlicherseits vorgehalten, daß trotz des für die medizinische Wissenschaft überraschenden Ergebnisses, das durch die so scharfen Kontrollmaßnahmen des Vilsbiburger I. Bürgermeisters und durch das amtliche Protokoll nicht angezweifelt werden könne, die Aufgabe für mich zu leicht gewesen sei, weil in Vilsbiburg zuviele Krebsfälle gewesen seien. Letzteres hatte ich allerdings nicht gewußt, als ich mich im Dezember 1928 an den I. Bürgermeister in Vilsbiburg gewandt hatte. Mir wurde von Ärzten vorgeschlagen, was ich mir schon nach Abschluß meiner Arbeiten in Vilsbiburg selbst vorgenommen hatte: nun noch eine möglichst krebsarme und mir gänzlich unbekannte Stadt in derselben Art und Weise unter wiederum scharfer Kontrolle zu untersuchen. Die Ärzte glaubten, eine solche Aufgabe sei viel schwerer für mich – aber das ist natürlich ein Irrtum. Denn je weniger Krebsfälle in einem Ort vorkommen, desto weniger zahlreich müssen nach meiner Erfahrung die starken Ausstrahlungsstriche sein.

Der Ausschuß des Deutschen Zentralkomitees zur Erforschung und Bekämpfung der Krebskrankheit in Berlin, mit dessen Generalsekretär Geheimrat Professor Dr. Blumenthal ich persönlich gesprochen und auch darüber korrespondiert hatte, hatte die Absicht, zu meiner Begehung einer krebsarmen Stadt eine Kommission zu entsenden, die sich in der Praxis ansehen sollte, wie eine solche Planskizze entsteht. Leider ist es zu der Entsendung dieser Kommission nicht gekommen, da die in Aussicht genommenen Herren nicht zur gleichen Zeit dafür abkömmlich waren.

Das Statistische Landesamt in München gab mir als krebsärmste Stadt in Bayern Grafenau im Bayerischen Wald auf. In diesem Städtchen war ich noch nie gewesen. Der Grafenauer Bezirksarzt Dr. med. Grab, dem ich schriftlich von meiner Absicht, Grafenau nach dem Vilsbiburger Vorbild zu untersuchen, Kenntnis gegeben und ihn um Aufstellung einer Liste der Krebsfälle (soweit die Leichenschauscheine noch vorhanden waren) gebeten hatte, erklärte sich hierzu gerne bereit. Dr. Grab hat dann auch, da eine Kommission des Zentralkomitees im Frühjahr 1930 nicht kommen konnte und ich selbst nicht noch länger mit der Fortsetzung meiner Arbeiten warten wollte, auf Ersuchen des Ausschusses des Zentralkomitees die Beaufsichtigung, Kontrolle und Prüfung meiner Arbeiten in Grafenau übernommen.

Die Begehung von Grafenau erfolgte am 4. und 5. Mai 1930.

Das idyllisch gelegene Grafenau hat nur etwa 2000 Einwohner. Es waren, wie ich richtig vermutete, nur relativ wenige krebsgefährliche Ausstrahlungsstriche vorhanden. Einer von ihnen war, wie sich ergab, etwas umständlich in der Bestimmung seines Verlaufes, da er sich unter einem größeren Häuserblock, der von drei Straßen umzogen wird, in eine größere Anzahl schmaler, aber stark gespannter Arme verzweigte, die sich erst unter dem Marktplatz wieder vereinigten.

Die Leichenschauscheine lagen in Grafenau seit dem Jahre 1914 vor. In diesen 17 Jahren waren in Grafenau nur 16 Todesfälle an Krebs vorgekommen. Dazu hatte der Bezirksarzt noch einen weiteren Fall einer gerade kurz vorher klinisch als Krebs erkannten Erkrankung auf die Liste gesetzt. Die Prüfung meiner Ermittlungen und Einzeichnungen durch den Bezirksarzt ergab, daß auch in Grafenau die Betten der an Krebs Verstorbenen – ebenso wie das Bett der an Krebs Erkrankten – sämtlich genau auf den von mir eingezeichneten Strichen standen. Allein fünf von diesen Fällen waren in dem oben erwähnten Häuserblock vorgekommen.

Der Beweis war also auch in einer ganz krebsarmen Stadt wiederum gelungen.

3. Beweis: Voraussage eingetroffen

Wenige Monate nach Begehung von Grafenau, als ich zu anderen Untersuchungen wieder in Vilsbiburg war, hörte ich dort, daß in der Zwischenzeit von Januar 1929 bis August 1930 eine Reihe von neuen Todesfällen an Krebs, auch solche nach Operationen in auswärtigen Kliniken, vorgekommen waren. Der Bezirksarzt Obermedizinalrat Dr. Bernhuber hatte auf meine Bitte wiederum die Liebenswürdigkeit, eine neue Liste der in den eineinhalb Jahren n a c h Anfertigung meiner Karte vorgekommenen Krebstodesfälle aufzustellen. Diese Liste wurde dann auf meinen Antrag von dem jetzigen I. Bürgermeister Schöx in Anwesenheit von zwei beamteten Zeugen mit meiner Karte vom Januar 1929 verglichen. Die Liste des Bezirksarztes enthielt elf Namen, von denen einer bei der Prüfung ausscheiden mußte, da das Haus abseits der Stadt und außerhalb der Karten 1 : 1000 lag und dementsprechend im Januar 1929 nicht von mir untersucht war. Für zwei weitere Fälle fehlten die Leichenschauscheine in Vilsbiburg, da die Betreffenden nach Operationen an Krebs in auswärtigen Kliniken gestorben waren. Die Prüfung durch den I. Bürgermeister Schöx in Anwesenheit der zugezogenen Zeugen ergab, daß auch bei den nachträglichen zehn Fällen, ebenso wie bei den auswärts in Kliniken Verstorbenen, die Betten ausnahmslos wiederum auf den von mir im Januar 1929 eingezeichneten Ausstrahlungsstrichen gestanden hatten. Das hierüber aufgesetzte Protokoll lautet:

Kontroll-Bericht

Das diesamtliche Protokoll vom 20. Jänner 1929 (Ablagedatum – d. Red.) über die Krebsforschungen des Freiherrn von Pohl von Dachau, z. Z. in Vilsbiburg, kann wie folgt ergänzt werden:

Der Bezirksarzt, Herr Obermedizinalrat Dr. Bernhuber in Vilsbiburg, hat eine amtliche Liste über die in der Zeit vom 1. Jänner 1929 bis 30. Juni 1930 erfolgten Todesfälle an Krebskrankheiten in der Stadt Vilsbiburg aufgestellt.

Die Liste weist elf Namen auf, von denen bei der heutigen Prüfung ein Fall ausscheiden mußte, da die Wohnung des Betreffenden nicht auf der Karte 1 : 1000 liegt.

Die Prüfung der vorgenannten zehn Fälle mit der im Januar 1929 von Freiherrn von Pohl gezeichneten Karte der Untergrundströme von Vilsbiburg hat ergeben, daß sämtliche zehn Todesfälle genau auf solchen Untergrundströmen erfolgt sind.

Vilsbiburg, 11. August 1930. Stadtrat Vilsbiburg.
(Stempel) Schöx, I. Bürgermeister.

Dieser dritte Beweis, daß Krebs nur in stark bestrahlten Betten entsteht, hat auf die Ärzte, denen er bekannt wurde, einen vielleicht noch stärkeren Eindruck gemacht als das erste Protokoll von Vilsbiburg und das Protokoll von Grafenau. Wenn auch das erste Resultat von Vilsbiburg und das Resultat von Grafenau so einwandfrei wie nur denkbar möglich erzielt sind und jeder Zweifel an der Richtigkeit dieser amtlichen Protokolle ausgeschlossen sein muß, so ist dieses dritte Protokoll vielleicht doch noch überzeugender für jeden, der vorher noch nicht recht begreifen konnte, daß es einem Nicht-Mediziner gelingen könnte, die eigentliche Ursache der Entstehung des Krebses einwandfrei nachzuweisen. Ich konnte jedenfalls, wie mir dies von verschiedenen Ärzten auch gesagt worden ist, unmöglich im Januar 1929 wissen oder ahnen, in welchen Betten einer Stadt von 3300 Einwohnern in den nächsten eineinhalb Jahren Menschen an Krebs sterben würden. Und doch war dies ja schon im Januar 1929 aus meiner Karte zu erkennen.

Als das zweite Protokoll von Vilsbiburg vorlag, wurde ich von zwei dortigen Herren, die auch bei der Prüfung meiner Karte im Januar 1929 durch den I. Bürgermeister zugegen waren, daran erinnert, daß ich damals – nach der ersten Prüfung meiner Planskizze – gefragt worden sei, warum ich in der Seyboltstorfer-Straße (außerhalb der Karte auf Abb. 1) den einen bestimmten Untergrundstrom in 35 m Tiefe, der unter neun Häusern durchging, eingezeichnet hätte: er schien doch ganz ungefährlich zu sein, denn keiner der 55 Krebsfälle träfe auf eines dieser neun Häuser. Ich habe damals geantwortet, dieser Strom sei aber nach meinen Erfahrungen unbedingt krebsgefährlich; da die Leichenschauscheine nur seit zehn Jahren vorlägen, so könne man ja nicht wissen, ob in diesen Häusern nicht vielleicht früher schon Krebsfälle vorgekommen seien. Im übrigen sollten die Herren es nur ruhig abwarten, denn in diesen Häusern würden bestimmt noch Krebsfälle erfolgen. – In dieser Ansicht hatte mir nun die zweite Prüfung meiner Karte im August 1930 überraschend schnell Recht gegeben, denn tatsächlich waren in diesen eineinhalb Jahren in zwei von den neun Häusern je ein Krebsfall erfolgt.

Untergrundströme ändern ihren Lauf

Es kann aber immerhin einmal – bei Jahre nach dem Tod erfolgenden Nachuntersuchungen – vorkommen, daß das Bett eines an Krebs Erkrankten oder Verstorbenen nicht in einem starken Strahlungsfeld, sondern vielleicht überhaupt ganz frei von Erdstrahlen gefunden wird. Das wäre, wie ich in Nachfolgendem beweisen kann, noch kein Gegenbeweis. Ein solcher Fall wäre und ist ohne weiteres und erfahrungsgemäß dadurch zu erklären, daß es – besonders nach Erschütterungen der Erdrinde durch Erdbeben mit nicht zu weit entferntem Herd – manchmal vorkommt, daß auch starke und mithin krebsgefährliche Untergrundströme ihren Lauf ändern, d. h. irgendwo im Ganzen oder in mehreren Armen seitlich durchbrechen.

Ein solcher Fall ist z. B. auf dem Gute Wallenburg des Gutsbesitzers Dr. Richard Gans vorgekommen. Ich hatte dort im Jahre 1928 anläßlich von Blitzschlag-Studien einen außerordentlich starken, 6 m breiten und nur 22 m tiefen Untergrundstrom gefunden. Die Frage von Dr. Gans, ob diese Ausstrahlungen krebsgefährlich seien, mußte ich, da Stärke 12 meiner Skala vorlag, bejahen. Erst dann hörte ich, daß in einem nahegelegenen Hause, das von diesem Strom vollkommen unterflossen war, ein Mann mit klinisch erkanntem Krebs und ferner eine schwer hysterische Frau wohnten. Dieser Strom, der später auch von einem anderen Rutengänger festgestellt war, wurde im Frühjahr 1930 etwa 100 m oberhalb des genannten Hauses zur Wassergewinnung angebohrt. Als ich dann telefonisch hörte, daß bei 26 m Tiefe noch kein Wasser gefunden war, empfahl ich, sofort mit dem Bohren aufzuhören, da der Strom sich verlagert haben müsse, und fuhr am nächsten Tage nach Wallenburg. Dort mußte ich feststellen, daß der Strom ca. 50 m oberhalb der Bohrstelle mit einem starken Arm nach Norden und noch weiter aufwärts mit drei starken Armen nach Süden durchgebrochen war.

Aus meinem im Jahre 1928 angefertigten Plan der Untergrundströme in Wallenburg war ersichtlich, daß diese durchgebrochenen Arme damals noch nicht vorhanden waren. Der Strom hatte also ab 50 m oberhalb der Bohrstelle sein altes Bett aufgegeben. Dadurch war nun auch das Haus unterhalb der Bohrstelle, in dem der Krebskranke wohnte, wie ich dies auf Wunsch von Dr. Gans noch besonders feststellte, strahlenfrei geworden.

Bei der Überlegung, wann die seitlichen Durchbrüche des Stromes oberhalb wohl erfolgt sein könnten, war ich der Ansicht, daß dies wahrscheinlich Mitte Januar 1930 geschehen sein müßte, da damals ein starkes Erdbeben mit dem Herd im Salzkammergut gewesen war. Dr. Gans hielt diesen Zeitpunkt für höchst wahrscheinlich, denn ab Mitte Januar war bei dem Krebskranken, der damals schon sehr hinfällig geworden war, zur Überraschung des Arztes plötzlich eine außerordentliche und auffällige Besserung des Allgemeinbefindens eingetreten, und auch der Zustand der hysterischen Frau in demselben Hause, die schon viele Jahre lang krank war, hatte sich seit derselben Zeit ohne ärztliches Zutun ganz auffallend gebessert.

Dieses Vorkommnis dürfte ein Schulbeispiel sein dafür, daß man, wenn einmal anderweitig ein unbestrahltes Bett eines Krebskranken oder Verstorbenen gefunden werden sollte, nicht behaupten darf, Krebs komme auch ohne starke Erdstrahlung vor.

Krebsbetten ausnahmslos stark bestrahlt

Nach meinen grundlegenden Feststellungen von Vilsbiburg und Grafenau wurden von einer Reihe von Rutengängern, wie auch von Ärzten, eine sehr große Anzahl von Betten von an Krebs Erkrankten oder Verstorbenen auf Erdstrahlung untersucht, und zwar überall ausnahmslos mit demselben Befund einer starken Bestrahlung. Von Ärzten hat zuerst Dr. Edwin Blos in Karlsruhe i. B. die Betten seiner sämtlichen derzeitigen und früheren Krebspatienten durch seine Gattin, die eine ausgezeichnete Rutengängerin ist, untersuchen lassen. Dr. Blos hat dann, nachdem der Befund mit meinen Beobachtungen und Arbeiten übereinstimmte, auch als erster Arzt meine Anregungen aufgenommen, die Betten seiner Kranken, besonders der chronisch Kranken (die er, wie von mir vorausgesagt, auch sämtlich bestrahlt fand) auf strahlenfreie Plätze umzustellen, und zwar mit den glänzendsten Erfolgen. Über die ganze Materie hat Dr. Blos in seinem Buch „Die Medizin am Scheidewege“ (Kairos-Verlag, Karlsruhe) berichtet.

Der Direktor des Bezirkskrankenhauses in Wolfratshausen, Dr. W. Birkelbach, der selbst Rutengänger wurde, hat ebenfalls nicht nur in Wolfratshausen, sondern auch in der Praxis seines benachbarten Kollegen Dr. Seitz (bei dem er bei dieser Gelegenheit auch eine ausgezeichnete Rutenbegabung feststellen konnte) die Betten aller Krebsfälle auf Erdstrahlung untersucht und ist ebenfalls zu denselben Resultaten gekommen. Dr. Birkelbach hat darüber und über meine Arbeiten auf dem Bayerischen Chirurgen-Kongreß im Juli 1931 in München vorgetragen. Von seinen Untersuchungen, deren Blätter Dr. Birkelbach mir zur Verfügung stellte, gebe ich zwei besonders prägnante Fälle mit den Abb. 2 und 3. Die **Abb. 2** zeigt den Grundriß eines kreuz und quer außerordentlich stark bestrahlten Hauses. Die Notizen von Dr. Birkelbach über den Fall lauten wie folgt:

Abb. 2 Links: Speiseröhrenkrebs / rechts: Magen-Darmkrebs

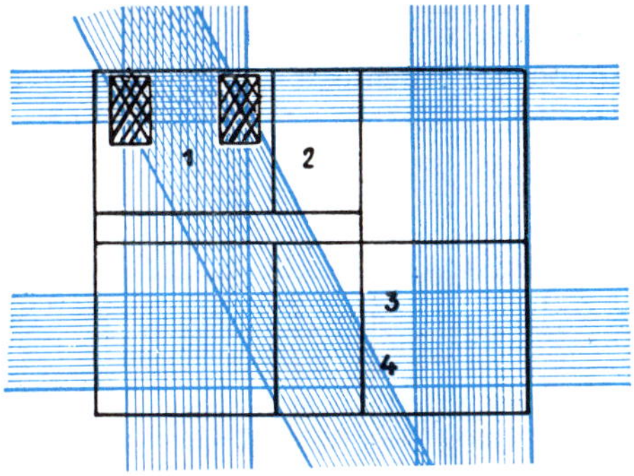

durch Dr. med. Birkelbach, Wolfratshausen | Fall aus M./a. L.

„Die Familie ist dem Untersucher völlig unbekannt. Es war lediglich mitgeteilt, daß beide Eltern etwa vierzig Jahre in dem Hause, in den letzten zwanzig Jahren in denselben Zimmern gewohnt hätten und innerhalb eines Jahres an ärztlich festgestelltem Carcinom (Krebs) verstorben seien. Bei Beginn der Untersuchung wird jede weitere Mitteilung vom Untersucher abgelehnt bis zur Fertigstellung der Planskizze. Mit keinem der Zeugen wird irgendein Wort gewechselt. Nach Fertigstellung der Zeichnung durch Untersuchung lediglich außerhalb des Hauses wird dem Besitzer auf Grund der Zeichnung gesagt – die Räume wurden erst später eingezeichnet – die Stelle 1 ist nach dem Untersuchungsergebnis die schlimmste Stelle des Hauses; 2 die beste, 3 und 4 sind schlecht. Maßloses Erstaunen allerseits. Erst dann wird das Haus betreten, um die Räume zu kontrollieren und einzuzeichnen. Der Untersucher bezeichnet – ohne jede Kenntnis von dem Sitz der Erkrankung der Verstorbenen – das linke Bett im oberen Teil als am meisten gefährdet, während das rechte vorwiegend in der unteren Hälfte am stärksten gekreuzt steht. Darauf erfolgt die Mitteilung: ‚Links ist mein Vater gelegen und an Speiseröhren-Carcinom, rechts meine Mutter an Magen-Darmkrebs gestorben, beide im Abstand von dreiviertel Jahren. Unsere Großmutter im Raum 2 wurde 84 Jahre und war, von Alterserscheinungen abgesehen, immer gesund. Wir beide schlafen seit Jahren in 3 und 4 und stehen seit Jahren in Behandlung, ohne beschwerdefrei zu werden!'“

Zeichenerklärungen. Bei allen Wohnungszeichnungen kennzeichnet:

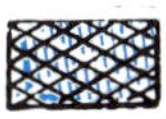 = Bett vor der Umstellung

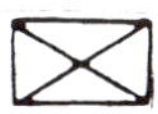 = Bett nach der Umstellung

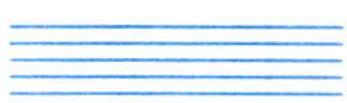 = Ausstrahlungsstriche

Zahlenangaben, z. B. 5$^1/_2$/280/16 = 1. Breite, 2. Tiefe, 3. Stärkegrad

Abb. 3 Platz a) unteres Bett: nach 4 Jahren Prostatakrebs
mittleres Bett: geschlossene Tuberkulose

Platz b) Bett 2: Rachitis
Bett 3: zusätzlich Schlaflosigkeit

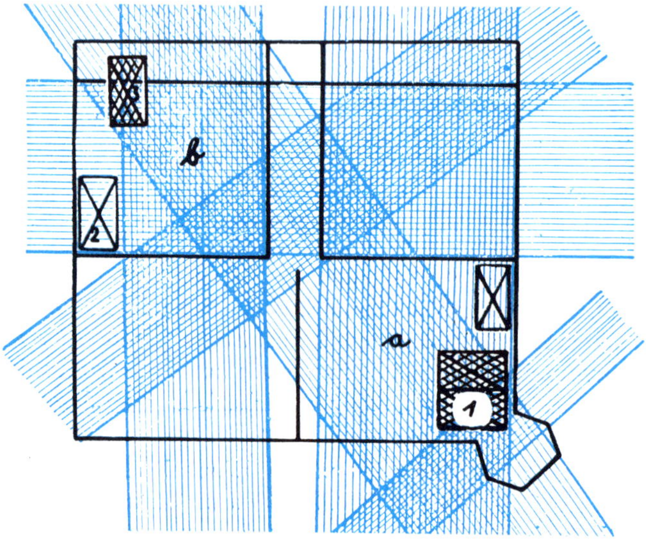

durch Dr. med. Birkelbach, Wolfratshausen
Fall Ww. H. in W.

„Die **Abb. 3** zeigt ein ebenfalls sehr schwer bestrahltes Haus, das im Jahre 1924 gebaut und im Herbst 1924 bezogen wurde. Der Besitzer war bis dahin niemals krank gewesen. In diesem Hause fing er bereits im Jahre 1926 an zu kränkeln und litt an Blasenbeschwerden. Das Bett stand in Zimmer a wie ersichtlich auf einer schweren Kreuzung (Bett 1). Der Tod erfolgte bereits im März 1928 an Prostata-Carcinom. Seine Frau, die seit Jahren an geschlossener Tuberkulose leidet, bezog einige Monate nach dem Ableben des Mannes ein anderes Zimmer im Keller, wo das Bett nur einfach bestrahlt steht. Seitdem sie dort schläft, fühlt sie sich wohler als je zuvor. Die Tochter, die in Zimmer b schläft, ist sehr sensibel, rachitisch und zart. Bei Umstellung ihres Bettes (2) auf Platz 3, aus innenarchitektonischen Gründen, kam das Bett, das vorher nur einfach bestrahlt stand, auf eine dreifache Kreuzung. Auf diesem Platz konnte die Tochter zwei Nächte nicht schlafen und wurde gereizt. Nach Zurückstellung des Bettes auf Platz 2 fühlte sie sich wieder wohler."

5348 Beweisfälle in Stettin

Absolut einwandfrei hat die Existenz von Krebshäusern Sanitätsrat Dr. med. Hager in Stettin, Vorsitzender des wissenschaftlichen Vereins der Ärzte der Stadt Stettin, nachgewiesen. Dr. Hager hatte, nachdem er durch meine von der „Zeitschrift für Krebsforschung“[1]) veröffentlichte Abhandlung meinen Nachweis der Entstehung der Krebskrankheit nur durch Erdstrahlen kennengelernt hatte, die Nachprüfung meiner Forschungen in sehr großzügiger und energischer Weise in der Stadt Stettin aufgenommen. Durch das Statistische Amt in Stettin, das erst seit 1910 besteht, ließ Sanitätsrat Dr. Hager sich eine Liste sämtlicher Krebstodesfälle von 1910 bis August 1931 anfertigen. Die Zusammenstellung ergab folgende Zahlen:

1575	Grundstücke mit je	1 Krebsfall	=	1575
750	Grundstücke mit je	2 Krebsfällen	=	1500
337	Grundstücke mit je	3 Krebsfällen	=	1011
167	Grundstücke mit je	4 Krebsfällen	=	668
51	Grundstücke mit je	5 Krebsfällen	=	255
15	Grundstücke mit je	6 Krebsfällen	=	90
6	Grundstücke mit je	7 Krebsfällen	=	42
1	Grundstück mit	8 Krebsfällen	=	8
1	Grundstück mit	9 Krebsfällen	=	9
5	Grundstücke mit je	10 Krebsfällen und mehr	=	190
			zusammen:	5348

Diese Aufstellung ist zweifellos ungeheuer interessant. Und wenn in 5 Häusern in der genannten Zeit zusammen 190 Krebstodesfälle vorgekommen sind, so kann man doch wohl mindestens von diesen Häusern mit ruhiger Sicherheit als „Krebshäusern“ sprechen.

Sanitätsrat Dr. Hager ist unter Hinzuziehung des Stettiner Rutengängers Geheimrat C. William dann darangegangen, alle diese Häuser, in denen Krebsfälle vorgekommen waren, nach und nach auf Erdstrahlung zu untersuchen. Bei diesem so großen Material ist bisher, wie es auch meine jahrzehntelangen Erfahrungen erbracht haben, überall starke Erdstrahlung festgestellt worden. Alle Häuser, die 5 und mehr Krebsfälle aufzuweisen hatten, standen regelmäßig auf einer Kreuzung unterirdischer Wasserläufe.

Besonders interessant und aufschlußreich ist das Ergebnis bei der Untersuchung der Stiftshäuser der Stadt Stettin, weil es sich, wie Sanitätsrat Dr. Hager in seinem Vortrag vor dem ärztlichen Verein ausführte, in den Stiften um gleichartige, alte Menschen im krebsfähigsten Alter handelte:

---

1) 6. Heft Band 31, Juli 1930.

* Das eine Stift steht auf einer Kreuzung und ist fast gänzlich bestrahlt: Hier sind in den 21 Jahren **28 Krebstodesfälle** vorgekommen!
* Das zweite Stift wies in derselben Zeit nur **2 Fälle** auf: Dieses Stift ist nur in zwei schmalen Strichen bestrahlt, und Dr. Hager konnte feststellen, daß die beiden hier Verstorbenen ihr Bett genau auf diesen Strichen gehabt hatten.
* Dagegen ist in einem dritten Stift in den ganzen über 20 Jahren überhaupt **kein einziger Krebsfall** vorgekommen. Und die Untersuchung des Hauses hat ergeben, daß dieses überhaupt nicht bestrahlt ist!

Dieser auffallende Unterschied zwischen dem stark bestrahlten ersten und dem unbestrahlten dritten Stift ist ein weiterer unantastbarer Beweis dafür, daß die Krebskrankheit eben nur durch Erdstrahlen entsteht. Besonders das erstere Stift muß mit seiner Vielzahl von Krebstodesfällen jeden weiteren Gedanken, daß es keine Krebshäuser gebe, aus dem Felde schlagen.

Sanitätsrat Dr. Hager hat auch in seinem Vortrag seine Überzeugung ausgesprochen, daß das immer und immer wieder betonte, bisher vergeblich gesuchte spezifische Agens, der spezifische Reiz der Krebsentstehung **in den Erdstrahlen gefunden ist.**

Die von Sanitätsrat Hager zusammen mit Geheimrat William durchgeführten Arbeiten sind ein Markstein auf dem Weg zur allgemeinen Anerkennung unserer neuen Erkenntnis der Entstehung der Krebskrankheit.

Ich selbst habe erstmalig öffentlich auf einem Ärztekongreß in München im Mai 1930 über meine Arbeiten in Vilsbiburg und Grafenau und über meine vorangegangenen, rund 25jährigen Beobachtungen über den Einfluß der Erdstrahlen auf die Entstehung des Krebses gesprochen. Ich kann zu meiner Freude feststellen, daß ich seitdem eine große Anzahl von Ärzten von der Richtigkeit meiner Arbeiten überzeugt habe.

Krebsproblem endgültig gelöst

Wenn sich in der Zwischenzeit nicht schon eine größere Zahl von Ärzten und Krebsforschern dieser neuen Erkenntnis angenommen und sie weiterverfolgt hat, so wird das wohl daran liegen, was Geheimrat Bach[1]) mit den Worten ausdrückt: „Wir Menschen sind eben begrenzte Wesen, trotten in altgewohnten, ausgefahrenen Gleisen dahin und sträuben uns mit Hand und Fuß gegen alles Neue, ehe wir uns von seinem Wert überzeugen lassen. Besonders für die Wissenschaft trifft dies zu, und es ist verständlich, ohne daß dadurch ihre große Bedeutung geschmälert wird. Bei ihrem exakten Arbeiten und Experimentieren wird sie nur zu leicht einseitig und schwer für neue Ideen zugängig."

---

1) „Dresdner Nachrichten" vom 30. 12. 30.

Ich muß aber jeden Arzt und Krebsforscher, der etwa auch derartige Feststellungen (wie ich in Vilsbiburg und Grafenau und Sanitätsrat Dr. Hager in Stettin) zu machen trachtet, warnen, dazu irgendeinen Rutengänger zu bemühen, der keine Erfahrung in der Planzeichnung von Strahlungsstreifen hat, oder gar einen solchen, der sich nur so nennt, weil die Rute sich in seiner Hand bewegt. Für derartige Arbeiten kommt nur ein erfahrener Rutengänger in Frage, der die Stärke der Ausstrahlungsstriche zu beurteilen vermag.

Die Umstellung des Bettes eines an Krebs Erkrankten auf einen strahlenfreien Platz – oder möglichst in ein anderes, ganz strahlenfreies Zimmer – hat immerhin stets eine auffallende Besserung des Allgemeinbefindens ergeben. Die Beobachtungen über die Wirkung der Strahlenfreiheit auf die Krebskrankheit sind z. Z. noch nicht abgeschlossen.

Im Nachweis der nun nicht mehr zu bestreitenden Tatsache, daß die Krebskrankheit nur bei solchen Menschen auftritt, die in sehr stark bestrahlten Betten schlafen, dürfte auch der Beweis dafür liegen, daß der Krebs keine örtliche Erkrankung ist, sondern Ausdruck einer Allgemeinerkrankung des gesamten Organismus.

Damit ist auch das Vorbeugungsmittel gegeben, das es trotz aller medizinischen Forschung bisher nicht gab. Wer dafür sorgt, daß sein Bett zum mindesten nicht in schweren Erdstrahlen steht, und wer dafür sorgt, daß er auch tagsüber bei der Arbeit nicht in schweren Erdstrahlen sitzt, kann niemals Krebs bekommen!

Wenn diese Erkenntnis erst einmal Allgemeingut geworden ist, so wird die Krebskrankheit, diese bisher furchtbarste Geißel der Menschheit, ausgerottet sein!

Wenn es sich bei meinen Arbeiten in Vilsbiburg und Grafenau auch nur um 85 Krebsfälle in 10 bzw. 11½ und 17 Jahren handelt (wenn wir die beiden für Dr. Huber ermittelten Fälle hinzurechnen, um 87 Fälle), so dürfte durch die für die Wissenschaft gänzlich neue Art, mit der es mir gelang, Häuser, Zimmer und Betten dieser Fälle zu ermitteln, und mit dem einwandfreien Nachweis, daß sämtliche Krebsfälle ohne Ausnahme auf den von mir – ohne jede Kenntnis von Krebsfällen – ermittelten Ausstrahlungsstrichen erfolgt sind, **das Problem des Krebses endgültig gelöst** sein.

Der Schweizer Krebsforscher Dr. med. Kaelin[1]) schreibt: „Man kann wohl ganz allgemein sagen, daß gewisse Probleme sich deshalb nicht lösen lassen, weil die Fragestellung an sich auf irrige Fährten weist. Wir erinnern an Beri-Beri, eine in den tropischen Gegenden verbreitete Krankheit, die mit

---

1) „Die prophylaktische Therapie der Krebskrankheit", Orient-Occident Verlag Stuttgart.

einer Degeneration der peripheren Nerven und Muskeln einhergeht, zu Lähmungen, schwersten Herzstörungen und dann zum Tode führen kann. Nicht weniger als vierzehn von hervorragenden Forschern ausgearbeitete, geistreiche Theorien bestanden über die Ursache dieser Krankheit, bis im Jahre 1912 durch Casimir Funk nachgewiesen wurde, daß die Krankheit durch Vitaminmangel infolge einseitiger Nahrung mit geschältem Reis entsteht. Heute ist Beri-Beri allgemein als sogenannte Avitaminose anerkannt, und alle früheren geistreichen Theorien sind gegenstandslos geworden. Man ist in manchen Kreisen geneigt zu glauben, daß es sich – ebenso wie bei der Beri-Beri – auch beim Krebs um ein ‚Kolumbus-Ei' handelt, und daß es möglich sei, mit einem Schlage das Problem zu lösen, sofern nur die Gedanken auf die richtigen Wege geleitet werden."

So wie für Beri-Beri nach vielen Irrungen der Forschung schließlich die Avitaminose als Ursache erkannt werden mußte, so müssen jetzt die harten Erdstrahlen als Ursache der Krebskrankheit anerkannt werden.

3.
Erdstrahlen als Erreger anderer Krankheiten

Für die Gesundheit des Menschen ist, wie schon im vorigen Kapitel über die Ursache der Entstehung des Krebses nachgewiesen, der Untergrund seines Hauses ausschlaggebend. So wie Krebs nur durch besonders starke Erdstrahlen entsteht, so entstehen auch viele andere Krankheiten nur durch Erdstrahlen.

Es wird wohl den meisten Lesern aus eigenen Beobachtungen bekannt sein, daß z. B. häufig von zwei Wand an Wand stehenden Häusern die Bewohner des einen Hauses sämtlich frei von Krankheiten sind, während im Nachbarhaus die meisten oder alle Bewohner irgendein Leiden haben. Bei Untersuchungen solcher Häuser mit der Wünschelrute findet man dann ausnahmslos das erstere Haus strahlenfrei und das letztere ganz oder teilweise bestrahlt. Man hat in solchen Fällen bisher gewöhnlich bei der Familie im ersteren Haus eine bessere Konstitution angenommen; das stimmt natürlich nicht, denn wenn solche Familien die Häuser tauschen würden, so würde die bisher kranke Familie, wie wir aus den Beispielen dieses Kapitels sehen werden, gesunden und die bisher gesunde Familie würde anfangen zu kränkeln. Es gibt kaum Menschen, deren Organismus auf die Dauer nicht unter dem schädlichen Einfluß der Erdstrahlen leidet, wenn sie in bestrahlten Betten schlafen oder ihr Schreibtisch bzw. Arbeitsplatz, an dem sie den ganzen Tag sitzen oder stehen, bestrahlt ist. Ausnahmen habe ich in 30jährigen Beobachtungen und Untersuchungen bisher nur bei sehr robusten Naturen im besten Lebensalter gefunden, und auch nur dann, wenn die Stärke der Strahlung nicht über 8 meiner Skala hinausging.

In den unendlich vielen Wohnungen, die meine Mitarbeiter und ich untersucht haben, ist es uns immer wieder aufgefallen, daß die Betten in den Schlafzimmern ausgerechnet so hingestellt waren, daß sie bestrahlt wurden, obwohl in der überwiegenden Mehrzahl der Schlafzimmer Platz genug vorhanden war für ein strahlenfreies Stellen der Betten. Manchmal fügte sich die Stellung der Betten, wie wir sie fanden, nicht einmal harmonisch in die ganze Möbelstellung ein, so daß wir oft die Empfindung hatten, als ob die Menschen unter irgendeinem unerklärlichen Zwang ihre Betten so gesundheitlich ungünstig hingestellt hatten. Man muß in solchen Fällen immer an „Kismet“ denken. Manche Menschen allerdings empfinden die Bestrahlung instinktiv, denn ich hörte bei Wohnungsuntersuchungen mehrfach, daß besonders Frauen, deren Schlafzimmer ich ganz oder deren Betten ich stark bestrahlt fand, jeden Abend irgendeine Scheu oder sogar ein direktes Grauen hatten, das Schlafzimmer zu betreten und sich zu Bett zu legen.

Typisch als Empfindung für Erdstrahlen: Nervöses Kribbeln und Schlaflosigkeit

Als leichteste Erscheinung unter allen Beschwerden bei bestrahlten Betten findet man, daß die Menschen über ein nervöses Kribbeln klagen, das bei strahlenfrei umgestellten Betten schon von der ersten Nacht an verschwindet. Dieses Kribbeln ist typisch als Empfindung für Erdstrahlung. Empfindliche Rutengänger können dadurch auch ohne Rute das Vorhandensein, ja sogar die Stärke und auch den Verlauf eines Strahlungsstriches angeben; sie empfinden dies sogar, wenn sie im Freien langsam gehen. Viele Menschen haben mir angegeben, daß sie zu Hause an manchen Plätzen oder in ihrem Büro oder in anderen Häusern dieses eigentümliche Kribbeln verspürten. Sie hatten das immer auf alle möglichen Ursachen zurückgeführt, wie z. B. Nervosität durch Überarbeitung oder Ärger, beginnende Erkrankung und anderes. Frauen, die im allgemeinen empfindlicher sind gegen Erdstrahlung als Männer, werden in solchen Fällen gewöhnlich hysterisch genannt.

Neben diesem Kribbeln, das besonders nach dem Zubettgehen in bestrahlten Betten auftritt, zeigen sich als weitere typische Erscheinungen für bestrahlte Betten vielfach unruhiger Schlaf und auch Schlaflosigkeit, so daß die Menschen nur mit Schlafmitteln zu einem genügenden Schlaf kommen. Stellt man das Bett eines hieran Leidenden strahlenfrei um, so tritt bereits von der ersten Nacht an ein tiefer, ruhiger Schlaf ein.

Man darf vielleicht aus diesen Erscheinungen der Schlaflosigkeit und des Kribbelns einen Rückschluß ziehen darauf, warum bei Naturvölkern so auffallend wenig Krebs vorkommt. Diese Völker, die sich bekanntlich einen viel feineren Instinkt erhalten haben als die sogenannten Kulturmenschen, werden demzufolge, wenn sie sich wirklich einmal eine Hütte auf einen bestrahlten Platz gebaut haben sollten, dies infolge ihrer Empfindlichkeit gleich merken. Da sie nicht an einen bestimmten Platz für ihre Hütten gebunden sind, so dürfte es wohl keinem Zweifel unterliegen, daß sie sofort dafür sorgen, ihre Hütten auf Plätze zu stellen, wo sie keine Beschwerden und unangenehmen Empfindungen haben.

Einen bezeichnenden Fall über die Heilung von Schlaflosigkeit und Kribbeln gibt die **Abb. 4** mit Beschreibung. Wie ersichtlich, hatte das Umstellen des Bettes bei der Frau – wie immer – einen prompten Erfolg.

Abb. 4

Schwere Träume mit Mord und Totschlag

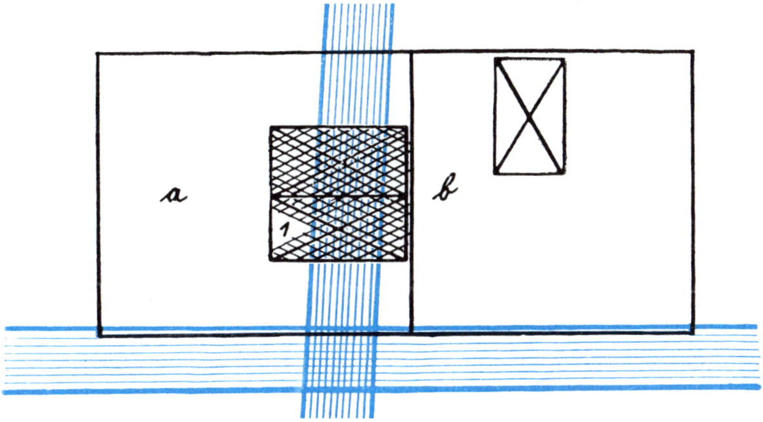

durch Major a. D. Otto Söding, Auerbach i. H.
Fall Frau H., Witwe, 60 Jahre alt

Befund: Frau H. schlief im Zimmer a in Bett I. Sie verspürte im Bett stets ein unangenehmes nervöses Kribbeln, besonders in den Händen, und hatte jede Nacht schwere Träume mit Mord und Totschlag.

10. 6. 31: Das Bett wurde in Zimmer b umgestellt.
Frau H. schlief bereits die erste Nacht durch, ohne wieder schwere Träume zu haben. Das nervöse Kribbeln ist nicht mehr aufgetreten.

10. 8. 31: Der Schlaf ist dauernd vorzüglich, alle Beschwerden sind verschwunden.

Häufig findet man bei bestrahlt schlafenden Menschen Leiden, die keine ärztliche Kunst beheben kann. Im Hause eines Industriellen im Ruhrgebiet, zu dessen Untersuchung ich gerufen war, kränkelte das Kind von damals 1½ Jahren, ohne daß die besten Ärzte helfen konnten. Es war das erste Kind junger, kräftiger Eltern aus gesunden Familien. Es fing schon einige Wochen nach der Geburt an zu kränkeln, und der Zustand gestaltete sich schließlich so, daß das Kind am Tage überhaupt nicht mehr schlief, nachts immer wieder aufwachte und lange schrie, bis es neuerlich einschlief. Es war außerordentlich schwächlich, nervös und anfällig. Bei der Untersuchung des Hauses, um das ich zuerst, wie ich das gewöhnlich zu tun pflege, außen herumging um zu sehen, welche Zimmer bestrahlt waren, konnte ich ein Zimmer als ganz und gar bestrahlt und ein anderes als nur auf der rechten Seite betroffen bezeichnen. Der Vater erklärte sofort, daß das letztere das Kinder-Schlafzimmer sei, und daß das Bett auch auf der rechten Seite stehe. In diesem Zimmer nun waren auf der anderen Seite eingebaute Schränke, so daß das Bett sich nicht umstellen ließ. Da den Eltern eine Verlegung des Kinder-Schlafzimmers in ein anderes Stockwerk nicht recht paßte, wurde das Bett nach meinen Angaben gegen die Erdstrahlung isoliert (siehe Kapitel 7). Als das Kind nach ausgeführter Isolation am nächsten Mittag nach dem Essen ins Bett gelegt wurde, schlief es zur Überraschung und Freude der Eltern sofort drei Stunden durch. Abends ins Bett gelegt, schlief es auch sofort ein und schlief ohne aufzuwachen zwölf Stunden durch. Dieser gute Schlaf nachmittags und nachts hat seitdem, mit Ausnahme einer Erkältungsperiode, unverändert angehalten. Das Kind ist im Vergleich zu früher gänzlich verwandelt, es hat sich vollkommen gekräftigt, die nervöse Unruhe ist verschwunden, es gedeiht prächtig und ist jetzt frisch, gesund und stark.

Abb. 5 ist interessant durch die starke Bestrahlung dieser Wohnung. In diesem Fall wurde außer der jahrelangen Schlaflosigkeit auch das langjährige Unterleibsleiden ohne weiteres durch die Bettumstellung geheilt.

Die 60jährige Frau in Karlsruhe i. B. (**Abb. 6**) hat viel Pech mit Schlafzimmern gehabt. Sie schlief abwechselnd zu Hause oder bei ihren Töchtern und hatte in allen drei Wohnungen ein schwer bestrahltes Bett, so daß es also kein Wunder ist, daß sie ständig an vielen Beschwerden litt, die auch von Ärzten nicht zu beeinflussen waren.

Abb. 5

Schlaflosigkeit und Unterleibsleiden geheilt

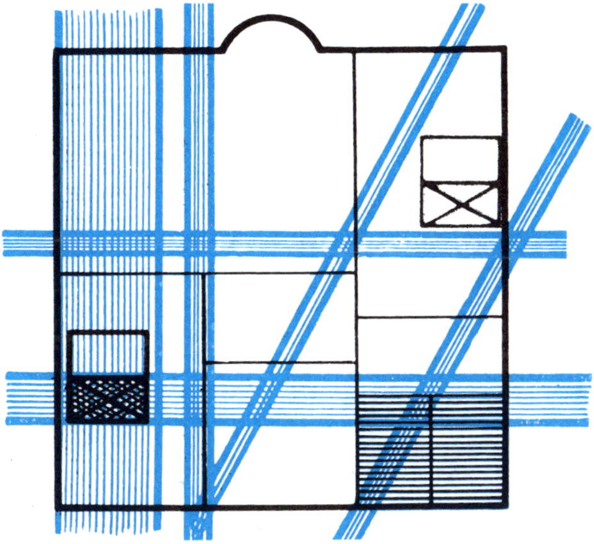

durch Dr. med. E. Blos, Karlsruhe
Fall 30, 27. 9. 1930, Frau 40 Jahre alt

Diagnose: seit Jahren leidend, vor 3 Jahren Unterleib operiert; das Leiden besteht weiter. Schläft seit 10 Jahren „fast garnicht".

Verlaüf vor der Wohnungsuntersuchung: konnte stets nur kurz arbeiten, schleppte sich durch den Arbeitstag.

Verlauf nach der Wohnungsuntersuchung: nach Bettumstellung sofort guter ungestörter Schlaf. Die Frau sagt, sie sei ein anderer Mensch und nennt sich seit 10 Jahren zum ersten Mal gesund.

März 1931: Der Frau geht es glänzend, alle Beschwerden sind verschwunden, sie ist vollkommen gesund!

Abb. 6

In 3 Wohnungen bestrahltes Bett

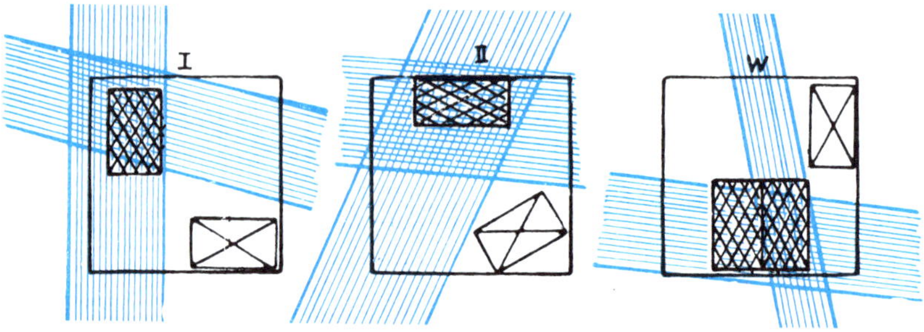

durch Dr. med. E. Blos, Karlsruhe
Fall 28, 26. 7. 1930, Frau, ca. 60 Jahre alt

Verlauf vor der Wohnungsuntersuchung: Die Frau schlief abwechselnd zu Hause oder bei ihren Töchtern; hatte immer sehr viele Beschwerden, die nicht zu beeinflussen waren.

Verlauf nach der Wohnungsuntersuchung:
7. 4. 1931: Die Frau ist langsam ein anderer Mensch geworden; sie braucht den Arzt nicht mehr und fühlt sich vollkommen gesund.

Bei dem mit **Abb. 7** beschriebenen Fall ist es besonders bemerkenswert, daß mit der Umstellung des Bettes auch eine Umstellung der im Zimmer befindlichen Blumen und Pflanzen verbunden werden mußte, so daß sie nun in der Strahlung standen. Mehrere dieser Pflanzen verdorrten schon in kürzester Zeit.

Abb. 7

Tausch: Frau gesund — Blumen verdorren

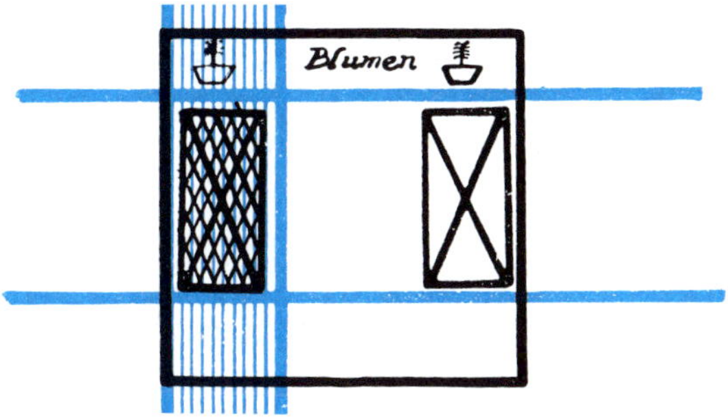

durch Dr. med. E. Blos, Karlsruhe
Fall 34, 2. 11. 1930, Frl., 35 Jahre alt

Diagnose: War öfter beim Arzt wegen vieler Beschwerden; nie etwas gefunden.

Verlauf vor der Wohnungsuntersuchung: Seit 4½ Jahren in Stellung, seit etwa 3½ Jahren starke, immer ansteigende Beschwerden, geschwollene Füße, beim Niederlegen ins Bett sofort starkes Herzklopfen bis zum Hals, sehr schlechter Schlaf, Abgeschlagenheit.

Verlauf nach der Wohnungsuntersuchung:

1. 12. 30: Schon in der ersten Nacht nach Bettumstellung kein Herzklopfen mehr, ruhiger Schlaf. Keine geschwollenen Beine mehr, trotz anstrengender Laufarbeit. Vollständiges Wohlbefinden!

Pflanzen und Blumen umgestellt: stehen jetzt auf der Strahlung. Mehrere verdorren.

Wohl den typischsten Fall für diese Art von Allgemein-Beschwerden, deren Ursache von den verschiedensten Ärzten nicht erkannt werden konnte, bringt der Fall der **Abb. 8,** den ich meiner Mitarbeiterin Frau Margarete Liebe-Harkort, Haus Harkorten i. W., verdanke. Eine solche Heilung von jahrelangen schwersten Leiden binnen eigentlich nur vier Tagen kann man nicht anders denn als eine Wunderheilung bezeichnen. Der Fall ist einer der schönsten, die mir bekanntgeworden sind. Dieser Arbeiter, der vor der Bettumstellung durch seine Leiden außerordentlich abgemagert war, hatte 1½ Jahre nach der Umstellung 54 Pfund zugenommen. Ohne die Bettumstellung hätte er nach seinem Zustand und nach allgemeiner Beurteilung jedenfalls nicht mehr lange zu leben gehabt.

Abb. 8

Unheilbarer nach 4 Tagen alle Leiden los

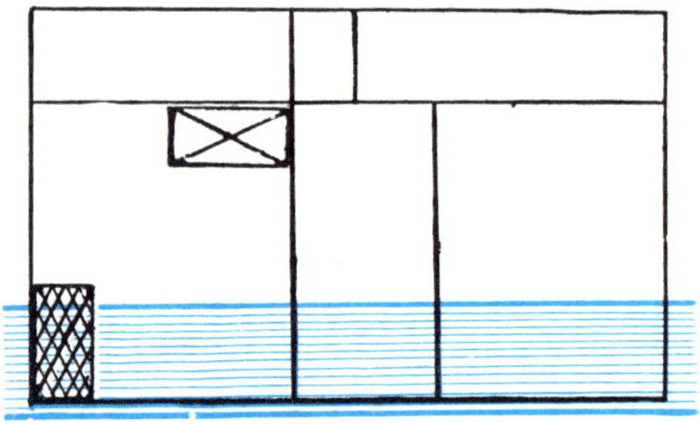

durch Frau Margarete Liebe-Harkort, Haus Harkorten i. Westf.
Fall Fabrikschlosser H. in H., Westf.

Krankheit: Der Mann fing bald nach dem Einzug in die jetzige Wohnung vor 3 Jahren an zu kränkeln. Im Lauf der Jahre wurde er von den verschiedensten Ärzten ohne jeden Erfolg behandelt auf Nerven, Galle, Leber, Herz, Arterienverkalkung, Asthma und noch anderes mehr. Er konnte schließlich nichts mehr vertragen, kaum etwas essen und magerte dadurch außerordentlich ab. Litt ständig unter Magenschmerzen, die nach seinen Angaben überallhin ausstrahlten, Herzbeschwerden, Atemnot und quälendem Husten. Er fiel häufig im Stehen ohnmächtig um, so daß seine Frau (Melk- und Waschfrau) oft von der Arbeit heimgerufen wurde, weil man fürchtete, es ginge mit dem Mann zu Ende. Abends ging er vor Erschöpfung bereits um 1/28 Uhr zu Bett, konnte jedoch stets nur bis 10 Uhr abends schlafen und dann im Lauf der Nacht höchstens noch 2 Stunden. Infolge dauernder Arbeitsunfähigkeit hatte die Krankenkasse Ganzinvalidität ausgesprochen und ihm keine weiteren Kuren mehr bewilligt, weil er u n h e i l b a r sei.

20. 2. 30: Das Bett stand in sehr starken Erdstrahlen und wurde noch am Tag der Untersuchung auf einen strahlenfreien Platz desselben Zimmers umgestellt.

Erfolg: Nach 4 Tagen erschien der Mann persönlich, strahlend, und erklärte: „Es geht mir schon gut, ich kann schon wieder essen und schlafen, ich fühle keine Schmerzen mehr und habe weder Atemnot noch Husten. Ich bin schon zwei Abende der letzte ins Bett gewesen und habe von abends 10 Uhr bis morgens 6 Uhr durchgeschlafen." Der Mann betonte noch, daß er, nachdem er schon bald 3 Jahre nichts Schweres mehr habe essen können, jetzt am Tage vorher dicke Bohnen mit Speck gegessen habe und daß ihm dies ausgezeichnet bekommen sei.

18. 3. 30: Die Besserung hat angehalten: **14. 4. 30:** Der Mann ist dauernd von allen Leiden befreit und wieder a r b e i t s f ä h i g.

September 31: Irgend ein Rückfall ist nicht eingetreten, der Mann erfreut sich der besten Gesundheit.

Wie aus der Beschreibung zu **Abb. 9** ersichtlich, war auch dieser Mann, der den Tod als Erlösung wünschte, binnen rund einer Woche nach Bettumstellung wieder vollkommen gesund.

Abb. 9

Tod als Erlösung gewünscht — nach 1 Woche vollkommen gesund

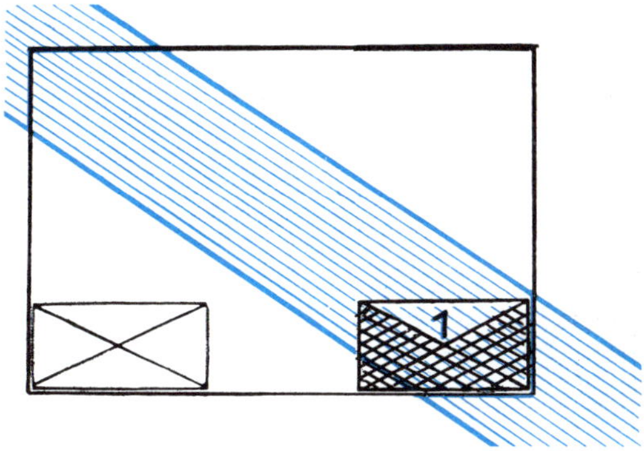

durch Frau M. Liebe-Harkort, Haus Harkorten i. Westf.
Januar 1930, Fall Gärtner D. in H., 50 Jahre alt

Krankheit: Der sonst stets gesunde Mann kränkelte seit etwa einem halben Jahr. Er klagte, er „komme um" vor Schmerzen, die vom Magen ausgingen, vertrüge nichts mehr und könnte nicht einmal mehr eine Karre Mist aufladen, es wäre besser, er „ginge ein".

Befund: Das Bett stand über starken Erdstrahlen. Der Mann schläft in diesem Zimmer erst seit etwa einem halben Jahr.

Anordnung: Das Bett wurde in eine andere Ecke des Zimmers umgestellt und steht jetzt strahlenfrei.

Ergebnis: Eine Besserung trat bereits nach einigen Tagen ein, die Schmerzen verschwanden nach wenigen weiteren Tagen völlig, D. kann wieder alles essen und rauchen, ist wieder vollkommen arbeitsfähig.

D. gibt an, daß seine Mutter früher an derselben Stelle, nur im Erdgeschoß, ihr Bett gehabt hatte. Sie sei schließlich so von Rheumatismus gekrümmt gewesen, daß man sie vom Bett zum Sessel hätte tragen müssen. Nach ihrem seinerzeitigen Fortzug habe sich das Leiden seltsamerweise schnell gebessert und sei dann vollkommen verschwunden. – Zweifellos schlief sie in der neuen Wohnung strahlenfrei.

Abb. 10

Früher morgens zerschlagen und müde — jetzt wie neugeboren

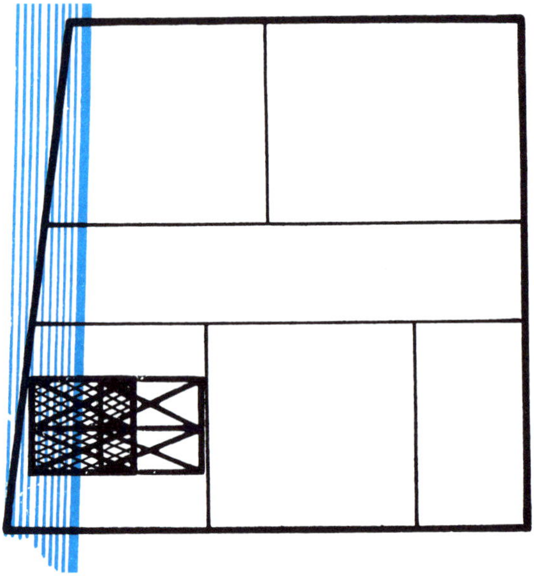

durch Dr. med. E. Blos, Karlsruhe
Fall 8, 13. 6. 1930, H. in K.

Diagnose: Mann: Lähmende Müdigkeit am Morgen, nie ausgeschlafen; Augenschwäche.
Frau: Erschöpfung; Brustkrebs-Knoten, operiert 1927, wiedergekommen.

Verlauf nach der Wohnungsuntersuchung:

1. 7. 30: Auffallende Erfrischung und Besserung des Befindens nach Verschiebung der Betten aus der Reizzone.

3. 7. 30: Brief: „Ich freue mich, Ihnen mitteilen zu können, daß meine Frau und ich seit der Verstellung der Betten uns wie neugeboren fühlen. Die frühere Zerschlagenheit und Müdigkeit beim Aufwachen ist bei uns beiden seither verschwunden. Besonders auffallend ist, daß auch die Schwäche in meinen Augen bedeutend nachgelassen hat. Wir glauben manchmal, einen bösen Traum geträumt zu haben, so fabelhaft ist die Änderung."

Es gibt bekanntlich viele Menschen, die in ihrer Wohnung schlecht schlafen und morgens immer noch müde und zerschlagen mit Gliederschwere aufwachen, um erst im Laufe des Tages frisch zu werden. Hierzu tritt vielfach Unlust zur Arbeit und zum frohen Schaffen und fehlende Energie. Solche Menschen schlafen manchmal auswärts ausgezeichnet und die Schuld, daß sie zu Hause schlecht schlafen, wird dann auf alle möglichen Gründe zurückzuführen gesucht. In solchen Fällen konnte ich mehrfach feststellen, daß die Betten zu Hause bestrahlt standen und daß diese Menschen auswärts strahlenfrei geschlafen hatten. Umgekehrt kommt es bekanntlich auch vielfach vor, daß Menschen zu Hause sehr gut, also strahlenfrei schlafen und wiederum auswärts häufig schlecht schlafen. Das sind Menschen, die empfindlich sind gegen Erdstrahlen und deren Körper auswärts in bestrahlten Betten dies sofort mit allerlei Beschwerden quittiert. Ich habe Beispiele von Landwirten und Arbeitern, deren Betten ich stark bestrahlt fand und die mir erklärten, sie hätten ein schweres Tagwerk und wären abends rechtschaffen müde; aber morgens beim Aufwachen fühlten sie sich immer noch müder als abends und würden erst im Laufe des Tages frisch. Diese Beschwerden sind durch Umstellen der Betten auf strahlenfreie Plätze ohne weiteres zu heilen, wie die Beschreibung zu **Abb. 10** zeigt.

Derartige Fälle höre ich auch von meinen Mitarbeitern sehr häufig. Gräfin Margot von der Schulenburg, die mit einer großen Passion für die Sache tätig ist, erhielt z. B. schon kurze Zeit nach der Umstellung der Betten eines Ehepaares, die auf einer Kreuzung gestanden hatten, den folgenden Brief: „... Mit lebhaftem Dank und Freude bestätigen wir Ihnen, daß Ihr Rat, den Sie infolge einer Untersuchung unseres Schlafzimmers mit der Wünschelrute gaben, unsere Betten umzustellen, von ausgezeichnetem Erfolg war. Der unruhige, wenig erquickende Schlaf meiner Frau, die rätselhaften Fieberanfälle mit schweren Kopfschmerzen haben ganz aufgehört, ebenso hat sich meine quälende Nervosität in der Stirn und die große Empfindlichkeit meiner Augen völlig verloren, so daß zwei Ungläubige von Ihnen wirklich bekehrt worden sind. gez. v. K., Major a. D."

Fälle wie die zu **Abb. 11** und **12** beschriebenen zeigen besonders überzeugend, wie überaus einfach es ist, Menschen insbesondere von langjähriger Schlaflosigkeit, aber auch von anderen Beschwerden zu heilen. Häufig genügt es schon, wie die **Abb. 13** und **14** zeigen, das Bett nur um eine Bettbreite zu verrücken, um völlige Genesung zu erzielen. Bei dem Fall der **Abb. 11** schliefen die Frau in Bett Nr. 1, der Mann in Bett Nr. 2. Der Mann war vollkommen gesund. Das Bett der Frau wurde auf Platz Nr. 3 umgestellt.

Auch mondsüchtige Menschen und solche, die gelegentlich oder häufig schlafwandeln, haben stets stark bestrahlte Betten. Diese Zustände sind durch Umstellen der Betten auf strahlenfreie Plätze leicht zu beheben.

Abb. 11

Frösteln und Kopfschmerzen sofort verschwunden

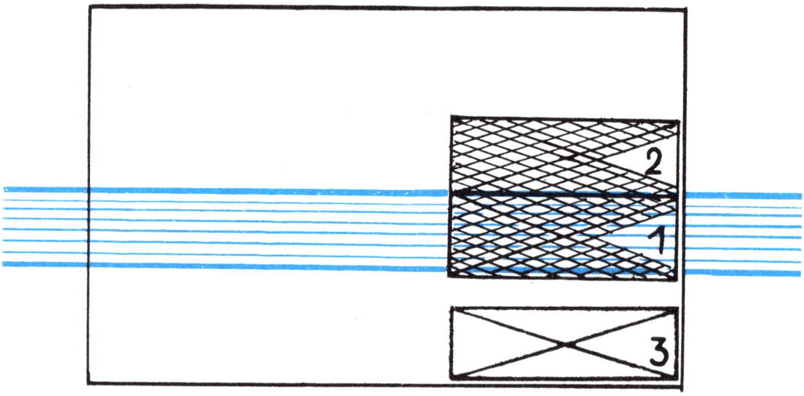

durch Major a. D. Otto Söding, Auerbach i. H.
Fall Nr. 6, Frau Br. i. E.

Krankheit: Die Ehefrau (Bett 1) schlief seit vielen Jahren sehr schlecht, hatte im Bett stets ein Gefühl des Fröstelns und wachte mit Kopfschmerzen auf. Sie fühlte sich immer erst besser, wenn sie das Bett verlassen hatte.

3. 7. 31: Das Bett 1 wurde auf Platz 3 umgestellt.

11. 8. 31: Der Ehemann schrieb: „Ich habe mit Absicht solange gewartet, um ein sicheres Urteil fällen zu können. Meine Frau hatte früher im Bett stets das Gefühl des Fröstelns, schlief schlecht, wachte mit Kopfschmerzen auf und fühlte sich erst wohl, wenn sie das Bett verlassen hatte. Von dem Tage an, an dem das Bett an die von Ihnen bezeichnete Wand gestellt wurde, hörten alle diese Erscheinungen s o f o r t auf und sind bis jetzt nicht wiedergekehrt. Wir sind Ihnen beide von Herzen dankbar und von der Richtigkeit Ihrer Angaben voll überzeugt.

gez. B., Major a. D."

Abb. 12

Schlaflosigkeit, Migräne, Ischias und alle Schmerzen — weg!

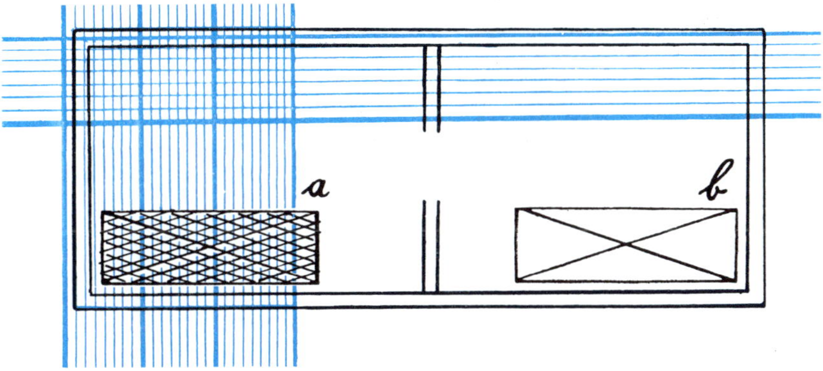

durch Major a. D. Otto Söding, Auerbach i. H.
Fall O. in B., Dame, 40 Jahre alt

Krankheit: Die Patientin litt an Schlaflosigkeit und konnte n u r m i t S c h l a f m i t t e l schlafen. Dazu häufig Migräne, periodisch wiederkehrende Gehirnkrämpfe sowie Ischias.

12. 6. 31: Umstellung des Bettes von Zimmer a in Zimmer b. Eine Besserung trat schon in der ersten Nacht ein. Patientin schlief die ganze Nacht ohne Schlafmittel durch.

Bericht nach 5 Wochen: Der gute Schlaf die ganzen Nächte durch hat unverändert angehalten. Schlafmittel werden nicht mehr gebraucht. Migräne und Gehirnkrämpfe haben sich bisher nicht wieder eingestellt, auch die sonstigen Schmerzen sind verschwunden.

Bericht nach 8 Wochen: Irgendwelche Beschwerden sind bisher nicht wieder vorgekommen.

Abb. 13

Keine Schlafmittel mehr!

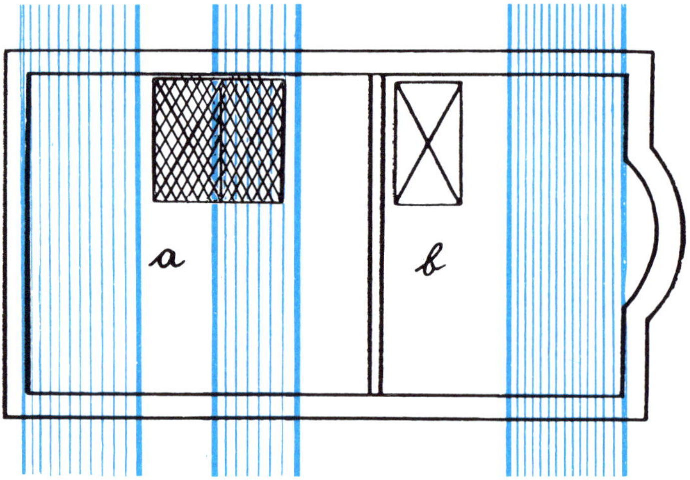

durch Major a. D. Otto Söding, Auerbach i. H.
Fall B. in B., Mann, ca. 60 Jahre alt

Krankheit: Patient konnte seit 3 Jahren *nur mit Schlafmittel* schlafen und litt an großer Nervosität, wachte morgens stets mit schwer benommenem Kopf auf.

16. 6. 31: Das in Zimmer a bestrahlt stehende Bett wurde nach Zimmer b strahlenfrei umgesetzt. Patient schlief bereits die erste Nacht ohne Schlafmittel durch.

Bericht nach 4½ Wochen: Schlafmittel waren nie mehr nötig; ununterbrochener Schlaf in allen Nächten.

Bericht nach 7 Wochen: Die Genesung hat angehalten.

Abb. 14

„Bin ein neuer Mensch, 10 Jahre jünger!"

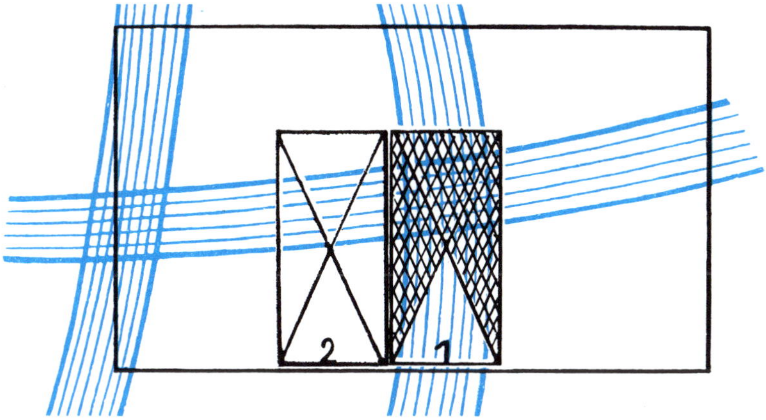

durch Major a. D. Otto Söding, Auerbach i. H.
Fall 21, Herr W. in H., 60 Jahre alt

Krankheit: Patient, der in Bett 1 schlief, litt an Schlaflosigkeit, allgemeiner Mattigkeit und Teilnahmslosigkeit; er hatte besonders morgens nach dem Aufstehen einen schwer benommenen Kopf.

4. 9. 31: Das Bett wurde auf Platz 2 gestellt.

8. 9. 31: Nach 4 Tagen Brief: „Ich bin jetzt vollkommen frisch, ein neuer Mensch, 10 Jahre jünger!"

Bericht vom 14. 9. 31: Herr W. schläft jede Nacht durch, ist frisch und angeregt wie nie zuvor, ißt mit bestem Appetit und erscheint in seinem ganzen Auftreten verjüngt.

Abb. 15

Anstaltsreifer in wenigen Wochen völlig genesen

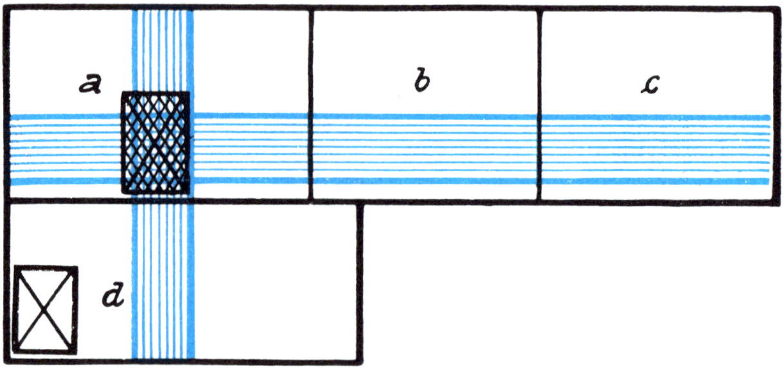

durch Gräfin Margot von der Schulenburg
Fall: Schlossermeister S. in W.

Diagnose: Hochgradige Nervosität, nervöses Magenleiden, Schlaflosigkeit, Kopfschmerzen besonders in der Frühe.

28. 10. 1930: Patient ist außerordentlich reizbar, gequält durch Kopfschmerzen, appetitlos, irrte nachts häufig stundenlang in den Straßen umher, da es ihn im Bett „nicht hält". Da ein Zusammenleben mit ihm wegen seiner hochgradigen Reizbarkeit und Nervosität nicht mehr möglich war, sollte er in eine Anstalt gebracht werden.

2. 11. 1930: Das Bett wird von Zimmer a in Zimmer d umgestellt.

5. 11. 1930: Patient schlief in der ersten Nacht 8 Stunden durch, wachte morgens ohne Kopfschmerzen auf.

18. 11. 1930: Seit dem 5. November hat der Patient jede Nacht 8 bis 10 Stunden durchgeschlafen. Er sieht bedeutend wohler aus, ist viel ruhiger und hat Appetit. Kopfschmerzen treten nicht mehr auf.

1. 12. 1930: S. schläft jetzt nachts andauernd gut, wacht ohne Kopfschmerzen auf, ist ruhig; Nervosität vollkommen verschwunden. Er kann seine Arbeit, die ihn voll in Anspruch nimmt, ohne Beschwerden verrichten, fühlt sich wieder kräftig und wohl: Völlige Genesung!

Die Nervosität in ihren verschiedenen Graden, Neurasthenie*), Hysterie und leichte Erregbarkeit, haben ihren Grund und ihre eigentliche Ursache nur in bestrahlten Betten. Den typischsten Fall (**Abb. 15**) verdanken wir wieder der Gräfin Margot von der Schulenburg. Dieser Fall dürfte für Ärzte besonders interessant sein, da der Patient, ein Schlossermeister, schon in eine Anstalt überwiesen werden sollte. Es dürfte jeder ärztlichen Kunst kaum möglich gewesen sein, einen so schwerkranken Mann binnen weniger Wochen gänzlich zu heilen. Wäre dieser Mann in eine Anstalt gebracht worden und hätte er dort womöglich auch ein schwer bestrahltes Bett bekommen, so wäre er natürlich für seine Familie rettungslos verloren gewesen.

Eine gleich schnelle Heilung von langjähriger Nervosität sahen wir schon im Text zu **Abb. 13.**

Der sehr interessante Fall der **Abb. 16,** schwere Neuralgie und Gallenblasen-Erkrankung, ist durch Dr. med. Edwin Blos in Karlsruhe i. B. gewonnen worden. Dr. Blos hat sich, seit er im Mai 1930 bei meinem im 2. Kapitel schon erwähnten Vortrag in München zugegen war, tatkräftig dieser für ihn bis dahin neuen Möglichkeit angenommen, langjährige Kranke durch Bettumstellung zu heilen. Das von Dr. Blos zur Kontrolle dieser Fälle besonders angelegte Buch, das neben einer Planzeichnung der Wohnung die Krankheitsgeschichte, die ärztliche Diagnose und Prognose sowie den Verlauf der Krankheit nach der Bettumstellung enthält, zeigt ein außerordentlich interessantes und vielseitiges Material. Dr. Blos hat sich auch nicht durch Fehlschläge entmutigen lassen, die dadurch entstanden, daß chronisch Kranke, deren Wohnungen er durch seine Gattin als Rutengängerin hatte untersuchen lassen, die Umstellung ihrer Betten verweigerten und sich, weil ihnen diese neuzeitliche Behandlung wohl etwas merkwürdig vorkam, kurzerhand einen anderen Arzt nahmen. Einer dieser Patienten, der sehr ernstlich erkrankt war, erklärte die Wohnungsuntersuchung sogar für Hokuspokus; er stellte sein schwer bestrahltes Bett nicht um, sondern nahm sich einen anderen Arzt und mußte dies nach wenigen Monaten mit dem Leben bezahlen.

Die Frau, um die es sich bei der Besprechung zu **Abb. 16** handelt, war schon, ehe sie zu Dr. Blos in Behandlung kam, bei anderen Ärzten gewesen, aber kein Arzt hatte ihr wirklich helfen können, so daß sie schließlich schon 6 Jahre ständig zu Bett lag. Die erfolglose Operation der Gallenblase ist nach meiner Überzeugung völlig überflüssig gewesen, denn der Erfolg nach der Bettumstellung, nämlich das vollkommene Verschwinden der Schmerzen, zeigt wohl am deutlichsten, daß auch diese Schmerzen ihre Ursache nur in dem bestrahlten Bett hatten.

---

*) *Nervöse Erschöpfung.*

Abb. 16

6 Jahre bettlägerig — nach 9 Tagen vollkommen gesund
Sinnlose Gallenblasenoperation

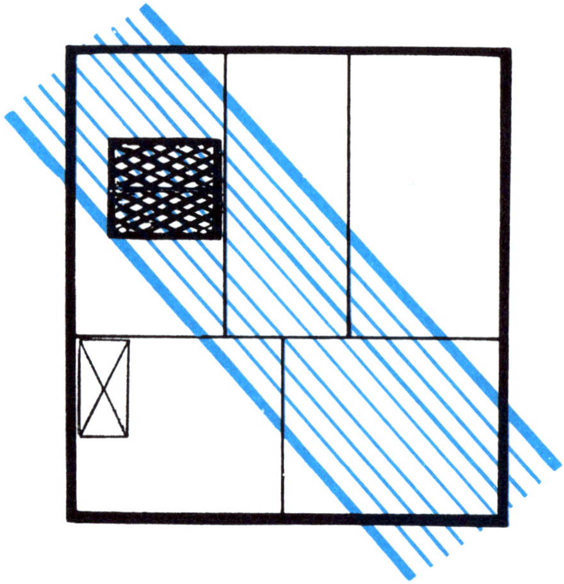

durch Dr. med. E. Blos, Karlsruhe
Fall 1, 20. 5. 1930, Frau V. in K., 35 Jahre alt

Diagnose: Schwere Neuralgie und Gallenblasenleiden.

Verlauf vor der Untersuchung des Zimmers: Schmerzen ganze rechte Körperseite, sehr schwer besonders morgens, seit 6 Jahren; Patientin liegt ständig zu Bett. Gallenblasenoperation ohne Erfolg.
Das Bett stand schwer bestrahlt und wurde an einen strahlenfreien Platz in einem anderen Zimmer umgestellt.

Verlauf nach der Umstellung:
29. 5. 30: 9 Tage nach dem Schlafplatzwechsel wurde die Frau, die 6 Jahre zu Bett gelegen hatte, vom Arzt am Waschfaß beim Wäschewaschen angetroffen. Die Schmerzen sind völlig verschwunden, bis auf ein Druckgefühl in der Operationsnarbe der Gallenblase.

Dezember 1930: Die Frau ist vollkommen gesund.

Dr. Blos hat von meinen ärztlichen Mitarbeitern bis jetzt die weitaus größte Anzahl von derartigen Heilungen erzielt. Mit welcher Überzeugung aber auch andere Ärzte für den Erfolg von Heilungen durch Umstellen der Betten auf strahlenfreie Plätze eintreten, sobald sie natürlich erst einmal einschlägige Erfahrungen damit gemacht haben, lassen die beiden, in ihrer Art amüsanten Briefe zu **Abb. 17** erkennen. Die Patientin war schon, ehe die Ärztin die Gräfin von der Schulenburg zur Untersuchung der Wohnung heranzog, mit Milchspritzen behandelt worden, ohne daß aber eine wesentliche Besserung eingetreten war. Trotzdem schien die Patientin nach Umsetzen des Bettes ihre Heilung den Milchspritzen zuzuschreiben, während die Ärztin die Heilung oder, wie sie sich ausdrückt, den fabelhaften Erfolg nur der Bettumstellung zuschreibt. Fräulein Dr. med. Mathilde Wagner ist die erste und älteste Ärztin Thüringens, ihr Urteil ist daher um so gewichtiger.

Lähmungserscheinungen

Häufig zeigen sich bei schwer bestrahlt schlafenden Menschen neben anderen Beschwerden auch – besonders morgens – **Lähmungserscheinungen.** Ein Münchner Arzt z. B. zog mich zur Untersuchung der Wohnung einer chronisch Kranken und vormittags von Lähmungserscheinungen geplagten Patientin zu, die bereits vor ihm von verschiedenen anderen Ärzten – stets ohne jeden Erfolg – behandelt worden war. Der Mann der Patientin erschien nervös und hatte eine ungesunde Gesichtsfarbe. Das Ehepaar lebte schon etwa 25 Jahre in dieser Wohnung, und fast ebenso lange war die Frau bereits krank. – Beide Betten erwiesen sich als schwer bestrahlt. In der ganzen Wohnung konnte ich nur in einer Ecke eines rückwärtigen Zimmers einen für ein Bett genügenden Platz ausfindig machen, der frei von Erdstrahlen war.

Obwohl die Frau wenig Neigung zur Verlegung in das rückwärtige Zimmer hatte, wurde das Bett dorthin umgestellt. Der Erfolg stellte sich prompt ein: Schon vom nächsten Morgen an blieben die Lähmungserscheinungen aus, und das Allgemeinbefinden hob sich in den folgenden Tagen dermaßen, daß die Frau nach acht Tagen ihr Bett wieder auf den früheren Platz in das andere Zimmer zurückstellen ließ. Schon am nächsten Morgen aber stellten sich neuerlich leichte Lähmungserscheinungen ein, die sich am Morgen darauf noch verstärkten. Nach Wiederumstellen des Bettes in das rückwärtige Zimmer traten die Lähmungserscheinungen vom nächsten Tag an nicht mehr auf.

Ähnliche Fälle wurden auch von meinen Mitarbeitern beobachtet.

Abb. 17

Fabelhafter Erfolg bei Rückenneuralgie

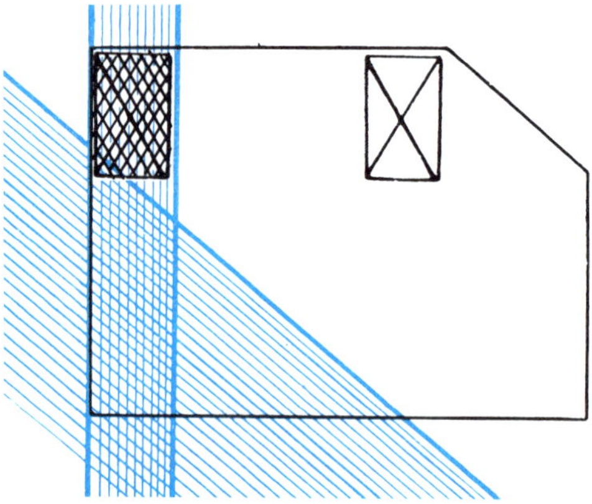

durch Gräfin von der Schulenburg
Fall: Frl. K. in W.

1. Brief der Patientin:

Verehrte Frau Gräfin!

Auf Ihre Anfrage teile ich Ihnen gerne mit, daß meine Rückenneuralgie bis auf geringe Reste verschwunden ist. Ich habe nach Umsetzen des Bettes noch die programmäßigen Wirkungen der Casein-Spritzen reichlich verspürt, die erst 6 Wochen nach der letzten Spritze ganz aufhören sollen. Dieselbe Kur hat mir im Sommer gegen eine Nervenentzündung im Arm schon sehr genützt. Ob und wieweit das Umsetzen des Bettes an der allmählichen Heilung beteiligt ist, läßt sich ja nun nicht konstatieren, es tut mir leid, Ihnen da keine positiven Beobachtungen mitteilen zu können.

gez. E. K.

2. Brief der behandelnden Ärztin:

Frl. K. ist wie umgewandelt, wir streiten immer, ob Bettumstellung, wie ich behaupte, oder Milchspritzen, wie sie lieber glaubt, hier den fabelhaften Erfolg haben.

gez. Dr. med. Mathilde Wagner.

Auffallend ist auch, wie leicht sich Rheumatismus in jeder Form durch Bettumstellung heilen läßt, denn auch alle rheumatischen Beschwerden kommen nur in bestrahlten Betten oder bei ganztägigem Sitzen an bestrahltem Arbeitsplatz vor, wie bekanntlich auch häufig bei langen Eisenbahnfahrten.

Abb. 18

Rheumafrei in 10 Tagen: Ein Erfolg, den kein Arzt erzielen kann

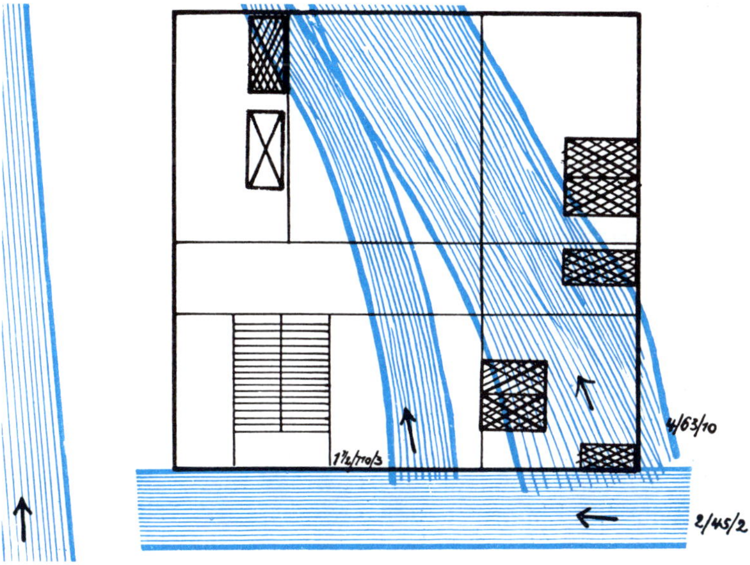

Fall K. in I.

Im Fall der **Abb. 18** hatte der Patient bereits seit etwa sieben Jahren schweren Rheumatismus im linken Arm. Das Leiden wurde so stark, daß er den Arm nur unter großen Schmerzen bis zur Schulterhöhe heben konnte. Auch diesem Manne hatte kein Arzt in den langen Jahren helfen können. Nachdem die Allopathen versagt hatten, versuchte es der Patient – freilich auch erfolglos – mit Homöopathen und schließlich mit Naturärzten, die ihm aber auch nicht helfen konnten. Wie aus der Abbildung ersichtlich, war das Bett (in der Zeichnung links oben) nur in der Diagonale bestrahlt, und zwar so, daß der Mann außer mit dem Kopf nur mit der linken Schulter und dem Arm auf starken Strahlen lag. Da eine Umstellung des Bettes in ein anderes Zimmer wegen Raummangels in der Wohnung*) nicht möglich war, empfahl ich, das Bett um eine Bettlänge an der Langwand zu verschieben (in der Zeichnung unter links oben). Nach etwa 14 Tagen erschien der Mann zum Bericht bei mir und machte mit dem bis kurz vorher überhaupt nicht zu gebrauchenden Arm strahlend Freiübungen aller Art. Die Schmerzen waren, ohne daß gleichzeitig irgendwelche Arzneimittel gebraucht wurden, schon binnen acht Tagen fast und nach zehn Tagen vollkommen verschwunden: Ein Erfolg, den kein Arzt hätte erzielen können.

Wie der Fall zu **Abb. 19** zeigt, ist es auch durch Zufall möglich, sich von langjährigem Rheumatismus selbst zu heilen. Die Patientin hat allerdings recht viel Glück mit der Bettumstellung gehabt, denn es sind mir z. B. große Landhäuser bekannt, in denen die Besitzer und ihre Frauen, die auch an Rheumatismus, Schlaflosigkeit und anderen Beschwerden litten, schon vor Jahren, als sie noch nichts von Erdstrahlen wußten, instinktiv alle Zimmer durchprobiert haben, aber nirgendwo eine Änderung ihres Befindens erzielen konnten. In einem dieser Häuser, das ich im Sommer 1930 untersuchte, hatten Mann und Frau ihre Betten nacheinander in sieben Zimmern gehabt, aber nirgends eine Besserung erzielt und sich schließlich in ihr Schicksal ergeben. Meine Untersuchung ergab, daß das Haus auf mehreren schweren Untergrundströmen stand, die es kreuz und quer unterflossen. Nur in einem einzigen Zimmer wäre es möglich gewesen, zwei Betten strahlenfrei zu stellen, aber hier hatte der Besitzer die Betten seinerzeit gerade auf die andere, bestrahlte Seite des großen Raumes gestellt.

---

*) *Siehe schraffierte Betten in Abb. 18 rechts, hier im einzelnen nicht besprochen.*

Abb. 19

Bettumstellung auf gut Glück: Rheuma über Nacht los

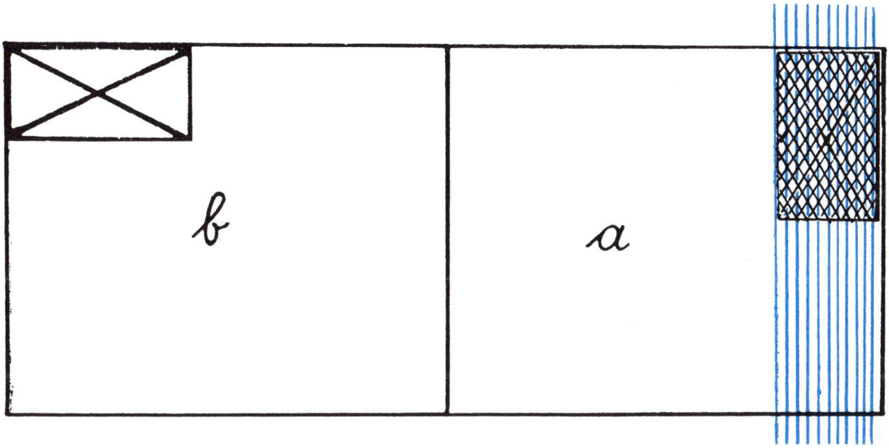

durch Major a. D. Otto Söding, Auerbach i. H.
Fall 27, Mai 1931, Frau H., 55 Jahre alt

Krankheit: Frau H. litt seit Jahren an schwerem Rheumatismus, der sich nachts im Bett stets verschlimmerte und durch die Schmerzen auch Veranlassung zu Schlaflosigkeit gab.

Auf Grund eines Zeitungsartikels über Erdstrahlen setzte die Frau ihr Bett aufs Geratewohl aus Zimmer a in Zimmer b.

Erfolg: Schon von der ersten Nacht an verschwanden sämtliche rheumatische Schmerzen, die auch am Tage nicht wieder auftraten. Der Schlaf war sofort vorzüglich.
Eine spätere Untersuchung der Wohnung ergab, daß das Bett im Zimmer a stark bestrahlt gestanden hatte.

Bericht nach 6 Wochen: Das gute Befinden hat unverändert angehalten. Frau H. ist vollkommen gesund.

Abb. 20

Sturheit des Bruders schuld am Tod der Schwester

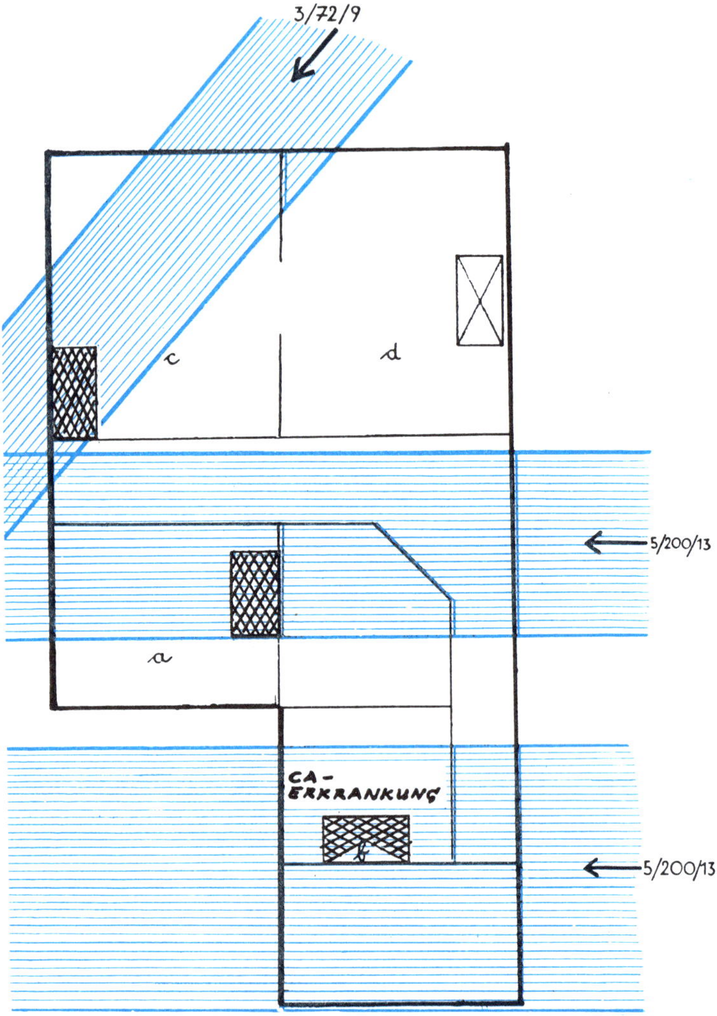

Sehr tragisch verlief dagegen der Fall, dessen Wohnung **Abb. 20** zeigt. In dieser Wohnung kränkelte die in Zimmer a schlafende Tochter und wurde schließlich so ernstlich krank, daß ihr Bett in das Zimmer b umgestellt wurde. Wie aus der Abbildung ersichtlich, konnte diese Umstellung unmöglich eine Besserung des Befindens herbeiführen, denn in Zimmer b stand das Bett wiederum stark bestrahlt. Der Arzt stellte schließlich Erkrankung an Krebs fest, die dann zum Tode führte. Tragisch ist dieser Fall insofern, als der Bruder der Verstorbenen schon zwei Jahre vorher über meine Arbeiten genau orientiert war, aber sie einfach nicht glaubte. Das Leben seiner Schwester hätte gerettet werden können, wenn schon damals, zwei Jahre früher, das Bett aus Zimmer a in Zimmer d gestellt worden wäre. Als ich schließlich zur Untersuchung der Wohnung gerufen wurde, hatte der Arzt bereits jede Hoffnung, die Kranke retten zu können, aufgegeben. Das Bett wurde auf meinen Rat noch in das Zimmer d umgestellt, und diese Umstellung hat der Patientin wenigstens in den letzten Wochen ihres Lebens insofern eine Erleichterung gebracht, als sich das nervöse Kribbeln, über das sie vorher jede Nacht zu klagen hatte, und die Schlaflosigkeit behoben.

Abb. 21

Nur eine einzige Ecke strahlenfrei

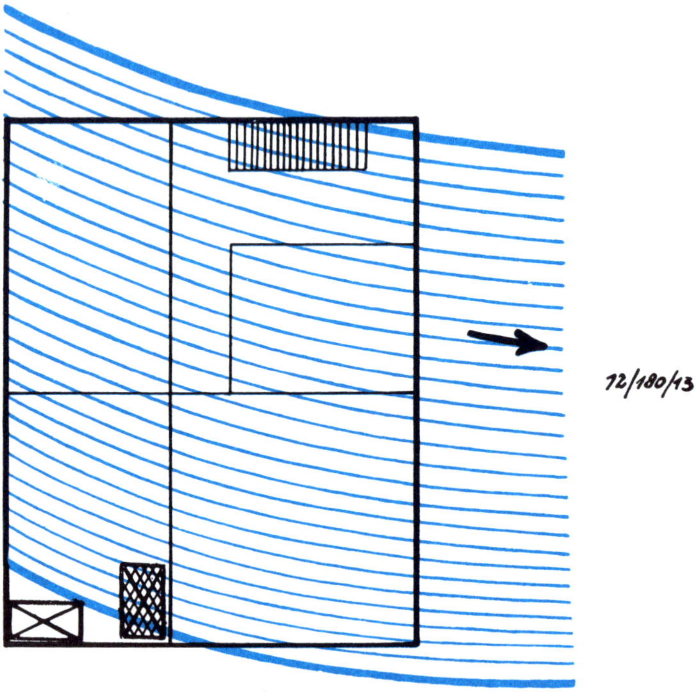

Fall aus Dachau, Januar 1931, Mann, 36 Jahre alt

Diagnose: Rheumatismus im ganzen Körper, Verdichtungen in der Lunge; sehr nervös, appetitlos, morgens stets noch müde und zerschlagen, im Tagesverlauf Besserung.

Befund: Patient wohnt seit fast 3 Jahren in dieser Wohnung und war vorher vollkommen gesund. Die ersten Beschwerden stellten sich schon bald nach Beziehen dieser Wohnung ein und verschlimmerten sich ständig. Patient magerte sehr stark ab.

Das ganze Haus war in einer Breite von 12 m schwer bestrahlt, und nur eine einzige Ecke fand sich strahlenfrei, in die das Bett umgesetzt wurde.

Erfolg: Die Genesung setzte bereits nach wenigen Tagen ein. Die Müdigkeit morgens und die Nervosität verschwanden, der Appetit wurde gut, und im Lauf der nächsten Monate waren alle vorher ernstlichen Beschwerden nach und nach vollkommen verschwunden.

Abb. 21 zeigt ein außerordentlich schwer (Stärke 13) bestrahltes Haus, in dem, wie ersichtlich, nur eine einzige Ecke frei von vertikalen Strahlen ist. Bei einer so starken senkrechten Strahlung hat jedoch auch deren Seitenstreuung (Schrägstrahlen) bei den meisten Menschen mehr oder weniger Einfluß. Ich habe häufig beobachten können, daß Menschen, bei denen das Bett so ungünstig stand, wie in **Abb. 21** umgestellt (ganz links unten), die verschiedenartigsten Beschwerden und Leiden hatten. Es ist hier jedoch besonders erfreulich, daß trotz der immer noch ungünstigen Stellung des Bettes die Genesung schon nach einigen Monaten eingetreten war. In solchen Fällen zögert sich durch die Schrägstrahlen die Heilung – mit wenigen Ausnahmen – stets länger hinaus.

Schienenwege als Erdstrahlenleiter

Viele Menschen klagen während oder nach vielstündigen Eisenbahnfahrten, spätestens am nächsten Morgen, über Rheuma-, Zahn- oder Kopfschmerzen. Sie meinen dann in der Regel, „einen Zug bekommen" zu haben, und rätseln, wie das denn bei geschlossenen Abteilfenstern möglich gewesen sei. – Nach meinen Beobachtungen ist nicht Zugluft Ursache jener Beschwerden. Der Grund dafür liegt vielmehr darin, daß der Reisende in einem Abteil über den Rädern oder über den Wagenfedern gesessen hat; in den Abteilen zwischen den Rädern und Federn dagegen treten solche Beschwerden nicht auf.

Wir werden im 7. Kapitel dieses Buches noch Näheres darüber erfahren, daß Erdstrahlen die Eigenschaft haben, sich auch über Bodenniveau in gute Leiter abzubeugen. Damit ist auch gegeben, daß die Eisenbahnschienen, die doch in ihrem Verlauf über viele gute elektrische Leiter des Untergrundes führen, durch Erdstrahlungen negativ aufgeladen sein müssen. Die darüberrollenden Räder nehmen diesen Strom von den Schienen ab, wodurch sie selbst – ebenso wie die Wagenfedern – aufgeladen werden und ausstrahlen. Man kann dies auch mit der Wünschelrute gut feststellen: Wenn man z. B. in den Gängen eines D-Zug-Wagens geht, so rouliert die Rute (dreht sich) lebhaft, solange man sich über Rädern und Federn befindet, bleibt aber vollkommen unbeweglich im größeren Mittelteil des Wagens.

Ich hatte häufig Gelegenheit, Bekannten, bei denen sich solche Beschwerden nach langen Eisenbahnfahrten einstellten, den Rat zu geben, sie sollten darauf achten, ein Abteil in der Mitte des Wagens zu bekommen. Bei Befolgung dieses Rates wurden auch von sonst sehr empfindlichen Menschen lange Eisenbahnfahrten ohne Beschwerden überstanden.

Ein Fall mag dies verdeutlichen: Ein rheinischer Fabrikant, dessen Haus einige Tage vor seiner Reise von einem meiner Mitarbeiter untersucht und für größtenteils schwer bestrahlt befunden wurde – auch das Bett dieses erkrankten Herrn stand stark bestrahlt – schrieb mir kurz darauf aus Süddeutschland, die Reise von Elberfeld nach Frankfurt sei ihm glänzend bekommen, und er sei frei von Schmerzen gewesen. Die Nacht im Hotel in Frankfurt sei dagegen fürchterlich gewesen, sein Hotelzimmer müsse also jedenfalls schwer bestrahlt gewesen sein. Am nächsten Tage aber sei die Fahrt von Frankfurt nach Freiburg noch schwerer erträglich gewesen: er habe schließlich so schlimme Schmerzen gehabt, daß er nicht mehr gewußt habe, ob er sitzen oder stehen sollte. Ich schrieb ihm darauf: „Auf der Fahrt von Elberfeld nach Frankfurt haben Sie in der Mitte des D-Zug-Wagens gesessen, auf der Fahrt von Frankfurt nach Freiburg in einem der ersten beiden Abteile über den Rädern." Die Antwort war: „Das stimmt ganz genau, und ich werde mich hüten, nochmal ein Abteil über den Rädern zu nehmen."

Zu den wenigen Fällen, in denen die Umstellung bestrahlter Betten auf strahlenfreie Plätze keine Besserung des eigentlichen Leidens bringt, gehört die Gicht. Wohl stellen sich auch in solchen Fällen prompt ein guter Schlaf, Hebung des Allgemeinbefindens, besserer Appetit und besseres Aussehen ein, aber mehr ist bei Gichtkranken leider nicht mehr zu erreichen.

Anders ist es mit dem gefürchteten **Asthma** (Bronchial- und Herzasthma). Obwohl Asthma nur in stark bestrahlten Betten (ab Stärke 9 meiner Skala) vorkommt, läßt eine Umstellung des Bettes auf einen strahlenfreien Platz – wobei es auch nicht in Schrägstrahlen stehen darf – das Asthma über Nacht verschwinden, ohne daß es wieder auftritt.

Über einen typischen Fall hierzu berichtete mir mein Mitarbeiter Dr. med. W. Birkelbach, Direktor des Bezirkskrankenhauses in Wolfratshausen, wie folgt:

„Die in das Bezirkskrankenhaus eingelieferte Frau K. war früher stets gesund, arbeitete während des Krieges in einem Sägewerk, und nach Rückkehr ihres Mannes aus dem Felde half sie diesem beim Aufrichten von Grabsteinen und Entladen von Waggons mit Fassungssteinen. Im November 1920 bezog sie das jetzt noch bewohnte Häuschen. Bereits im Dezember 1920 erkrankte Frau K. an Grippe mit anschließendem Asthma, das sie bisher nicht gekannt hatte. Seitdem wiederholten sich die Asthma-Perioden jährlich, an Zahl und Dauer im Laufe der Jahre zunehmend. 1926: Ischias, Venenentzündung; ärztliche Behandlung. Im März und April 1930 in ständiger ärztlicher Behandlung wegen diffuser Bronchitis, schwerer asthmatischer Anfälle u. a. Am 3. April 1931 abends spät noch mittels Auto wegen schwerster Asthma-Dyspnoe (hochgradige Atemnot) mit Erstickungsgefühlen zum Arzt gebracht. Übliche Injektionen, stundenweise Befreiung, dann wieder Rückfälle. Nach der Einlieferung ins Krankenhaus am 16. April wegen

Abb. 22

Täglich 5—6 schwere Asthma-Anfälle — sofort davon befreit

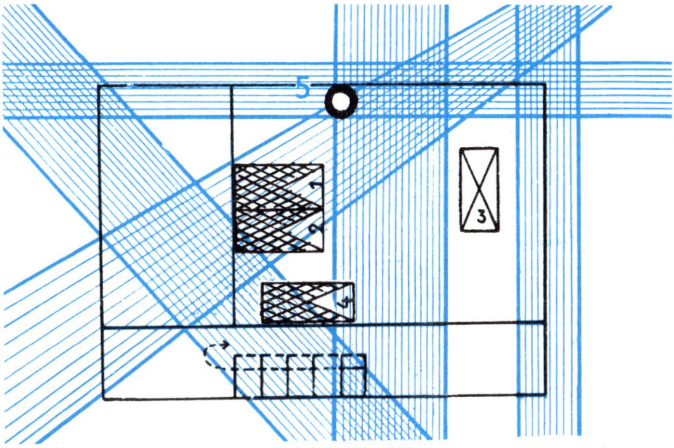

durch Dr. med. Birkelbach, Bezirkskrankenhaus Wolfratshausen
Mai 1931, Frau K., 52 Jahre alt

16. 4. 31: Aufnahme ins Krankenhaus wegen seit 10 Jahren bestehenden Bronchial-Asthmas und neu hinzugetretener Venenentzündung. Schwer lädierter Allgemeinzustand. Bis 18. 4. 31 täglich 5–6 bedenkliche asthmatische Anfälle.

18. 4. 31: Umlegung aus dem stark bestrahlten Bett in ein nahezu strahlenfreies Bett. Injektionen eingestellt. Im Laufe des Nachmittags sichtliche Besserung der Atmung. Keine Asthma-Anfälle mehr, auch nicht in der folgenden Zeit im Krankenhaus bei schwerstem Föhn, Sturm und Gewitterregen. Keine spezifischen Mittel mehr.

24. 4. 31: Fast fieberfrei. Die ausgedehnten Entzündungserscheinungen an den linksseitigen Beinvenen verlaufen a u f f a l l e n d mild und schnell abklingend.

13. 5. 31: Nach Hause entlassen.

Asthma und neu hinzugetretener Venenentzündung wurde die Patientin die ersten Tage mit den üblichen Maßnahmen behandelt. Die Untersuchung der Wohnung der Frau K. (**Abb. 22**) mit der Rute ergab, daß das Bett Nr. 2, in dem Frau K. stets geschlafen hatte, schwer bestrahlt war. Auch das Bett im Krankenhaus erwies sich als schwer bestrahlt, und Frau K. wurde daher am Vormittag des 18. April in ein anderes, nahezu strahlenfreies Bett umgelegt. Sie erhielt vormittags die letzte Ephetonin-Injektion. Bereits im Laufe des Nachmittags stellte sich eine sichtliche Besserung der Atmung ein, und ohne daß weitere Mittel gegeben wurden, trat auch kein Asthma-Anfall mehr ein. Frau K. war dann vom 24. April an fast fieberfrei, und die ausgedehnten Entzündungserscheinungen in den linksseitigen Beinvenen verliefen auffallend milde und schnell abklingend, so daß die Kranke bereits am 5. Mai stundenweise aufstehen konnte. Asthma-Anfälle waren überhaupt nicht mehr aufgetreten, und Frau K. konnte am 13. Mai nach Hause entlassen werden." (**Abb. 23** zeigt das Krankenhaus-Blatt, das Dr. Birkelbach mir liebenswürdigerweise zur Veröffentlichung überlassen hat.)

„Der Mann", schreibt Dr. Birkelbach weiter, „dessen Bett (Nr. 1, wie aus **Abb. 22** ersichtlich) fast ebenso ungünstig stand, klagte über stets kalte Füße im Bett und Rückenschmerzen, die unabhängig sind von Arbeitsart und -dauer; er war wiederholt wegen Blasenkatarrh und hartnäckiger Bronchitis in ärztlicher Behandlung."

„Frau K. hatte im Wohnzimmer, unter dem Schlafzimmer, wegen dauernden Frierens ihren Lieblingsplatz am Ofen (**Abb. 22,** Platz Nr. 5, weißer Punkt) und hatte sich damit, wie man sieht, einen der schlechtesten Plätze der Wohnung ausgesucht. Sie lag also nicht nur nachts schwer bestrahlt, sondern saß auch tagsüber und abends in starker Strahlung. Das Bett der Frau K. wurde auf den sehr knappen, von senkrechten Strahlen freien Raum umgesetzt (Bett Nr. 3, rechts), der aber immerhin noch von zwei Seiten schwere Schrägstrahlen abbekommt. Der Stellungswechsel erfolgte im Mai. Da Frau K. auf diesem Platz nicht gut schlafen konnte (Grund siehe weiter unten), stellte sie ihr Bett wiederum um, und zwar auf Platz 4 der Abbildung, wo sie zwar nur einfach, aber dennoch kräftig bestrahlt lag. Bis Ende September blieb Frau K., nach eigener Versicherung, völlig frei von Asthma-Anfällen und -Beschwerden. Nur mit dem Einsetzen der in Wolfratshausen starken Herbstnebel – das Haus liegt etwa 10 m vom Fluß entfernt – traten nachts bei offenem Fenster mehrmals kurze Asthma-Beschwerden auf, jedoch nie tagsüber bei den sonnenreichen Herbsttagen."

Solch schnelles Verschwinden von Asthma konnte ich sehr häufig beobachten. In jedem Fall muß aber, außer der Umstellung des Bettes in ein möglichst ganz strahlenfreies Zimmer, auch dafür gesorgt werden, daß die Kranken sich am Tage nicht lange oder möglichst gar nicht in bestrahlten Zimmern aufhalten. Es gibt kaum eine Krankheit, die durch

Abb. 23

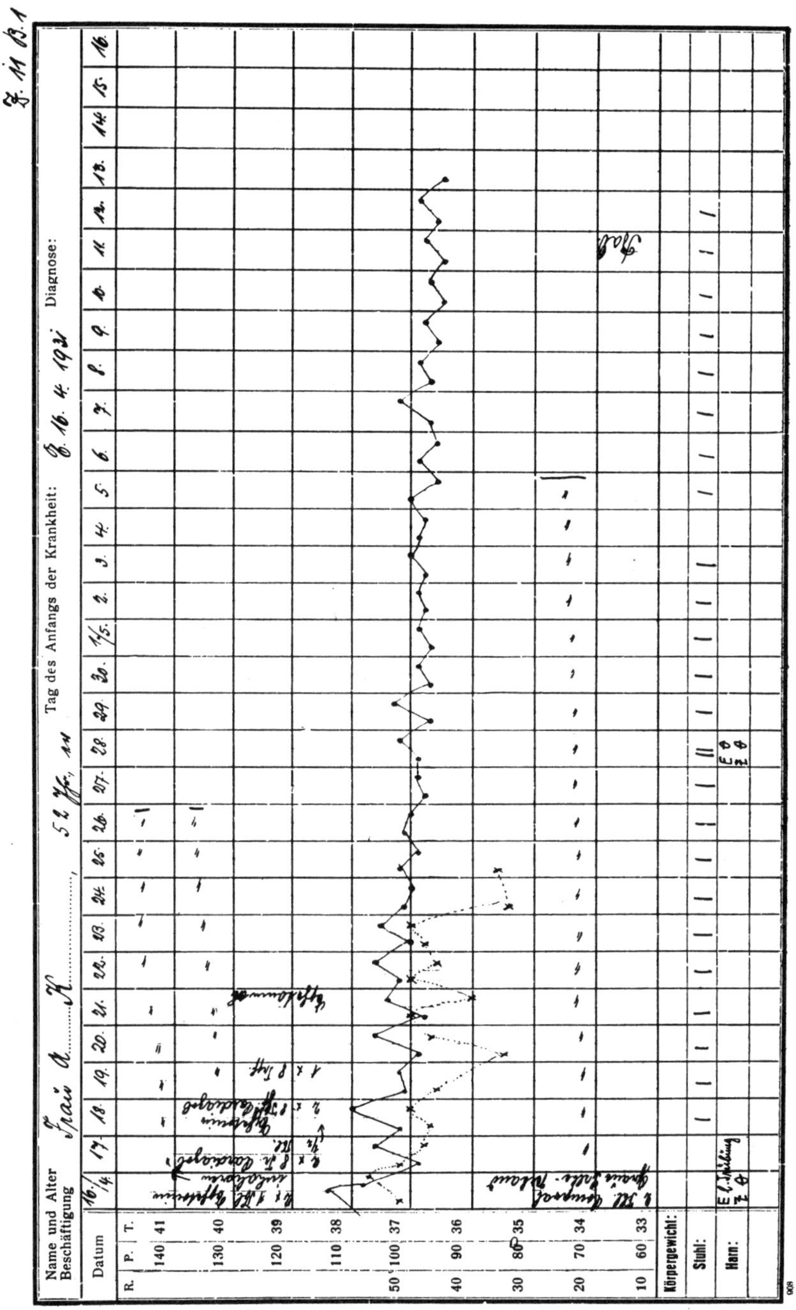
Name und Alter
Beschäftigung
Tag des Anfangs der Krankheit:
Diagnose:
Datum
R.
P.
T.
Körpergewicht:
Stuhl:
Harn:

strahlenfreies Umsetzen des Bettes so schnell und leicht zu heilen ist wie das Asthma.

Schlafen mit dem Kopf nach Norden

Als ich von Dr. Birkelbach den vorstehenden Bericht über Frau K. erhielt, interessierte mich am meisten die Nachricht, daß Frau K. auf einem von senkrechten Strahlen freien, wenn auch beiderseits in Schrägstrahlen stehenden Platz an Schlaflosigkeit gelitten hatte. Ich schrieb Dr. Birkelbach daraufhin auf Grund meiner Erfahrungen, daß nach meiner Überzeugung die Frau dort entweder zufällig über ihrem Kohlenkeller oder mit dem Kopf nach Süden geschlafen haben müßte. Nach der Antwort von Dr. Birkelbach hatte die Frau nicht über Kohlen geschlafen, wohl aber mit dem Kopf nach Süden!

Für sensitive Menschen ist es außerordentlich wichtig, darauf zu achten, nach welcher Himmelsrichtung sie mit dem Kopf zu liegen kommen. Manche Menschen leiden auch in erdstrahlenfreien Betten an unruhigem Schlaf, wenn sie mit dem Kopf in südlicher Richtung oder nach Osten liegen. Wird in solchen Fällen das Bett so umgestellt, daß der Kopf in nördlicher Richtung liegt, so stellt sich sofort, von der ersten Nacht an, ein ruhiger, fester Schlaf ein. Ich habe in allen solchen Fällen immer empfohlen, das Bett nicht gleich mit dem Kopf direkt nach Norden zu stellen (da dieser Gegensatz zu stark ist und sich zuerst auch ungünstig auswirkt), sondern zunächst möglichst nach Nordwesten. Ein ruhiger Schlaf tritt sofort ein, wenn der Kopf zum magnetischen Pol liegt.

Daß **Magenleiden** ebenfalls durch Umstellen der hierbei stets bestrahlten Betten auf strahlenfreie Plätze schnell verschwinden, ist schon aus den Fällen der **Abb. 8** und **21** zu ersehen.

Einen weiteren derartigen Fall, in dem auch die übrigen, durch die starke Bestrahlung aus einer Kreuzung entstandenen Leiden, wie Schlaflosigkeit, Nervosität, Appetitlosigkeit, bald behoben waren, zeigt noch der Text der **Abb. 24.**

Auch innere Leiden wie **Nieren-, Blasen-, Leber- und Gallenleiden, einschließlich Steinleiden,** haben meine Mitarbeiter und ich stets nur in stark bestrahlten Betten gefunden. **Das chronische Bettnässen der Kinder** findet man ebenfalls nur in stark bestrahlten Betten, es vergeht schnell nach Umstellen der Betten. Man darf also nicht, wie ich das mehrfach beobachtet habe, Kinder für dieses Leiden auch noch verantwortlich machen und schelten oder gar strafen.

Abb. 24

Magenleiden, Schlaflosigkeit und Nervosität behoben

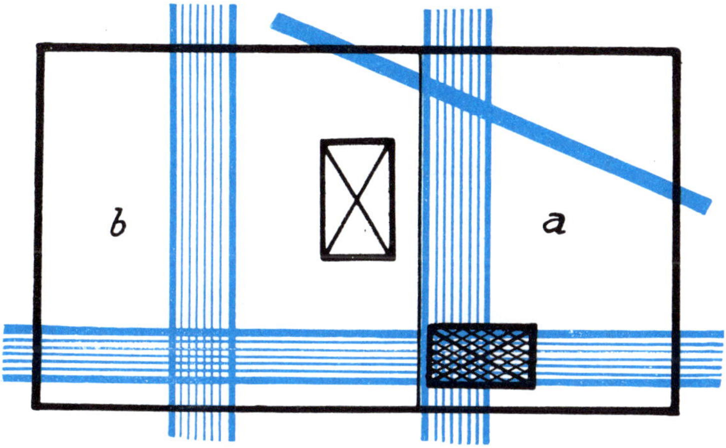

durch Gräfin Margot von der Schulenburg
W., Straße 20 in W.

Diagnose: Magenleiden, Schlaflosigkeit.

Befund am 15. 7. 30: Appetitlosigkeit, Druck auf Magen, Verdauungsstörungen. Jahrelang unter Schlaflosigkeit gelitten. Nervosität.
Das Bett steht auf einer starken Kreuzung von 2 Untergrundströmen und wurde von Zimmer a in Zimmer b gebracht.

20. 8. 30: Magenbeschwerden und Appetit gebessert. Schlaflosigkeit und Nervosität behoben.

27. 9. 30: Appetit normal, nach dem Essen auch keine Beschwerden mehr. Schlaf andauernd gut.

10. 11. 30: Keinerlei Beschwerden irgendwelcher Art mehr. Schlaf normal. Aussehen frisch und gesund. Völlige Genesung.

Abb. 25

Viermal Gallenleiden in demselben Bett

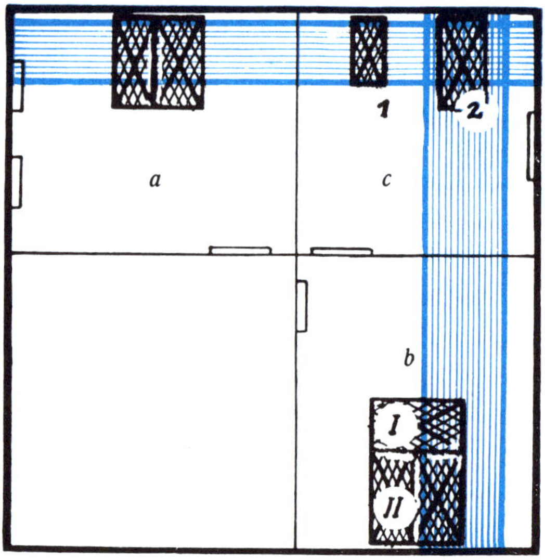

durch Frau Margarete Liebe-Harkort, Haus Harkorten
Haus in H.

Befund:

Zimmer a: Eltern-Schlafzimmer.
Mann: sehr nervös, schläft schlecht.
Frau: ebenfalls nervös, leichtere Gallenbeschwerden.

Zimmer b: Tochter I: ständig neuralgische Kopfschmerzen und Gallenbeschwerden.
Tochter II: als einziges Familienmitglied vollkommen frisch und gesund.

Zimmer c: in Bett 1 schläft das 4 Jahre alte Kind, das ständig Drüsen- und Blasenbeschwerden hat.
In Bett 2 schläft das Kinderfräulein.

In diesem Bett sind 4 Kindermädchen nacheinander an schweren Gallenleiden erkrankt, und das vierte ist daran gestorben.

Umstellung der Betten wurde nicht vorgenommen. Infolgedessen sind alle, außer der Tochter II, immer noch ständig krank.

Für Gallenleiden finden wir einen eigentümlichen Fall in der **Abb. 25.** Die Betten dieser Wohnung stehen, wie ersichtlich, bis auf eines sämtlich bestrahlt. Von den in Zimmer a schlafenden Eltern leidet der Vater an Schlaflosigkeit und ist sehr nervös, die Mutter ist ebenfalls nervös und hat leichtere Gallenbeschwerden. Von den in Zimmer b stehenden drei Betten wird eines (**Abb. 25,** ganz rechts unten) nicht benutzt. In Bett Nr. II schläft die zweite Tochter, die stets frisch und gesund – und auch die einzig Gesunde von allen Bewohnern des Hauses – ist. In Bett Nr. I schläft die älteste Tochter mit dem Kopf auf der Strahlung; sie hat ständig neuralgische Kopfschmerzen und Gallenleiden. In Zimmer c schläft in Bett Nr. 1 das vier Jahre alte kleinste Kind der Familie, das sehr schlecht gedeiht und andauernd an Drüsen- und Blasenleiden kränkelt. Das Bett Nr. 2, das – wie aus der Abbildung ersichtlich – auf einer Kreuzung steht, ist das Bett des Kinderfräuleins. In diesem Bett sind vier junge Mädchen nacheinander an schweren Gallenleiden erkrankt, und das vierte ist sogar daran gestorben. Obwohl dem Hausherrn nachgewiesen wurde, daß dieses Bett auf einer schweren Kreuzung stand, wollte er den Zusammenhang zwischen dieser Kreuzung (also einer verstärkten Erdstrahlung) und den doch wirklich auffallenden vier Erkrankungen von vier jungen Mädchen aus verschiedenen Familien an Gallenleiden nicht glauben. Er war weder bereit, dieses Bett – das man wohl ohne Übertreibung als Mordbett bezeichnen kann – noch die anderen bestrahlten Betten umstellen zu lassen.

Derartige Häufungen von Gallenleiden in einem einzigen Hause oder, bei Etagenhäusern, in mehreren Stockwerken übereinander sind von meinen Mitarbeitern und mir bei starker Erdstrahlung vielfach beobachtet worden. (Ein weiterer Fall von Gallenerkrankung durch Erdstrahlung war schon aus **Abb. 16** zu ersehen.)

Ein bayerischer Hauptlehrer, dem, als ich ihn kennenlernte, die Materie der Erdstrahlen noch fremd war, der sie infolgedessen auch nicht gleich begreifen konnte, sagte mir: wenn das stimme, so müßten doch z. B. bei zusammenschlafenden Ehepaaren beide krank sein. Es sei dann nicht einzusehen, wieso etwa in seinem Fall die Frau ein schweres Leberleiden habe, während er selbst gesund sei. – Dabei sah er garnicht sonderlich gesund aus und hatte vor allem eine sehr schlechte Gesichtsfarbe. Ich sagte ihm, daß nach meiner Überzeugung er selbst auch nicht absolut strahlenfrei schlafe. Da ich die Ausstrahlungsstriche des Häuserblocks, in dem die Wohnung des Betreffenden lag, schon aufgezeichnet hatte, konnte ich dem Zweifler anhand meiner Karte sagen, daß unter seiner Wohnung zwei schwere, krebsgefährliche Strahlungen durchzogen. Ich ging dann mit ihm in seine Wohnung und wies ihm auf dem langen Korridor die beiden schweren Ströme nach, die ich schon eingezeichnet hatte. Vor Betreten seines Schlafzimmers bat ich, mir keine weiteren Mitteilungen über die Betten zu machen. Im Schlafzimmer fand ich dann, daß zwischen den beiden, in meine Karte

Abb. 26

Tbc-Todgeweihter: „Befinden glänzend!“

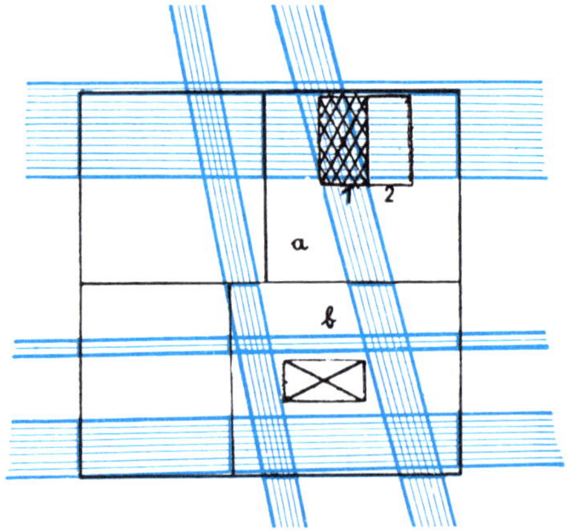

durch Dr. med. E. Blos, Karlsruhe.
Fall Nr. 5, Mann, 38 Jahre alt.

Diagnose: Tuberkulose der Lunge, Caverne 1. Kniegelenk rechts schwer betroffen. Facharzt nimmt tödlichen Ausgang an, 3 Ärzte haben keine Hoffnung. – Beide Eltern waren an Tuberkulose gestorben.

Verlauf vor der Wohnungsuntersuchung: Wegen Lunge 6 Monate im Sanatorium, dann bettlägerig; Knie seit 2 Monaten krank.

5. 6. 30: Das Bett wurde umgestellt (unten in Raum b).
11. 6. 30: Besserung deutlich, Auswurf erstmals seit der Erkrankung bazillenfrei. Wachsendes Wohlbefinden.
26. 6. 30: Knie hat 2 cm weniger Umfang.
15. 7. 30: Husten und Auswurf ganz verschwunden, Temperatur normal; Knie-Umfang um 2½ cm geringer. Patient bekommt auch Friedmann-Serum.
26. 7. 30: Früher keine Bewegung möglich, nun erstmals ¼ Stunde auf den Beinen, mit Gipsschale; kein Fieber, keine Bazillen, kein Auswurf. Patient fühlt sich sehr wohl, hat sehr viel weniger Schmerzen; Knie-Umfang 3 cm geringer.
März 1931: Befinden glänzend; Patient fängt an zu gehen; kein Auswurf, keine Bazillen.
Sept. 1931: Patient kann allein gehen.

schon eingezeichneten Strömen eine ebenfalls sehr starke Querverbindung bestand, über der das eine Bett stand, während das danebenstehende frei von vertikalen Strahlen war. Ich konnte infolgedessen ohne weiteres angeben, daß der Mann selbst in dem letztgenannten und die Frau in dem bestrahlten Bett schliefen. Das stimmte dann auch.

Auch Tuberkulose ausrottbar

Lungenleiden sind ebenfalls nur in bestrahlten Betten zu finden. Wenn auch die Zahl der Erkrankungen an Tuberkulose, dank der Kunst der Ärzte, wenigstens in Deutschland bereits sehr stark zurückgegangen ist*), so ist nach meiner Überzeugung doch auch die Tuberkulose völlig auszurotten, wenn erst einmal allgemein dafür gesorgt wird, daß alle Betten (oder die Betten von Menschen aus Familien, in denen schon häufig Tuberkulose vorgekommen ist) erdstrahlenfrei gestellt werden. Die Tuberkulose entsteht nach meiner Ansicht nur dadurch, daß die Tuberkelbazillen, die doch bekanntlich fast alle Menschen irgendwann einmal in ihrer Lunge gehabt haben, erst in der durch lange und ständige Bestrahlung geschwächten Lunge den günstigen Boden zu ihrer Vermehrung finden. (Wir haben einen analogen Fall in dem Absterben von Ästen an Bäumen, das nicht – wie man bisher annahm – durch die großen Mengen von Parasiten erfolgt, die man auf den absterbenden Ästen findet, sondern durch den Einfluß von Erdstrahlen. Wir werden darauf im 5. Kapitel noch näher eingehen.)

Man könnte also theoretisch wohl annehmen, daß bei Tuberkulösen, deren Betten strahlenfrei umgestellt werden und die sich auch tagsüber an unbestrahlten Plätzen aufhalten, eine Besserung und Abheilung der Krankheit zu erzielen sein müsse. Und in der Tat scheint dies in der Praxis der Fall zu sein. Es liegen bisher nur relativ wenige Kontrollfälle vor, aber diese zeigten bereits schöne Erfolge.

Der Tbc-Fall zu **Abb. 26**, den Dr. Blos bereits im sogenannten letzten Stadium übernommen hatte, zeigt eine Entwicklung, die alle Prognosen eines Facharztes und dreier anderer Mediziner zunichte machte. Die günstige Entwicklung der Besserung hat auch Dr. Blos überrascht, zumal beide Eltern des Patienten an Tuberkulose gestorben waren. Der Patient ist allerdings später auch noch mit Friedmann-Serum behandelt worden. Dr. Blos äußerte sich jedoch persönlich dahin, daß das Friedmann-Serum ganz unmöglich die fabelhafte Besserung dieses an und für sich vorher hoffnungslosen Falles hätte bringen können, daß vielmehr nach seiner Überzeugung nur die Erholung in dem von vertikalen Strahlen freigestellten Bett den Erfolg gebracht hat. Der Erfolg wäre zweifellos noch schneller eingetreten, wenn das Bett des Patienten im Zimmer b nicht auch noch relativ ungünstig gestanden

*) *Fast jeder hundertste Bundesbürger ist auch heute noch lungenkrank.*

hätte: Von vier Seiten einfallende Schrägstrahlen haben die Besserung zweifellos verzögert. Die Notizen zu den einzelnen Daten entstammen dem bereits genannten Buch, das Dr. Blos für Bettenumstellungen angelegt hat.

Einen, wenn auch nicht so schweren Fall konnte ich selbst in einem oberbayerischen Städtchen beobachten und verfolgen. In der betreffenden Familie war der Vater an Krebs gestorben. Die Mutter hatte dann, da sie nicht allein schlafen mochte, ihre bis dahin kerngesunde 17jährige Tochter zu sich in das Schlafzimmer genommen, wo diese fortan im Bett des verstorbenen Vaters schlief. Schon nach kurzer Zeit fing das Mädchen an zu kränkeln, bekam dann Tuberkulose, magerte zusehends ab, und als ich die Wohnung untersuchte, war es augenscheinlich sehr anfällig, mager und blaß. Ich empfahl dringend, das Bett in ein anderes Zimmer zu stellen, das ich für strahlenfrei befunden hatte, und mein Rat wurde auch noch am selben Tag befolgt. Nach etwa vier Wochen schrieb mir der älteste Bruder, es gehe seiner Schwester jetzt schon so gut, daß ich sie wohl kaum wiedererkennen würde, Auswurf und Bazillen seien verschwunden, und sie äße jetzt so gut und viel, daß sie schon „dicke rote Backen“ bekomme.

Auch bei **Herzleiden** habe ich in jedem Fall, den ich und auch meine Mitarbeiter untersuchen konnten, ausnahmslos sehr starke Bestrahlung des Bettes feststellen können. Es handelte sich dabei um nervöse Herzleiden, Herzschwäche und Herzkrämpfe. Der Fall **Abb. 27** zeigt, daß auch in einem schweren Fall durch Bettumstellung Genesung zu erzielen ist.

Ein norddeutscher Rutengänger, der mich im Sommer 1930 in Dachau besucht hatte und 1931 wiederkommen wollte, schrieb mir im Mai 1931, er müsse leider vorerst zu Hause bleiben, da er seit Januar des Jahres an einem nervösen Herzleiden derart erkrankt sei, daß der Arzt ihn für reiseunfähig erklärt habe. Ich antwortete ihm darauf: „Sie schlafen ja bestrahlt! Wie kann Ihnen als altem Rutengänger so etwas passieren?“ Ich erhielt darauf die Nachricht, daß tatsächlich das Bett der Länge nach in starken Erdstrahlen stand, die aber früher nicht vorhanden gewesen sein könnten, da das Zimmer noch im Jahr zuvor genau mit der Rute untersucht worden sei. Es müsse sich also um einen neuen Untergrundstrom handeln, der erst in den frühen Wintermonaten durchgebrochen sein müßte. Das Bett sei nunmehr sofort umgestellt worden. – Schon wenige Wochen später erhielt ich dann die erfreuliche Mitteilung, daß der Betreffende schon soweit wiederhergestellt sei, daß er seine Reise nach Bayern doch antreten und mich schon bald besuchen könne. – Immerhin ist es ein sehr seltener Fall, daß ein Rutengänger nichts davon spürt, daß er plötzlich bestrahlt schläft. (Anmerkung 1977: Wir kennen mehrere Fälle von Rutengängern, die sogar an Krebs starben, weil sie sich auf ihr Abschirmgerät verließen. Daher Warnung vor unausgebildeten und ungeprüften Rutengängern ohne Ausweis der Fachschaft! Siehe „Hinweise“.)

Abb. 27

Jede Nacht 2- bis 3mal Herzkrampfanfälle

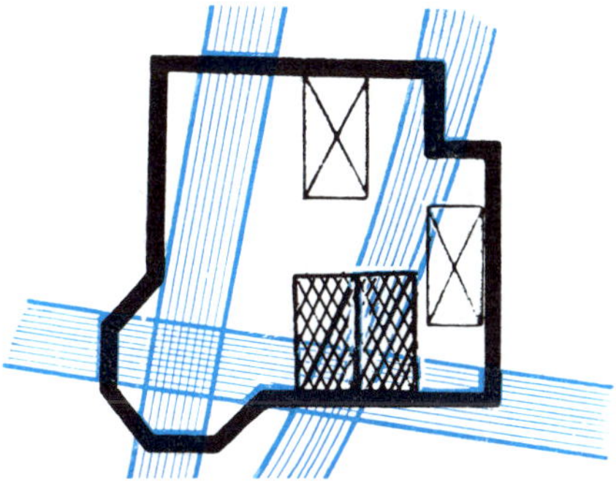

durch Major a. D. Otto Söding, Auerbach i. H.
Fall Oberst D.

Krankheit: Oberst D. hatte seit langen Jahren ein schweres Herzleiden mit mehrfachen Krampfanfällen jede Nacht; schließlich Kräftezusammenbruch. – Frau D. leidet an Schlaflosigkeit. Bei beiden nervöses Kribbeln nachts, besonders in den Händen, sowie Nervenzucken.

Die Untersuchung des Schlafzimmers ergab schwere Bestrahlung beider Betten, von denen der obere Teil auf einer Kreuzung stand.

15. 7. 31: Die Betten wurden umgestellt. Eine Besserung machte sich nach wenigen Tagen bereits bemerkbar.

18./19. 7. 31: Oberst D. hatte in dieser Nacht noch 2 schwere Anfälle und war auch in der folgenden Zeit – wegen der früheren vielen Morphium-Spritzen (übermäßiger Schweißverlust) – noch sehr entkräftet. Die Schlaflosigkeit jedoch war bereits behoben.

10. 8. 31: Das allnächtliche nervöse Kribbeln, besonders in den Händen, und das Nervenzucken beider Eheleute sind völlig verschwunden. Die sehr schmerzhaften Herzkrampfanfälle, die früher jede Nach 2- bis 3mal auftraten, sind inzwischen ganz und gar ausgeblieben.

Abb. 28

Wochenlange Monatsblutungen gestillt

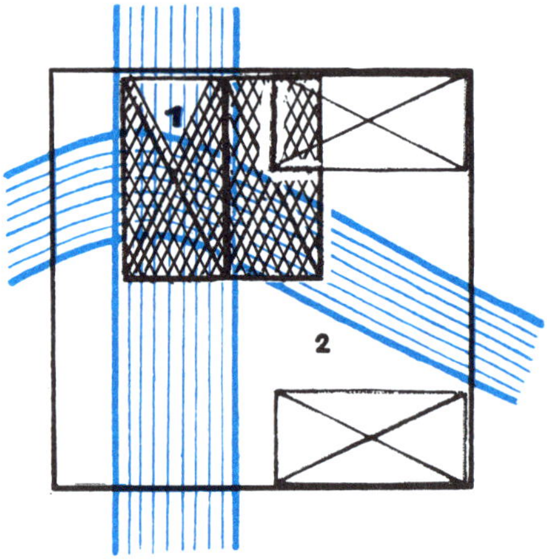

durch Frau Margarete Liebe-Harkort, Haus Harkorten
Mädchen, 27 Jahre alt, in E.

Befund: Die Patientin war früher vollkommen gesund. Wenige Monate nach Einzug in die jetzige Wohnung bekam sie jedoch schwerste Blutungen, die stets 3 Wochen lang andauerten und immer nur für 6–8 Tage aussetzten. Der ganze Organismus litt außerordentlich darunter. Mehrere nacheinander konsultierte Frauenärzte verordneten verschiedene Medikamente, die aber nicht halfen, und schließlich sollte eine Operation vorgenommen werden.

Das Bett 1 stand auf einer schweren Kreuzung.

Erfolg: Nach Umsetzen des Bettes auf Platz 2 der Abbildung hörten die Blutungen nach 2 Tagen auf und setzten 8 Wochen lang aus. Von da an trat die normale Periode von 3–5 Tagen Dauer regelmäßig ein.

Bei den – allerdings wenigen – Fällen, in denen ich die Betten von Menschen untersuchen konnte, die unter stark erhöhtem Blutdruck litten, fand ich die Schlafplätze ausnahmslos stark bestrahlt.

Die perniciöse Anämie – den bedrohlichen Zerfall der roten Blutkörperchen und das Vorherrschen der weißen Blutkörperchen im klinischen Blutbild („bösartige Blutarmut") – habe ich bei Menschen, wie auch bei Pferden, ebenfalls nur bei sehr starker Erdstrahlung gefunden. Diese Erkrankung spielt sich vorwiegend an den Bildungsstätten der Blutkörperchen, Milz und Knochenmark, ab und hat nach allen bisherigen Erfahrungen eine äußerst ungünstige Prognose (Aussicht auf Ausheilung).

Auch für die **Zuckerkrankheit** haben meine Mitarbeiter und ich ausnahmslos gefunden, daß die Kranken stark bestrahlte Betten hatten. Nach Umstellen der Betten ging der Prozentsatz des Urinzuckers im allgemeinen binnen längstens 14 Tagen auf Spuren zurück, und diese Spuren verschwanden in weiteren acht bis zehn Tagen. Auch bei Zuckerkranken (Diabetikern) zeigen sich die Folgen einer Bettumstellung schon nach wenigen Tagen in einer Hebung des Allgemeinbefindens und ständig wachsender Frische.

Die mannigfachen Unterleibsstörungen bei Frauen scheinen nach ärztlichen Beobachtungen und Untersuchungen ebenfalls nur durch starke Erdstrahlung hervorgerufen zu werden. In der Beschreibung zu **Abb. 5** liegt schon ein Fall vor, in dem das **Unterleibsleiden**, das trotz Operation nicht behoben werden konnte, durch Bettumstellung schnell und bleibend geheilt wurde.

Einen weiteren typischen Fall bringt die Beschreibung zu **Abb. 28.** Auch dieser Fall zeigt, wie notwendig bei chronischen Erkrankungen eine Untersuchung – besonders des Schlafzimmers – auf Erdstrahlung ist und wie leicht sich eine Heilung auch in einem solchen Fall erzielen läßt. Ein ähnlicher Fall liegt in dem Haus der **Abb. 36** vor.

Wenn wir wissen, daß es möglich ist, durch längere und häufige Röntgen-Bestrahlung künstliche Sterilität zu erzeugen, und wenn wir wissen, wie im 7. Kapitel noch näher ausgeführt wird, daß die Erdstrahlen eine viel größere Durchdringungskraft haben als Röntgen-Strahlen, so wird es verständlich, daß auch Sterilität häufig durch besonders starke Bestrahlung der Betten eintreten kann. In Fällen, in denen Kinder einer Familie später entweder sämtlich oder fast alle **kinderlos** blieben oder nach ihrer Verheiratung trotz lebhaften Wunsches erst nach langen Jahren das erste Kind bekamen, konnte ich feststellen, daß das Elternhaus oder mindestens die Kinder-Schlafzimmer schwer bestrahlt waren.

Auch für schwangere Frauen ist es wichtig, daß sie nicht in stark bestrahlten Betten liegen, da bei sehr starker Bestrahlung häufig **Frühgeburten** erfolgen oder die Kinder schwächlich zur Welt kommen.

Frauen, die viel an der Nähmaschine zu arbeiten haben, sollten sich auch vergewissern, daß die Nähmaschine nicht bestrahlt steht. Das Eisen wird nämlich zudem noch aufgeladen, so daß viele Beschwerden und Krankheiten von Frauen auch mit darauf zurückgeführt werden können, daß sie viel oder gar stundenlang täglich an stark bestrahlten Nähmaschinen arbeiten. Ich habe häufig derartige Klagen von Frauen gehört, die schon nach einer halben Stunde an der Nähmaschine Beschwerden aller Art bekamen. Bei meinen Untersuchungen ergab sich, daß diese Nähmaschinen häufig nicht einmal direkt über Reizstreifen standen, sondern nur von Schrägstrahlung getroffen wurden. (Anmerkung 1977: Die alten Gußeisen-Modelle finden sich heute noch in unzähligen Schlafzimmern und stören dort, wenn sie auf einer Strahlung oder gar Kreuzung stehen, die Schlafenden ganz erheblich, auch wenn die Betten selbst unbestrahlt sind.)

Unerwähnt darf ich auch nicht lassen, daß nach meinen Feststellungen und denen eines meiner ärztlichen Freunde Blinddarmentzündungen sich manchmal besonders in Etagenhäusern häufen. In jedem Fall konnte festgestellt werden, daß die in mehrstöckigen Häusern gewöhnlich übereinander liegenden Schlafzimmer schwer bestrahlt waren. Die wenigen Häuser, die hierauf untersucht worden sind, genügen aber – obwohl sich noch keine Ausnahme ergeben hat – noch nicht zu einem abschließenden Urteil.

Die Erdstrahlung wirkt sich weiter aus auf **Augen- und Ohrenleiden.** Bei den Augen handelt es sich immer wieder um Empfindlichkeit der Augen und um Lähmung des Sehnervs. Die Beschreibung zu **Abb. 10** und der Briefauszug auf Seite 53 bringen schon zwei Fälle, die durch Bettumstellung erfolgreich gebessert wurden. In veralteten Fällen tritt eine solche Besserung jedoch nur in schwachem Ausmaß ein.

An Ohrenleiden traten in stark bestrahlten Betten zunehmende Schwerhörigkeit und Mittelohrentzündungen auf, letztere besonders bei Kindern. In einer Familie litten sämtliche Kinder, die bestrahlte Schlafzimmer hatten, nacheinander an schweren Mittelohrentzündungen, die auch zu Operationen und teilweise zu leichter Schwerhörigkeit führten. In den Familien beider Eltern war, soweit es sich zurückverfolgen ließ, kein Fall von Ohrenleiden vorgekommen. Die Mutter aber hatte als junges Mädchen bestrahlt geschlafen und schon an Mittelohrentzündung mit Operation zu leiden gehabt. Es sind mir noch eine Reihe anderer Fälle bekannt, in denen in fast vollständig bestrahlten Wohnungen Kinder jahrelang unter chronischer Mittelohreiterung zu leiden hatten, die bei strahlenfreier Umstellung der Betten binnen einem bis drei Monaten ausheilte.

Abb. 29

Thrombosen durch bestrahlte Klinikbetten

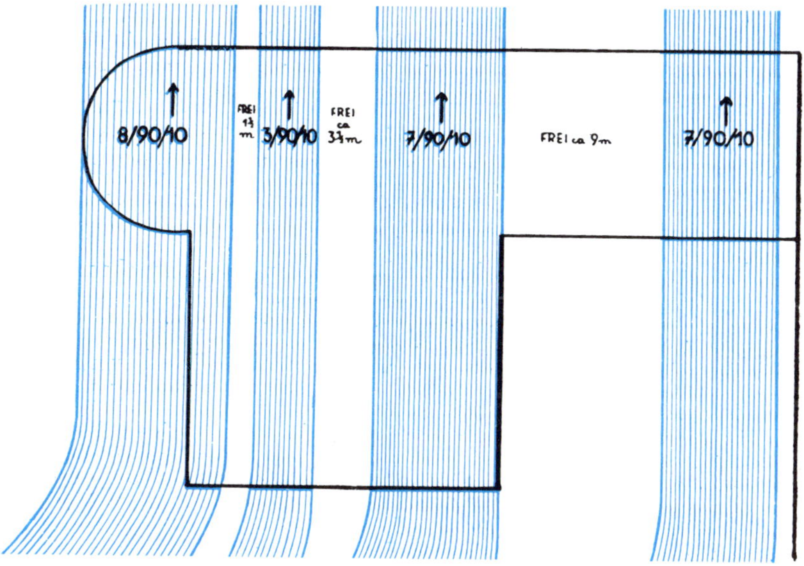

Eine Erkrankung, die Chirurgen in vielen Kliniken sehr zu schaffen macht, ist die Thrombose. Ich fand auch Thrombosefälle stets nur in stark bestrahlten Betten. Von einem Professor der Chirurgie an einer deutschen Universität, dem ich meine Beobachtungen mitteilte, hörte ich, er habe in dem Hause, das damals bereits seit fünf Jahren seine Privatklinik beherbergte, noch keinen einzigen Thrombosefall gehabt. Zufällig habe er erst kurze Zeit vor unserer Begegnung mit seinen Assistenzärzten folgende Rechnung aufgestellt: Übertrüge man das Verhältnis des durchschnittlichen Jahresaufkommens an Thrombosefällen zur Bettenzahl der Chirurgischen Universitätsklinik (**Abb. 29**) auf seine Privatklinik, dann wären in den fünf Jahren 150 Thrombosefälle zu verzeichnen gewesen.

Ich nahm wenig später Gelegenheit, zuerst die Privatklinik jenes Professors der Chirurgie zu untersuchen, und fand diese tatsächlich frei von stärkerer Erdstrahlung. Ein einziger – nicht einmal besonders starker – Ausstrahlungsstreifen ging nur durch eine Veranda, dann genau unter dem Korridor und unter einem Krankenzimmer durch, in dem aber die Betten in allen Stockwerken auf der anderen Seite des Zimmers standen. Die anschließende Untersuchung der Universitätsklinik ergab dagegen, wie **Abb. 29** zeigt, ein verheerendes Ergebnis. Bei dieser so außerordentlich schweren Bestrahlung ist es wirklich kein Wunder, daß in dieser Klinik so auffallend viele Thrombosefälle vorkommen.

In einer anderen Stadt wurde mir auf einem sehr großen Krankenhausgelände mit einer größeren Anzahl von Pavillons die Aufgabe gestellt, herauszufinden, in welchem der Pavillons und in welchem Zimmer kurz vorher ein Thrombosefall vorgekommen war. Der dort gestorbene Patient war nur wegen eines ausgesprochen leichten chirurgischen Eingriffes dorthin gekommen und sollte nach vorherigem Ausspruch des Chef-Chirurgen schon nach höchstens acht Tagen wieder nach Hause fahren können. Für den Arzt ganz unerwartet trat die Thrombose ein, die mit Embolie zum Tode führte.

Beim Betreten der Hauptstraße des Krankenhausgeländes spürte ich mit der in die Hände genommenen Wünschelrute sofort, daß rechts von unserer Gehrichtung – zwischen der Straße und zwei ziemlich zurückliegenden, parallel zur Straße gebauten Pavillons – ein schwerer Untergrundstrom floß. Im weiteren Verlauf konnte ich vermuten, daß dieser Strom unter einem anderen, größeren Pavillon durchfloß, der quer zur Straßenrichtung stand. Ich ging dann, da ich mit der Rute nach der linken Seite der Hauptstraße keinerlei schwere Ströme mehr fand, auf die Südseite dieses Pavillons, an den Loggien angebaut waren, und fand dann auch jenen besonders strahlungsaktiven Strom. Auf die Frage des Herrn, der mich zu dieser Untersuchung veranlaßt hatte (und mich als Beobachter und Zeuge begleitete), welche Zimmer in Betracht kämen, stellte ich – immer noch außerhalb des Gebäudes – fest, daß in dem zweiten Zimmer von links die rechte und vom dritten Zimmer die linke Seite schwer bestrahlt waren. Darauf erhielt ich die Auskunft, daß ich das Richtige getroffen hätte, denn das Bett des Verstorbenen hatte im zweiten Zimmer von links auf der rechten Seite gestanden.

Die dann erfolgende Untersuchung im Innern des Gebäudes ergab, daß meine Bestimmung von außen auch richtig war. Genau über diesem Zimmer lag, wie ich am selben Tage noch hörte, eine Dame bereits seit vier Monaten mit recidivierender (periodisch wiederkehrender) Thrombose, deren Bett genau über jenem Bett stand, in dem im ersten Stock der Thrombosefall vorgekommen war. Ich empfahl dem Ehemann, den ich über die Sache aufklärte, unbedingt aus irgendeinem Grund zu verlangen, daß das Bett seiner Frau auf die andere Seite des Zimmers gestellt würde. Das ist dann auch am folgenden Tage geschehen und schon nach 14 Tagen konnte die Dame geheilt aus der Klinik entlassen werden.

Später hörte ich noch von einem weiteren Thrombosefall, auch nach einer leichten Operation, der im ersten Stock in dem dritten Zimmer von links vorgekommen ist, in dem das Bett auf der linken Seite, also bestrahlt stand. Mit dem Chef-Chirurgen dieses Krankenhauses habe ich mich bisher nicht in Verbindung gesetzt. Nach meiner Überzeugung und Erfahrung können aber Thrombosefälle in dieser Klinik nur in diesen nebeneinander liegenden Zimmern des Erdgeschosses und der beiden Stockwerke vorkommen, da die anderen Zimmer frei von starker Strahlung waren. (Anmerkung 1977: Eine großangelegte Thrombose-Aktion wurde 1934/35 vom Staat finanziert. In 6 der größten Krankenhäuser Deutschlands konnte Freiherr von Pohl seine Untersuchungen damals durchführen.)

Ein anderer Fall von Phlebitis (Venenentzündung) mit Thrombose ist in der Wohnung der **Abb. 30** vorgekommen. Dieser Fall ist ein klares Beispiel für den Unterschied zwischen dem Schlafen in bestrahlten und in unbestrahlten Betten. Der betreffende Mann, der ein halbes Jahr nach seiner Heilung glaubte, gesund zu sein und wieder in seinem früheren Bett schlafen zu können, wurde dort nach wenigen Tagen wieder krank und ließ den Arzt rufen. Dr. Blos, der inzwischen in vielen Dutzenden Fällen Erfahrungen über die Schädlichkeit der Erdstrahlen gesammelt hatte, konnte keine einfachere und bessere Anordnung treffen als: Zurück ins unbestrahlte Bett! Und die Befolgung dieser Verordnung gab dem Patienten nach wenigen Tagen seine volle Gesundheit wieder.

Abb. 30

Arzt: „Zurück ins unbestrahlte Bett!“

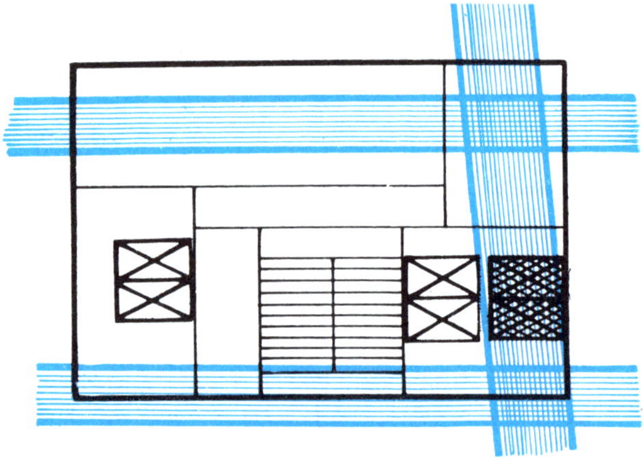

durch Dr. med. E. Blos, Karlsruhe
Fall 6, 5. 6. 1930, Mann, 50 Jahre alt

Diagnose: Phlebitis (Venenentzündung) mit Thrombose.

Verlauf 1929: 7 Monate gelegen, immer Schmerzen.
1930: 2 Monate gelegen, schwerer Rückfall. Im April Behandlungsanfang Dr. Blos, sofortige Besserung; geblieben Schmerzhaftigkeit und abends Schwellung im linken Unterschenkel.
Das stark bestrahlte Bett wurde strahlenfrei umgestellt.

Erfolg: Phlebitis geheilt, Patient gesund.

Februar 1931: Nach einem halben Jahr legt sich der Mann wieder in das frühere, bestrahlte Bett, bekommt sofort allerlei andere Beschwerden: Schlaflosigkeit, Kopfschmerzen, Niedergeschlagenheit, Müdigkeit, Arbeitsunfähigkeit. Der Arzt verordnet erneut strahlenfreies Schlafen – mit dem Erfolg, daß schon nach wenigen Tagen alle Beschwerden wieder verschwunden waren.

Epilepsie nur von Strahlung abhängig

Bei Epilepsie habe ich bisher nur wenige Beobachtungen machen können, fand aber auch bei diesem Leiden in jedem Fall das Bett sehr stark bestrahlt. In einem Fall hatte ein Mann fast solange, wie er in seiner früheren, nach meiner Untersuchung stark bestrahlten Wohnung gelebt hatte, schwer an Epilepsie gelitten. Nach dem Umzug in eine neue Wohnung, die ich als strahlenfrei befand, hatte er nur in den ersten Tagen noch einige ganz schwache Anfälle, war dann jedoch endgültig von seinem Leiden befreit.

Einen weiteren Fall, der ebenfalls schlagend beweist, daß Epilepsie nur vom Schlafen an stark bestrahltem Ort abhängig ist, berichtete mir mein verdienstvoller Mitarbeiter Major a. D. Söding. In der von ihm in Stadtilm untersuchten Wohnung, in der eine Frau mit ihrem Sohne wohnte, schliefen beide außerordentlich schlecht und klagten über große Zerschlagenheit morgens nach dem Aufwachen. Der 14jährige Junge hatte täglich zwei bis drei epileptische Anfälle. Beide Betten erwiesen sich, wie nicht anders zu erwarten war, als schwer bestrahlt und wurden nach den Anordnungen von Major Söding strahlenfrei umgestellt. Als dieser einige Zeit darauf die Frau wieder besuchte, um sich nach dem durch die Bettumstellung erzielten Ergebnis zu erkundigen, teilte die Frau ihm freudestrahlend mit, daß seither nicht nur sie und ihr Sohn morgens frisch aufwachen, sondern vor allen Dingen seit der Bettumstellung bei ihrem Jungen keine epileptischen Anfälle mehr aufgetreten seien!

Schwachsinn und Geisteskrankheiten

Wenn die Erdstrahlung nun, wie wir in vielen Fällen gesehen haben, die verschiedensten Organe angreift und erkranken läßt, so ist es wohl erklärlich, daß auch das empfindliche Gehirn so darunter leiden kann, daß Schwachsinn und Geisteskrankheiten entstehen. Bei den vielen Untersuchungen von Betten Geisteskranker konnte ich denn auch in jedem Fall eine besonders starke Bestrahlung des Bettes feststellen, in dem der Geisteskranke vor Überführung in eine Anstalt geschlafen hatte. Einer meiner Mitarbeiter teilte mir einen Fall aus einem Dorf am Ammersee mit, in dem von einem Ehepaar der Mann kürzlich geisteskrank gestorben, während die Frau schwer an Krebs erkrankt ist. Wenn diese Fälle wohl als ein besonderes Unglück oder Verhängnis bezeichnet werden, das über die Leute gekommen ist, so ist die Erklärung dafür jedoch sehr einfach: Beide Betten wurden von meinem Mitarbeiter außerordentlich schwer bestrahlt gefunden.

Aus dem Umstand, daß auch Geisteskrankheiten nur durch sehr starke Erdstrahlung entstehen, wird auch erklärlich, warum Geisteskranke, die in einer Anstalt gebessert wurden, dort also zweifellos zufällig ein strahlenfreies Bett hatten, so häufig nach ihrer Entlassung und Rückkehr in ihre Familie wieder Rückfälle bekommen. Wenn sie zu Hause wieder in ihrem früheren, bestrahlten Bett schlafen, so ist ein Rückfall wohl erklärbar.

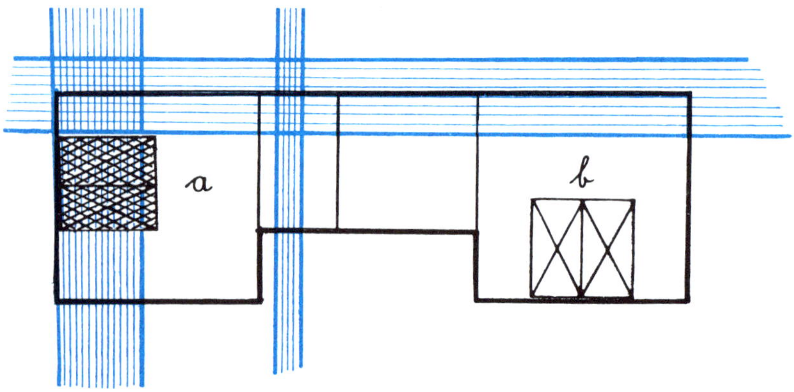

Abb. 31 zeigt den Grundriß einer Wohnung, in der im Zimmer a die Betten der Mieterin und ihrer neunzehnjährigen Tochter schwer bestrahlt stehen. Während die Mutter nur körperlich schwer krank ist, ist die Tochter geistesgestört. Die empfohlene Umstellung der Betten in Zimmer b wurde leider nicht vorgenommen, da die Frau doch bald nach auswärts ziehen wollte. Über die Entwicklung der Krankheiten bei beiden am neuen Wohnort war leider bisher nichts zu erfahren.

Unbewußtes Selbstmordmotiv: Strahlung

Ebenso verhält es sich bei allen Selbstmordfällen. Ich habe eine große Zahl von Häusern und Betten untersucht, in denen Selbstmörder geschlafen hatten, und fand auch hier stets eine starke Bestrahlung. Die so häufig scheinbar ganz unerklärlichen Selbstmorde, zu denen nach Ansicht der Hinterbliebenen gar kein Anlaß vorlag, sind nur durch die besonders starke Erdstrahlung am Schlafplatz zu erklären. In einem Fall z. B. verkündete ein junger Mann, der noch Minuten vorher vergnügt mit seinen Kameraden gescherzt hatte, er wolle sich jetzt aufhängen, ging in die Scheune, und als seine erst lachenden Kameraden ihm schließlich nachgingen, war er schon tot. Ich habe in diesem Fall mit einem Zeugen das mir bis dahin völlig fremde Haus jenes Arbeiters untersucht, wo er bei seiner Mutter gewohnt hatte. Die Untersuchung von außen ergab, daß nur eine einzige Ecke des Hauses schwer bestrahlt wurde. Nach Betreten des Hauses und Befragen nach dem Schlafzimmer und Bett wurde uns in einem Eckzimmer – an der von mir von außen bezeichneten Stelle – das Bett des jungen Arbeiters gezeigt. Es lag in diesem Fall überhaupt kein Grund für einen Freitod vor, der junge Mann lebte im besten Einvernehmen mit seiner Familie und seinen Kameraden und verdiente gut. Auch irgendwelche anderen Gründe lagen nach Ansicht der Familie nicht vor.

Einen anderen, ähnlichen Fall hörte ich von Dr. med. Birkelbach. Hier hatte sich auf einem großen Landsitz die Wirtschafterin, obwohl sie vom Besitzer und den Seinen sehr geschätzt wurde und auch bei ihr zu Hause alles in Ordnung und Frieden war, plötzlich aufgehängt. Sie wurde noch rechtzeitig gerettet und in ein Krankenhaus überführt, wo sie der Arzt Tag und Nacht unter Bewachung hielt. Am fünften Tage veranlaßte die Kranke die stets anwesende Schwester, für sie zu telefonieren, und als die Schwester nach wenigen Minuten zurückkam, fand sie die Frau erhängt und bereits tot vor.

Ich wußte von diesem Vorkommnis noch nichts, als ich einige Monate später jenen Landsitz auf Strahlung untersuchte. Hierbei wurde ich u. a. auch in ein völlig leeres Zimmer geführt und ersucht anzugeben, welches in diesem Raum die schlechteste Stelle sei. Als solche bezeichnete ich den Platz auf der einen Seite des Fensters – und hörte darauf erst von dem Freitod und daß an dieser Stelle das Bett der Wirtschafterin gestanden hatte. Eine Untersuchung von deren Bett im Krankenhaus, die inzwischen schon von dem Arzt mit der Rute erfolgt war, hatte ergeben, daß die arme Frau auch dort äußerst schwer bestrahlt gelegen hatte.

Ein weiterer Fall von Freitod bei harmonischen Familienverhältnissen und bester Vermögenslage ist in dem Haus auf **Abb. 32** erfolgt. Bald nachdem der Besitzer mit Frau und Schwester in dieses Haus eingezogen war, wurde die in Zimmer c schlafende Schwester außerordentlich nervös, so daß sie

Abb. 32

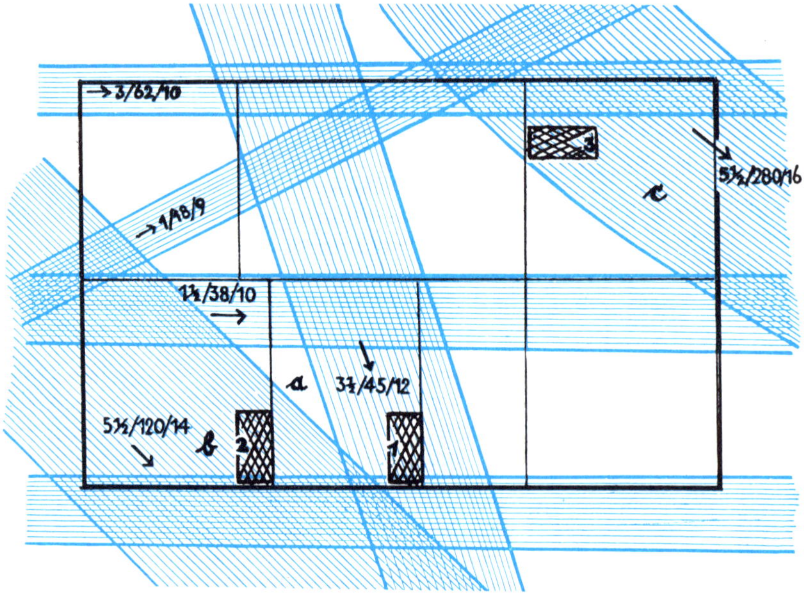

Bett 1: Selbstmord / Bett 2: Krebs / Bett 3: rechtzeitig ausgezogen

---

schließlich fortzog. Und an ihrem neuen Wohnsitz war sie binnen ganz kurzer Zeit von ihrer schweren Nervosität vollkommen geheilt, muß also dort strahlenfrei geschlafen haben. Dieses frühe Fortziehen hat sie zweifellos vor schwerster Krankheit bewahrt, denn die Strahlung des Zimmers c hat die nach meiner Skala höchste Stärke, 16. Die in Zimmer b schwer bestrahlt schlafende Ehefrau wurde krebskrank. Der Mann, der in Zimmer a schlief, litt dort an ständig zunehmender Schlaflosigkeit, die er früher nicht gekannt hatte und auf die der Arzt den schließlich erfolgten Freitod des Mannes zurückführte.

Im allgemeinen wird, wenn ein Mensch selbst Hand an sich legt, dies ärztlicherseits auf eine seelische Erkrankung zurückgeführt, die in solchen Fällen stärker ist als der jedem Lebewesen innewohnende Selbsterhaltungstrieb. In den ersten beiden der soeben berichteten Fälle kann von einer seelischen Erkrankung schwerlich gesprochen werden. Wenn aber in anderen Fällen tatsächlich seelische Erkrankungen vorgelegen haben, so kann man nach dem bisher Ausgeführten wohl als sicher annehmen, daß eben auch solche Leiden, auch Mangel an Lebensfreude und Energie, durch ständige starke Bestrahlung aus dem Erdboden entstehen.

Schilddrüse, Kropf, Basedow

Die Entstehung des Kropfes, einer Vergrößerung der Jod produzierenden Schilddrüse, wird auf Jodmangel zurückgeführt, die Basedow'sche Krankheit auf Jodüberfluß. Bei Kropf treten als angebliche Nebenerscheinungen häufig Herzkrankheiten und manchmal Verblödung auf, bei Basedow leichte Erregbarkeit, Angstzustände, Abmagerung. Kropf wie auch Basedow kommen nun jedoch nach meinen Erfahrungen ausschließlich in besonders stark bestrahlten Wohnungen und Betten vor. Damit erklären sich auch die „Nebenerscheinungen“, die, wie wir schon aus vielen Beispielen gesehen haben, auch nur durch starke Erdstrahlen entstehen und die somit selbständige Erkrankungen sind, die neben Kropf und Basedow durch die starke Bestrahlung der Wohnung entstehen. Die eigentliche Ursache von Kropf und Basedow ist also nicht Jodmangel oder Jodüberfluß, sondern eine ständig starke Erdstrahlung, durch welche die Schilddrüse, wie jedes andere Organ erkrankt und in ihrer Funktion gestört wird (Unter- oder Überfunktion).

Die Feststellungen über das örtliche Auftreten von Kropf und Basedow gaben ärztlichen Forschern schon seit längerem Anlaß zu Vermutungen über Zusammenhänge mit Untergrundverhältnissen. Besonders betroffen sind in Europa Süddeutschland, in Österreich das Land Salzburg und die Steiermark, dann die Schweiz und die französischen Alpengegenden. Das sind aber alles Gebiete, in denen auch die Krebssterblichkeit ganz besonders hoch ist. Die Erklärung ist leicht. In diesen Gegenden fließen auch die schmalsten, nur einen halben Meter und noch weniger breiten unterirdischen Wasserläufe (die in Mittel- und Norddeutschland meist ganz belanglos sind) fast immer unter besonders starkem Gefälldruck; dementsprechend kraftvoll sind auch die aus ihnen austretenden Erdstrahlen – und damit stark krebsgefährlich wie auch kropfgefährlich. Fälle, in denen in demselben Zimmer sowohl Krebs und Kropf vorkommen, sind nicht selten!

Kinderkrankheiten sind Kinderzimmerleiden

Am gefährlichsten dürften das Schlafen und der Aufenthalt tagsüber in stark bestrahlten Zimmern für Kinder sein: Solche Kinder bleiben trotz gesunder Eltern und bester Ernährung und Pflege immer schwächlich. Sie lernen schlecht, sind in der Schule unaufmerksam und bleiben häufig in der geistigen Entwicklung sehr zurück. Die Eltern sollten also Kinder, die schlecht lernen, nicht ohne weiteres schelten und strafen, sondern sinnvollerweise für eine Untersuchung der Zimmer und Betten sorgen, um die Kinder vor bestrahlten Plätzen zu bewahren. Im Folgetext zu **Abb. 4** habe ich bereits den Fall eines Kindes beschrieben, das ohne Isolierung des Bettes gegen die schweren Erdstrahlen zweifellos nicht alt geworden wäre.

Einen anderen Fall legt die Beschreibung zu **Abb. 33** offen: Hier war vor der Feststellung, daß das Bett stark bestrahlt stand, ärztlicherseits ein längeres Weiterleben des Kindes nicht mehr angenommen worden. Sein Leben ist jedenfalls durch die Bettumstellung gerettet worden.

Abb. 33

Kind durch Bettumstellung gerettet

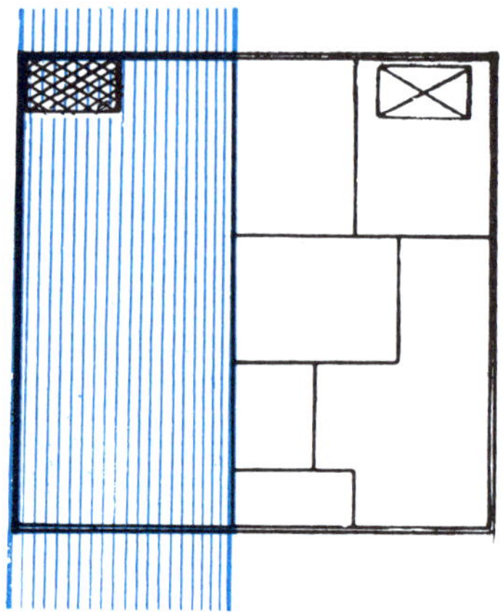

durch Dr. med. Blos, Karlsruhe
Fall 3, Kind W, 16 Monate alt

Diagnose: Angeborene Gehirnverletzung, Blutungen, gestörte Entwicklung.

Verlauf vor der Wohnungsuntersuchung: Das Kind nimmt seit 6 Monaten nicht mehr zu; Verdauungsstörung; psychische Veränderung.
Bett stand stark bestrahlt und wurde in ein strahlenfreies Zimmer umgestellt.

Verlauf nach der Wohnungsuntersuchung:
27. 5. 30: Verdauungsstörung geheilt; Kind nimmt täglich 5 g zu.
11. 6. 30: Weitere Besserung.
12. 6. 30: Fieberhafte Erkrankung.
26. 6. 30: Kind zeigt erstmals Interesse an seiner Umgebung, wird sich offenkundig bewußt, daß ihm Nahrung zubereitet wird usw.
18. 9. 30: Kind entwickelt sich, braucht keinen Arzt mehr. Früher war ständige ärztliche Behandlung notwendig.

In einem Dorfe im Bezirk Dachau, wohin ich von einem Landwirt gerufen wurde, fand ich das Schlafzimmer des Besitzers, in dem früher schon seine Mutter an Krebs gestorben war, fast gänzlich sehr schwer bestrahlt. Der Mann kränkelte, und seine Frau war so schwer leidend, daß sie kaum ihre häuslichen Arbeiten verrichten konnte. Das zweijährige Kind war mager, blaß und hohläugig. Es wachte nachts oft auf und schrie dann lange, bis es wieder einschlief. Außerdem hatte es nach ärztlicher Feststellung schon starke rheumatische Schmerzen. Das Kind war so elend, daß es kaum mehr noch auf längere Zeit lebensfähig erschien. – Die Umstellung der drei Betten in ein strahlenfreies Zimmer hatte den Erfolg, daß nicht nur die Eltern gesundeten, sondern auch das Kind sich schnell erholte und schließlich vollkommen gesund wurde.

Auch die vielen Kinderkrankheiten aller Art entstehen nach meinen Beobachtungen nur dann, wenn die Betten oder auch die Zimmer, in denen die Kinder sich tagsüber am meisten aufhalten, bestrahlt sind. Im Gegensatz dazu konnte ich in einer Reihe von Fällen feststellen, daß Kinder, die von Kinderkrankheiten gänzlich verschont und kerngesund blieben, in strahlenfreien oder allenfalls teilweise und schwach bestrahlten Häusern aufwuchsen.

Vor einigen Jahren hörte ich von einem außerordentlich schweren Fall von Keuchhusten bei einem dreijährigen Kinde, der so schlimm wurde, daß der behandelnde Arzt ihn als lebensbedrohend ansehen mußte. – Die Wohnung war gänzlich bestrahlt, so daß ein Umsetzen des Bettes unmöglich war. Ich hatte damals jedoch eine größere Anzahl verschiedenartiger Isolierplatten zur Verfügung, die ich zur Erprobung ihrer Undurchlässigkeit für Erdstrahlen hatte anfertigen lassen. Diese sämtlichen Platten wurden dann eines Nachmittags in das Kinderbett unter die Matratze gelegt.

Das Kind hatte schon vorher wochenlang an Schlaflosigkeit und Appetitlosigkeit gelitten; es konnte die meiste Nahrung auch nicht bei sich behalten. Noch in der Nacht vor der Strahlenisolierung hatte das Kind ungefähr 15 sehr schwere Erstickungsanfälle gehabt. Nach vorgenommener Isolierung schlief das Kind schon in der ersten Nacht, mit Unterbrechung von nur zwei leichteren Anfällen, durch und verlangte am anderen Morgen – zum ersten Mal seit Wochen – selbst Nahrung. Die Anfälle sind von da an überhaupt nicht mehr aufgetreten, und das Kind kräftigte sich schnell. Dies deutet darauf hin, daß Kinder nur dann für sogenannte Kinderkrankheiten anfällig sind, wenn ihr Organismus durch ständige Bestrahlung, besonders nachts, in seiner Widerstandsfähigkeit geschwächt ist. Und auch dieser Fall zeigt weiter, wie wichtig es für die Eltern ist, dafür zu sorgen, daß zumindest die Betten ihrer Kinder strahlenfrei stehen.

Ein Wiener Arzt schrieb mir z. B., daß seine Frau und sein Kind – beide in bestrahlten Betten – an schwachen Füßen gelitten hätten. Nach Umstellung der Betten auf strahlenfreie Pläze hätten beide keinerlei Fußbeschwerden mehr gehabt.

Unglück in allen Stockwerken

In den bisher mit Abbildungen gebrachten Wohnungen war es stets möglich, die Betten auf strahlenfreie Plätze umzustellen. Es gibt nun aber leider auch – und nicht wenige – Häuser, in denen dies unmöglich ist, weil sie kreuz und quer bestrahlt sind. Dementsprechend ist die Krankenzahl in solchen Häusern.

Abb. 34 zeigt den Grundriß eines Rückgebäudes in München. Wie ersichtlich, ist nur die Wohnküche frei von vertikalen Strahlen, während die beiden anderen Zimmer auf 7 Meter Breite sehr stark bestrahlt sind. Diese Anordnung der Räume ist in allen Stockwerken die gleiche.

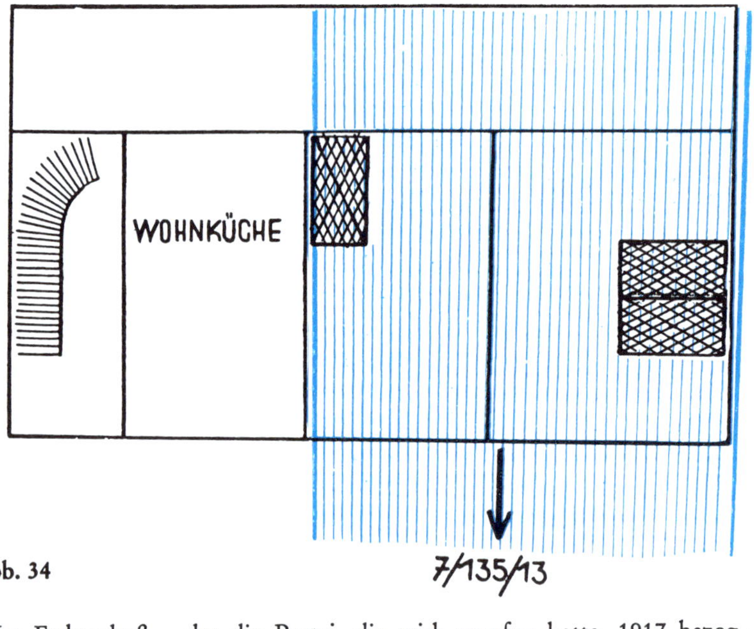

Abb. 34

* Im Erdgeschoß – das die Partei, die mich gerufen hatte, 1917 bezog – starb der Vater, der bis dahin niemals krank gewesen war, bereits im folgenden Jahr an Gehirnblutung, nach Angabe des Arztes. Die Mutter, die ebenfalls stets gesund gewesen war, fing bald an zu kränkeln und starb schließlich, nach fürchterlichen Leiden, 1928 an Magenkrebs. Von den Kindern, die ebenfalls vorher stets gesund gewesen waren, bekam eines häufige Mittelohreiterungen und schließlich ein Lungenleiden. Eine andere Tochter kränkelte ständig und bekam zuletzt eine Hüftgelenkentzündung, die damals operiert wurde. Das Gelenk blieb infolgedessen steif. Seit sie verheiratet ist und auf dem Lande lebt, ist sie gesund geworden und hat auch bedeutend weniger Schmerzen in dem operierten Hüftgelenk. Die dritte Tochter zog sich ein Augenleiden zu.

* Im ersten Stock mußte die Frau des Mieters zwei schwere Brustoperationen durchmachen und starb schließlich an Krebs. Der Mann, der einige Jahre nach dem Tode seiner ersten Frau erneut heiratete, klagt ständig über Magenbeschwerden, und seine zweite Frau sieht wie eine Schwerkranke aus.
* Im zweiten Stock hat die Mieterin ein schweres Unterleibsleiden, ist physisch und psychisch äußerst geschwächt. Sie wurde bereits mehrere Male operiert, aber stets ohne Erfolg. Sie ist häufig nicht einmal mehr in der Lage, ihren kleinen Haushalt zu versorgen. Ihr Kind klagt morgens nach dem Aufwachen über heftige Kopfschmerzen und ist im übrigen sehr anfällig für Erkältungskrankheiten.

Abb. 35

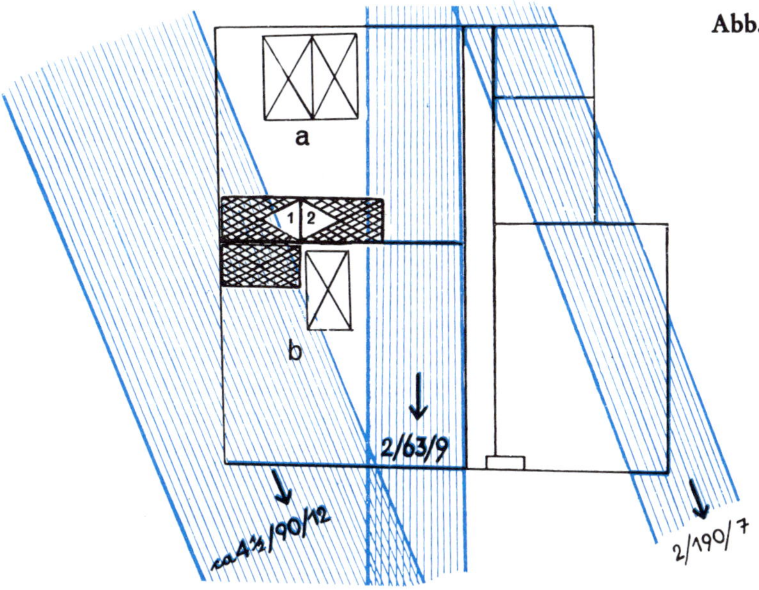

Abb. 35 zeigt einen Hausgrundriß im Westen Münchens: ebenfalls ein rechtes Unglückshaus:

* Die Mieter im ersten Stock, deren Wohnung ich untersuchte (und dabei anschließend auch die übrigen Mieter des Hauses sprach), leben hier seit 1926. Die Frau und ihre beiden erwachsenen Kinder waren zuvor immer gesund und munter. Mutter und Tochter schlafen nun im Zimmer a, der Sohn im Zimmer b. Bald nach dem Einzug fingen alle drei zu kränkeln an. Bei der Mutter (Bett 1) stellten sich Venenentzündung und Ischias ein. Die Tochter (Bett 2), deren Bett nur vom Knie an abwärts bestrahlt stand, litt ständig an geschwollenen Füßen. Der Sohn bekam sehr bald ein

Magengeschwür, anschließend Venenentzündung, Herzbeschwerden, dazu ein Magen- und Darmleiden und schließlich noch Nierenbeckenentzündung nebst Blasenkatarrh. Alle drei litten außerdem an Schlaflosigkeit, besonders die Mutter und der Sohn, die bald ohne Schlafmittel überhaupt nicht mehr schlafen konnten.

* Im zweiten Stock litt der Mann an ständiger Müdigkeit und wurde zuckerkrank. Außerdem Leberschwellung. Die Frau bekam Ischias.
* Im dritten Stock litt der Mann an starkem Rheumatismus, und die Frau bekam bald nach dem Einzug Asthma, das nicht geheilt werden konnte.
* Im vierten Stock, wo die Mieter ebenfalls gesund eingezogen waren, erkrankte der Mann an Magenkrebs, an dem er starb, und die Frau wurde gelähmt.

In einer Straße in der Stadtmitte von München häufen sich in einer Häuserreihe, von der ich zwei Häuser im Lauf der Jahre genau untersucht habe (die ganze Häuserzeile ist von mehreren sehr schweren Untergrundströmen unterflossen), nach zuverlässigen Berichten in erschreckendem Maße die Todesfälle an Krebs und die Erkrankungen an schwerstem Rheumatismus, so daß einige Leute nur noch an Krücken gehen können.

In einem Schloß in Thüringen (das die Gräfin Margot von der Schulenburg untersucht hat), in dem schon eine Reihe von Krebstodesfällen – davon in einem einzigen Zimmer allein drei – vorgekommen waren, waren sämtliche Bewohner krank, außer einem achtjährigen Kinde: Das Bett dieses Kindes war das einzige im ganzen Schloß, das unbestrahlt stand.

In Weimar hat die Gräfin von der Schulenburg bei ihren Studien eine außerordentlich schlechte Straße gefunden, in der mehrere Häuser besonders schwer bestrahlt standen. Die folgenden Berichte über Erkrankungen und Todesfälle stammen aus den letzten Jahren.

* In Haus Nr. 17: Im Erdgeschoß ein Krebstodesfall, im Zimmer darüber, im ersten Stock, ein Selbstmord und ein Krebstodesfall.
* In Haus Nr. 19: Im Erdgeschoß eine Erblindung und ein Todesfall an Gallensteinen, im Zimmer darüber Gallenleiden und Schlaflosigkeit.
* In Haus Nr. 20: Im Erdgeschoß ein Krebstodesfall, bei den Bewohnern des Zimmers darüber Lähmung, Erblindung, Taubheit, Erregungszustände. Im gleichen Zimmer des dritten Stockes ein Krebstodesfall und eine Erblindung auf einem Auge. Im nächsten Zimmer ein Fall von Selbstmord. Und in einem weiteren, ebenfalls bestrahlten Zimmer leiden die Bewohner an Schlaflosigkeit, Magenleiden und Rheumatismus.

Abb. 36

Eine hoffnungslose Lage

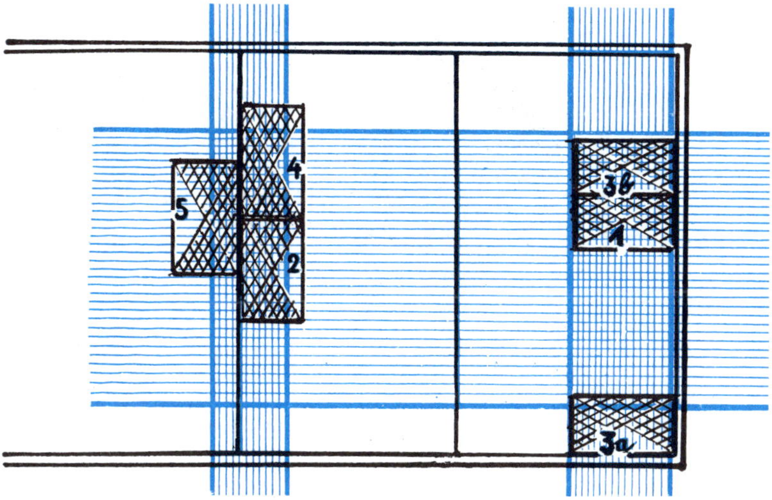

Den Grundriß zu **Abb. 36** (ein Haus in München) mit der sehr interessanten Krankheitsgeschichte verdanke ich dem prakt. Arzt Dr. med. Seitz in Hohenschäftlarn. Dr. Seitz ist selbst Rutengänger. In Bett 1 schläft die Frau, 45 Jahre alt, die früher stets gesund war. In der jetzigen Wohnung wurde sie zuckerkrank, mit 9 Prozent Blutzucker. Nach einer Kur im Krankenhaus trat eine Besserung ein, zu Hause jedoch wurde das Leiden wieder schlimmer. In Bett 2 schläft der Mann, der von Beruf Eisenbahner ist. Sobald dieser Dienst in München hat, bekommt er am linken Arm Furunkel und am linken Bein Flechten, die aber stets wieder abheilen, wenn er auswärts Dienst hat. In Bett 3 a, das jetzt leer steht, schlief früher die 20jährige Tochter und bekam dort eine Blinddarmentzündung, die eine Operation notwendig machte. In ihrem jetzigen Bett, 3 b, leidet sie an unregelmäßigen Unterleibsblutungen. In Bett 4 liegt der Sohn, 23 Jahre alt, mit Rheumatismus im rechten Bein. Er zog sich auch eine Blinddarmentzündung zu, die zur Operation führte.

Die über dem Bett im zweiten und dritten Stock schlafenden Frauen sind ebenfalls zuckerkrank!

Bett 5 steht in der Nachbarwohnung. Die dort schlafende Frau ist schwer gallenkrank, ebenso wie die Frau, die über Bett 5 im zweiten Stock schläft. Auch in dieser Wohnung ist es leider nicht möglich, die Betten strahlenfrei umzustellen.

Abb. 37

Endstation Gesundheit

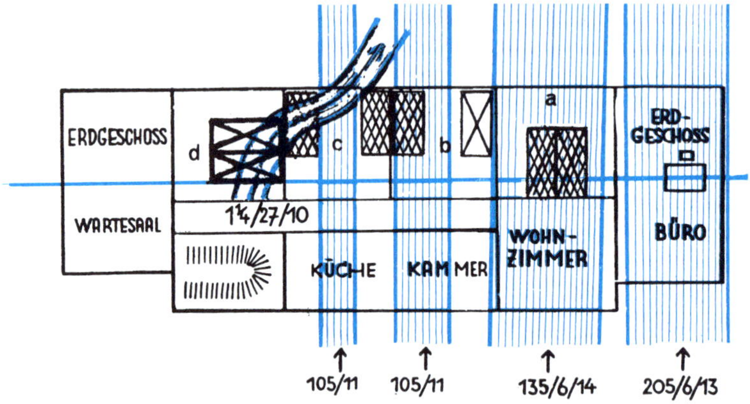

Abb. 37 ist der Grundriß eines oberbayerischen Bahnhofsgebäudes, in dessen erstem Stock der Stationsvorsteher wohnt. Der jetzige Stationsvorsteher schlief, ebenso wie seine Vorgänger, in Zimmer a. Er war im Jahre 1926 mit Frau und Kindern vollkommen gesund eingezogen. Schon einige Monate darauf bekamen die Eltern und der Sohn Rheumatismus, der immer schlimmer wurde. Der Mann konnte schließlich, wenn er morgens aufstand, wegen Rückenschmerzen nur gekrümmt gehen und litt überdies an starken Blasenschmerzen. Bei der Frau waren Rheumatismus und Rückenschmerzen noch stärker. Das Dienstzimmer im Erdgeschoß ist ebenfalls schwer bestrahlt, so daß der Beamte den ganzen Tag überhaupt kaum aus den Strahlen herauskam. Der 22jährige Sohn, der in Zimmer b schlief, wurde dort so stark rheumatisch, daß er den rechten Arm nur unter Schmerzen bewegen konnte. Die beiden Töchter in Zimmer c blieben gesund.

Der Dienstvorgänger des jetzigen Stationsvorstandes war ebenfalls gesund eingezogen, in diesem Hause jedoch so hochgradig nervös geworden, daß er den Dienst frühzeitig quittieren mußte; seine Frau litt in dieser Wohnung ebenfalls an Rheumatismus. Dessen Dienstvorgänger wiederum, der ebenfalls in denselben Zimmern saß und schlief, zog sich hier, ebenso wie seine Frau, einen außerordentlich starken Rheumatismus zu. Seit er auf eine andere Station versetzt war, ist er frei von Rheumatismus.

Nach der Untersuchung dieser Wohnung habe ich empfohlen, das Elternschlafzimmer von Zimmer a in Zimmer d zu verlegen und das Bett des Sohnes im Zimmer b, wie ersichtlich, auf die andere Seite zu stellen. Bei dem Mann waren daraufhin die seit 3½ Jahren bestehenden Leiden binnen acht Tagen restlos verschwunden. Bei seiner Ehefrau trat die Besserung langsamer ein. Beim Sohn waren sämtliche Schmerzen und Beschwerden ebenfalls nach acht Tagen vollkommen behoben. Einige Monate darauf hörte ich jedoch, daß sich bei der Frau in Zimmer d bereits von neuem Schmerzen eingestellt hätten, und auch, daß die Tochter im linken Bett des Zimmers c leichte rheumatische Beschwerden bekommen habe. Ich untersuchte darauf die Wohnung nochmals mit der Rute und fand, daß in Zimmer d, das bei der seinerzeitigen Bettumstellung vollkommen strahlenfrei gewesen war, ein neuer Strom durchgebrochen war (auf der Zeichnung links, gekrümmt). Da sonst kein strahlenfreier Platz in der Wohnung mehr vorhanden war, konnte ich nur empfehlen, die Betten in die Mitte des Zimmers d zu rücken und das Bett der Tochter in Zimmer c an derselben Wand um eine Bettlänge herunterzuziehen. Dieser Rat wurde dann auch befolgt und ergab schon nach wenigen Tagen den besten Erfolg.

Im 2. Stock, in der Dienstwohnung eines anderen Beamten, war das Schlafzimmer über dem Zimmer a des 1. Stocks. Der letzte Beamte, der dort wohnte, war ebenfalls mit seiner Frau gesund eingezogen, bekam aber Wucherungen am Schädel und starb bereits nach dreiviertel Jahren. Dessen Frau hatte sich in dieser Wohnung ein Herzleiden zugezogen.

Manche Wohnhäuser sind reine Krankenhäuser

Abb. 38

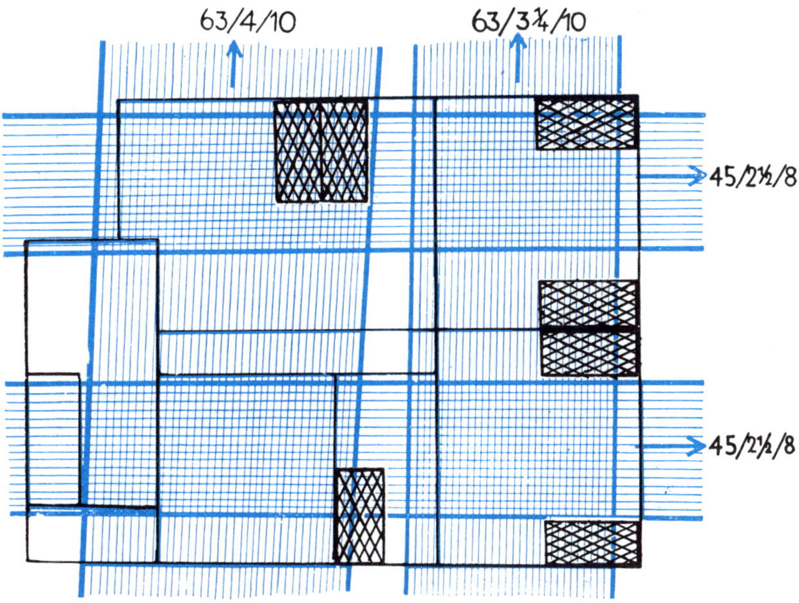

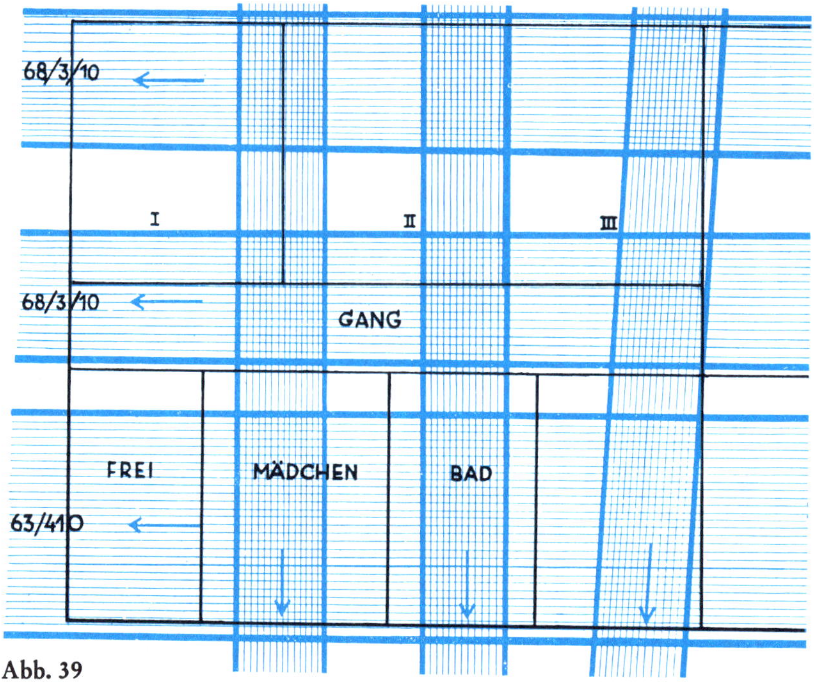
68/3/10
I
II
III
68/3/10
GANG
FREI
MÄDCHEN
BAD
63/410

Abb. 39

Abb. 40

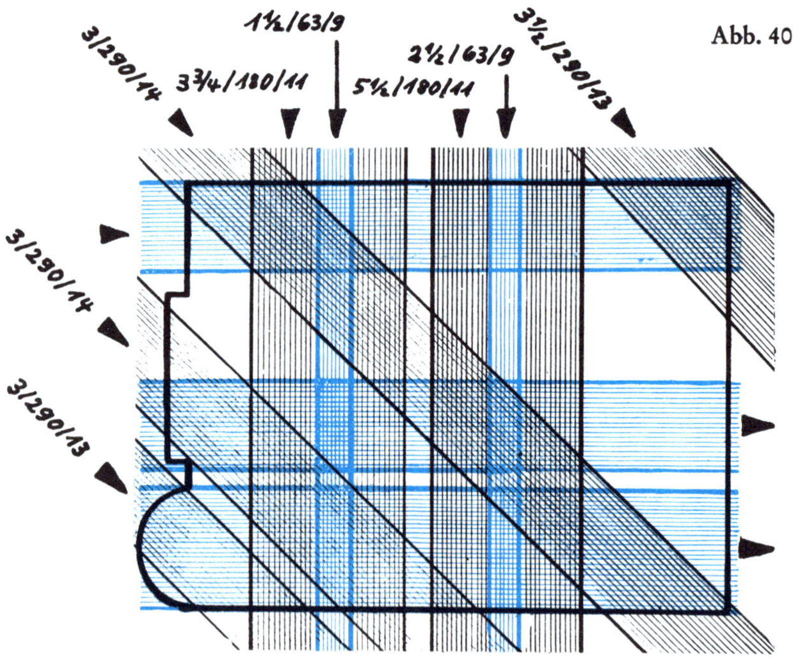
3/290/14
3¾/180/11
1½/63/9
5½/180/11
2½/63/9
3½/290/13
3/290/14
3/290/13

Von den vielen Häusern, in denen Bettumstellungen ganz unmöglich waren, weil eben keine strahlenfreien Plätze vorhanden sind, zeigen die **Abb. 38, 39** und **40** einige Beispiele. In solchen Häusern findet man keinen einzigen Menschen, der nicht entweder kränkelt oder schwer krank ist. Das Haus der **Abb. 39**, das erst vor einigen Jahren erbaut wurde und in dem die Eltern mit vier Kindern und einem Mädchen wohnen, wird z. B. in der ganzen Verwandtschaft nur das Krankenhaus genannt, weil es nie vorkommt, daß alle Bewohner gleichzeitig gesund sind. Die Häuser der **Abb. 38** und **39** stehen in einem oberbayerischen Städtchen und sind nach meinen Untersuchungen kreuz und quer sehr stark bestrahlt. (Ich möchte aus wohl verständlichen Gründen den Namen des Städtchens nicht nennen.) Das Haus der **Abb. 40** steht in München.

Das bekannte Unglück, das so häufig „nicht allein kommt", sondern manche Familien mit andauernden Krankheiten und Serien von Todesfällen heimsucht, ist nach diesen drei Grundrissen leicht erklärbar.

Ein unheimliches Haus

Über die Geschichte eines ähnlich fürchterlichen Hauses, wie sie die letzten drei Abbildungen zeigten, berichteten englische Zeitungen ausführlich. Dieses Haus wurde vor dreißig Jahren von einem Herrn erbaut, der sich dort zur Ruhe setzen wollte. Schon nach wenigen Monaten zeigten sich bei dem früher völlig gesunden und fröhlichen Mann Anzeichen von schwerer Gereiztheit, die immer mehr in Brutalität gegen seine Frau und seine Tochter ausartete, so daß seine Tochter fluchtartig das Haus verließ und zu Verwandten nach London zog. Das Verhältnis zwischen den Ehegatten wurde in der Folge immer schlechter. Man hörte das Paar, das stets über Schlaflosigkeit klagte, nächtelang streiten – und fand eines Tages beide mit geöffneten Pulsadern tot. Der Mann hatte vor Verübung des Selbstmordes einen Brief geschrieben, der neben verschiedenen, auf Wahnsinn deutenden Bemerkungen die Erklärung enthielt, sie seien beide nach jahrelangen Qualen zur Erkenntnis gekommen, daß sie nur durch fließendes Blut ihre Ruhe erkaufen könnten.

Der Besitz wurde dann von einem unverheirateten Kolonialoffizier erworben, der dort nur mit einem Diener hauste. Beide klagten, ebenso wie die früheren Besitzer, schon nach kurzer Zeit über andauernde Schlaflosigkeit. Der Diener klagte bei den Nachbarn, daß ihn sein Herr, bei dem er schon über 20 Jahre in Stellung war, jetzt plötzlich quäle und ohne Grund beschimpfe. Der Offizier wiederum erklärte seinen Freunden, der Diener sei frech und faul geworden; er kündigte ihm und wechselte fortan so oft die Dienerschaft, daß die ganze Stadt davon sprach. Man nannte ihn allgemein den „alten Narren": Er ließ sich täglich sechs große Eimer mit Wasser füllen, goß sie in eine Blechrinne, die quer durch sein Wohnzimmer führte, und wiederholte diese sonderbare Prozedur auch in der Nacht. Sein Treiben steigerte sich dann im Laufe weniger Jahre bis zum Irrsinn. Der Kranke goß ununterbrochen Wasser in die Rinne, bedrohte jeden, der ihn bei dieser Tätigkeit hindern wollte, mit dem Erschießen und wurde schließlich in eine Irrenanstalt gebracht, wo er nach kurzer Zeit starb.

Trotz aller Bemühungen seiner Erben fand sich lange Zeit kein Käufer mehr für das Haus, das schon in der ganzen Gegend als Schreckenshaus verschrien war. Es blieb unbewohnt und wurde dann in den letzten Kriegsjahren als Genesungsheim verwendet. Trotz der hübschen Lage am Meer fühlte sich keiner der Soldaten dort wohl, die meisten baten um Überführung in ein anderes Heim. Schlägereien und Mißhelligkeiten waren an der Tagesordnung. Der Kommandant, ein invalider Oberst, konnte bei den wiederholten Inspektionen keinen Grund für seinen Mißerfolg angeben, erklärte aber, daß er unter keinen Umständen bleibe, schlug einen hohen Offizier, der ihm die Versetzung verweigerte, in einem Wutanfall ins Gesicht und erschoß sich anschließend im Nebenzimmer.

Das Haus wurde später versteigert und einem Londoner Bankier zugeschlagen, der den Besitz vollständig renovieren ließ. Er gab anfangs große Gesellschaften, zog sich aber später immer mehr zurück und lebte schließlich vollkommen einsam. Man fand ihn eines Morgens vergiftet auf einem weißen Kreidestrich am Boden liegen. Der Strich zeigte genau die gleiche Richtung wie die einstige Wasserrinne des Kolonialoffiziers.

Ein Wünschelrutengänger, dem der Einfluß von Untergrundströmen auf die Gesundheit wohl aus eigener Erfahrung bekannt war, erbat sich daraufhin die Erlaubnis, das Haus untersuchen zu dürfen. Sein Befund klärte den vermeintlichen Fluch einwandfrei auf: Genau in der Richtung, die sowohl der Kolonialoffizier wie der Bankier bezeichnet hatten, lief, kaum fünf Meter unter dem Haus, ein sehr starker Untergrundstrom durch, der zudem im Bereich des Hauses von beiden Seiten starke Zuflüsse erhielt, so daß das ganze Gebäude unter der Einwirkung dieser unterirdischen Strömung lag.

Alle derartigen Häuser wären natürlich angesichts der Erkenntnis der ungeheuren Schädlichkeit der Erdstrahlen völlig unbewohnbar, wenn man sie nicht mittlerweile, wie das 7. Kapitel zeigen wird, gänzlich strahlenfrei machen könnte. Es nutzte ja auch nichts, ein Haus abzureißen und an derselben Stelle ein neues zu bauen, wie das manchmal erfolgt ist, wenn man glaubte, das Unglück hinge in den Mauern. Den markantesten solcher Fälle konnte ich in der Schweiz feststellen: Dem Besitzer eines sehr großen Landhauses war dieses Haus nach dem Tode seiner dort an Krebs verstorbenen Frau „unheimlich" geworden. Er ließ es kurzentschlossen abreißen und sich auf demselben Fleck ein neues großes Haus erbauen, ohne zu ahnen, daß dieses neue Haus – ebenso wie das alte fast vollständig sehr stark bestrahlt – gesundheitlich nicht den mindesten Vorteil bringen konnte.

Vorbeugung durch Bauplatzuntersuchung

Sollen neue Häuser gebaut werden, so kann ein ausgebildeter Rutengänger häufig gute Ratschläge geben.

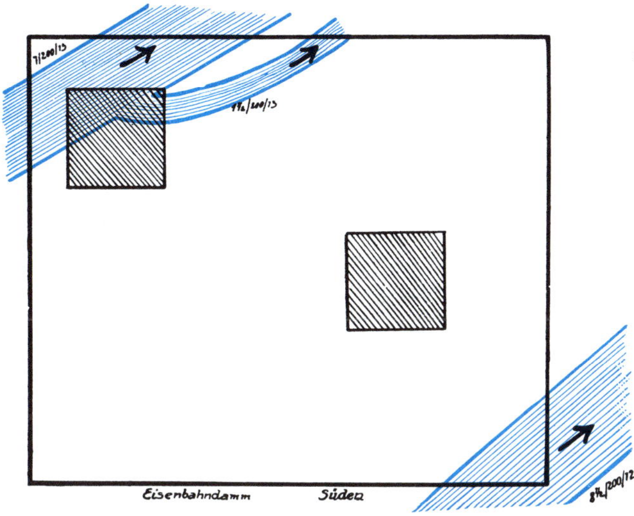

Abb. 41

Bei **Abb. 41** sollte das Haus auf dem Platz links oben gebaut werden. Meine Untersuchung ergab, daß hierbei die Betten von Eltern und Kindern in den nach Norden in Aussicht genommenen beiden Schlafzimmern fast vollständig von einem krebsgefährlichen Strom, der sich unter dem Bauplatz gabelte, schwer bestrahlt worden wären. Das Haus ist dann auf dem unbestrahlten Viereck gebaut worden (siehe Zeichnung).

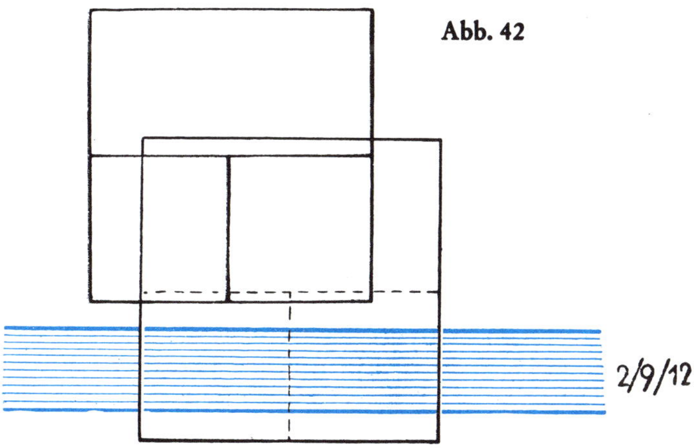

Abb. 42

Bei **Abb. 42** sollte das Haus rechts unten (auf der Planskizze) gebaut werden. Auch hier hätten die Betten des Besitzers und seiner Frau wie auch im nebenanliegenden Wohnzimmer Sofa, Tisch und Stühle bestrahlt gestanden. Das Haus wird nun auf dem Platz links oben gebaut und so den gefährlichen Erdstrahlen entrückt.

Natürlich geben derartige Verlegungen des eigentlichen Bauplatzes nur eine begrenzte Sicherheit gegen Erdstrahlen, denn es können ja auch unter einem strahlenfrei erbauten Hause später neue Untergrundströme durchbrechen und so die Gesundheit der Bewohner nachträglich gefährden.

Ein Verlagern bzw. neues Durchbrechen eines Untergrundstromes erwähnte ich bereits im 2. Kapitel (siehe: „Untergrundströme ändern ihren Lauf"). Einen ähnlichen Fall konnte ich vor kurzem sozusagen aus der Ferne diagnostizieren. Ich hörte von Dr. med. Blos, Karlsruhe, daß einer seiner Patienten, den er bereits im Mai 1930 durch Umstellung des bestrahlten Bettes auf einen strahlenfreien Platz von jahrelangem Rheumatismus geheilt hatte, seit einiger Zeit neuerlich schweren Rheumatismus habe, diesmal aber nicht, wie früher, in Beinen und Füßen, sondern in den Armen und Händen. Auch der Frau dieses Mannes gehe es jetzt wieder schlecht. Ich habe daraufhin geantwortet, daß nach meiner festen Überzeugung ein neuer Untergrundstrom unter dem früher strahlenfreien Zimmer durchgebrochen sein müsse, so daß nun beide Betten wieder bestrahlt wären. – Die neuerliche Untersuchung des Zimmers durch Frau Dr. Blos, deren Planskizze mir vorliegt, ergab die Richtigkeit meiner Vorhersage. Das Bett des Mannes war nur im oberen Drittel bestrahlt, und von dem Bett der Frau, die seit kurzer Zeit an allerlei Beschwerden an Augen, Mund und im Gesicht litt, nur das Kopfkissen! Die neuerliche Umstellung der Betten in wieder ein anderes, strahlenfreies Zimmer ergab den gewünschten Erfolg der Heilung.

Das einzige Krankenbett gefunden

Es gibt glücklicherweise aber auch Ortschaften, die ganz oder fast ganz frei sind von Ausstrahlungsstreifen. Man liest gelegentlich in den Zeitungen von irgendeinem Dorf, in dem erst nach langen Jahren wieder einmal ein Todesfall vorgekommen ist. Über ein solches Dorf – und zwar über die Ortschaft Wiesen bei Fulda – berichtete im Herbst 1929 die „Süddeutsche Sonntagspost". Nach den Ermittlungen der von der Zeitung dorthin entsandten beiden Redaktionsmitglieder wird in Wiesen ein Arzt nur bei Unglücksfällen gebraucht, Krankheitsfälle kommen überhaupt nicht vor.

Ich nahm im Januar 1931 Gelegenheit, Wiesen mit der Rute eingehend zu untersuchen. Bei den ersten Häusern der Ortschaft verließ ich das Auto, das mich hergebracht hatte und mir nun langsam nachfolgte. Ich beging zuerst die Haupt-Dorfstraße und dann auch die Nebenstraßen. Zunächst fand ich – da man mit der Rute in den Händen ja auch spürt, ob rechts oder links starke Strahlungen vorhanden sind –, daß auf der westlichen Seite ein starker Strom war, der sich aber in der Nähe der Hauptstraße mit einem Haken wieder zurückbog. Ohne diesen zunächst genau zu verfolgen, ging ich weiter und fand dann östlich in einer Seitenstraße vor dem letzten Gehöft einen ebenso starken, breiten Strom, der aber dort nur unter einer Scheune durchging. Beim Verfolg dieses Stromes fand ich ihn in der nächsten Seitenstraße wieder, wo er unter der Terrasse eines Gasthauses lief, um dann hinter einem höher gelegenen Anwesen in einem sanften Bogen vorbeizufließen. Außer diesen beiden Untergrundströmen war keine Strahlung von Belang in dem ganzen Dorf zu finden. Ich untersuchte nun den zuerst gefundenen Strom etwas näher und fand, daß er ein stattliches Bauernhaus, das mit der Stirnseite zur Straße stand, schräg durchschnitt, um dann kurz vor der Straße abzubiegen und hiernach noch zwei andere Gehöfte zu unterlaufen, wo er aber nur unter Scheunen floß. (Die Skizze des Dorfes, **Abb. 43**, erhebt keinen Anspruch auf Maßstäblichkeit; es sind auch nur die in Betracht kommenden Häuser und Gehöfte eingezeichnet).

Bei meiner Begehung des Dorfes hatte ich mit keinem Einwohner gesprochen. Ich hatte nur wenige Leute gesehen, da sehr schlechtes Wetter herrschte und die Straßen stark verschlammt waren. Ich hielt nun einen der Bewohner an und ließ mir das Haus des Bürgermeisters zeigen. Dieser wohnte in jenem Anwesen, hinter dem, wie schon erwähnt, der östliche Strom in einem Bogen durchging. Der Bürgermeister war durchaus nicht entzückt, als

Abb. 43

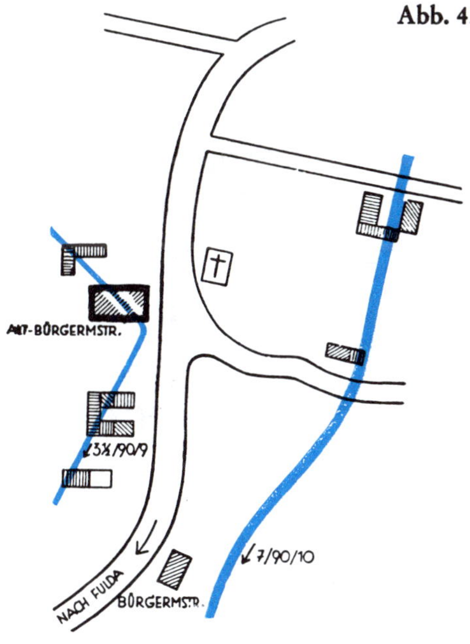

ich ihm sagte, ich komme wegen des angeblich so guten Gesundheitszustandes seines Dorfes. Er sagte mir, er habe durch diesen Artikel unendlich viele Scherereien gehabt mit unzähligen Anfragen aus Deutschland und vom Ausland: ob es denn tatsächlich wahr sei, daß in Wiesen nie ein Arzt gebraucht würde, und ob man nicht Bauplätze kaufen könne. Beruhigt wurde der Bürgermeister erst, als ich ihn über den Grund meines Besuches und meine stattgefundene Untersuchung aufklärte und ihm sagte, wenn er z. B. in seinem Obstgarten hinter dem Hause Bauplätze verkaufte, so könne er die schönsten Krebsfälle und andere Krankheiten in den dort eventuell zu bauenden Häusern erleben. Er zeigte mir dann seinen Obstgarten, in dem sich auf dem Strahlungsstreifen denn auch alle Bäume krank befanden.

Auf meine Frage, ob denn tatsächlich kein Mensch in Wiesen irgendein schlimmes Leiden habe (wobei ich selbst an jenes Haus dachte, das ich in der Diagonale bestrahlt gefunden hatte), ob nicht doch jemand wenigstens Rheumatismus habe, antwortete mir der Bürgermeister: Krankheiten nicht! Und von Rheumatismus hätten sie nur einen Fall, und das wäre sein Amtsvorgänger! Ich sagte ihm darauf, daß dieser jedenfalls in dem großen Haus an der Dorfstraße wohnen müsse – und das bejahte er voller Erstaunen. Ich habe dann in Anwesenheit des Bürgermeisters das Haus seines Amtsvorgängers untersucht, dessen Grundriß **Abb. 44** zeigt.

Abb. 44

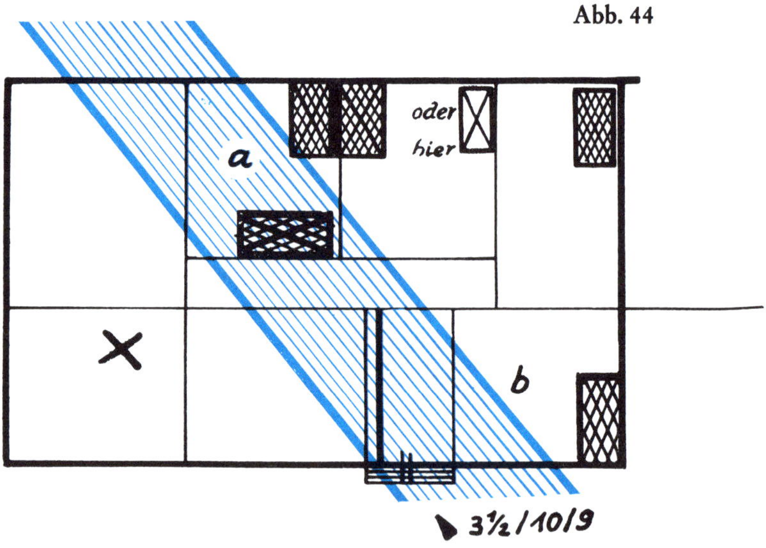

Wie man sieht, war in dem ganzen Haus nur das Bett des Altbürgermeisters in Zimmer a bestrahlt. Es dürfte doch wohl ein hübscher Erfolg der Wünschelrute sein, daß man in einem gänzlich fremden Dorf, das sonst nie Kranke aufweist, das einzige Bett finden kann, in dem der einzige Mensch des ganzen Dorfes schläft, der Beschwerden hat. Im Zimmer b dieses Hauses steht an der Außenecke das Bett des erwachsenen Sohnes. Die Eltern hatten immer darauf gedrungen, er solle sein Bett nicht an der angeblich ungesunden Außenwand belassen, sondern an die Innenseite des Zimmers rücken. Das Bett wurde sogar zwangsweise hinübergestellt, aber von dem Sohn immer wieder an die Außenwand geschoben (was häufig zu Störungen des Familienfriedens Anlaß gab), da er sich beim Schlafen an der Innenwandseite – also wie zu sehen stark bestrahlt – nicht wohl fühlte. Diese Empfindung und dieses Bestehen darauf, das Bett an die Außenwand zu stellen, hat dem Sohn jedenfalls manche Krankheit erspart.

Warnung vor unausgebildeten Rutengängern

Nach den angeführten Beispielen und Abbildungen wird gewiß mancher Leser, der selbst oder dessen Angehörige an Beschwerden und Krankheiten verschiedenster Art leiden, den Wunsch haben, Gewißheit zu erhalten, ob und wohin sich die Betten der Leidenden in der Wohnung umstellen lassen. Eine solche Untersuchung mit der Wünschelrute erscheint mir in jedem Falle angebracht und besonders in solchen Häusern unbedingt notwendig, in denen bereits Erkrankungen der hier besprochenen Arten aufgetreten sind. Bei von mir in Angriff genommenen, systematischen Häuseruntersuchungen (die jedoch noch nicht abgeschlossen sind) wurden bis jetzt in fast 600 Wohnungen die Bewohner auch nach ihrem Gesundheitszustand befragt. Hierbei erklärten rund 33 % der Menschen, daß sie kerngesund seien und daß ihnen, solange sie in dieser Wohnung wohnten, nie etwas gefehlt habe. Aus den Lageplänen der einzelnen Wohnungen mit eingezeichneten Ausstrahlungsstreifen ergab sich dann, daß die Menschen, die sich für kerngesund erklärten, in strahlenfreien Betten der Wohnungen schliefen, sofern nicht überhaupt die ganze Wohnung strahlenfrei war, und daß die übrigen 67 % mehr oder weniger stark bestrahlte Betten hatten. Nur etwa 0,4 % der Befragten, die sich noch für kerngesund erklärten, schliefen in bestrahlten Betten.

Ich muß aber diejenigen, die ihre Wohnung untersuchen lassen wollen, warnen, hierzu einen beliebigen Rutengänger zu nehmen, der sich nur Rutengänger nennt, weil die Rute bei ihm ausschlägt. Ein bloßes Ausschlagen der Rute allein besagt noch gar nichts. Man muß gelernt haben und wissen, was der Ausschlag bedeutet, bzw. auf welches Objekt im Untergrund die Rute reagiert – und vor allen Dingen, wie stark die Bestrahlung ist. Und auch damit ist es bei Wohnungs-Untersuchungen noch nicht getan. Die **Abb. 37, 38** und **39** zeigen z. B., daß es u. U. schwierig sein kann, eine einwandfreie Planskizze zu liefern. Zu derartigen Zeichnungen gehört neben Erfahrung eben eine vollkommene Beherrschung der Rutentechnik. Ein Rutengänger schrieb mir z. B. einmal, er habe bei einem Zuckerkranken mit 4 % Blutzucker das Bett strahlenfrei gefunden. Ich schrieb ihm zurück: „Das kann nicht stimmen! Untersuchen Sie noch einmal und besser!" Und ich bekam darauf die kleinlaute Antwort: „Sie haben recht, es ist sogar das ganze Zimmer schwer bestrahlt." In einem anderen Fall hörte ich, daß bei einem Ehepaar, das stark bestrahlt geschlafen hatte und dementsprechend krank war, Wochen nach der Umstellung der Betten in ein angeblich strahlenfreies Zimmer noch immer keine Besserung der Leiden eingetreten war. Auch hier schrieb ich dem Rutengänger zurück: „Untersuchen Sie noch einmal und besser, denn die umgestellten Betten stehen ohne jeden Zweifel wiederum bestrahlt!" Nach etwa 14 Tagen kam die Antwort: „Ihre Angabe stimmte, ich hatte mich geirrt, – die Betten wurden sofort in ein wirklich strahlenfreies Zimmer umgestellt, und Genesung ist inzwischen bei beiden eingetreten.

Ich warne also mit Recht vor unerfahrenen Rutengängern. Wer eine Untersuchung seiner Wohnung für nötig hält, sollte sich an eine Fachorganisation wenden. (Siehe „Hinweise".)

Krankenhäuser ohne Aussicht auf Gesundung

Wir haben nun gesehen, daß alle die besprochenen Krankheiten nur durch mehr oder weniger starke Erdstrahlen ausgelöst werden und – mit Ausnahme von Krebs und Gicht – durch bloßes Umstellen der Betten auf einen strahlenfreien Platz zu heilen sind*). Folglich erscheint es doppelt wichtig, daß mindestens die Krankenhäuser und Kliniken so gebaut und eingerichtet werden, daß sie erdstrahlenfrei sind. Denn weitaus die meisten Menschen, die in Krankenhäuser überführt werden, sind doch schließlich durch Erdstrahlen erkrankt. Wenn sie nun in den Krankenhäusern wieder in bestrahlte Zimmer und Betten kommen, so ist es nicht verwunderlich, daß die Kunst der Ärzte sie, wenn überhaupt, nur vorübergehend heilen kann, und daß ihr Leiden, sobald sie wieder in ihr bestrahltes Bett zu Hause kommen, über kurz oder lang erneut ausbrechen wird.

1913 gab es, nach Dr. med. Pfleiderer[1]), in Deutschland 4109 öffentliche und private Krankenanstalten mit zusammen 276.828 Betten, im Jahre 1926 dagegen 3.763 solcher Anstalten mit der erhöhten Zahl von 345.372 Betten**). Es ist bekannt, wie stark die Krankenanstalten im allgemeinen belegt sind. Solange nicht jeder einzelne dafür sorgt, daß sein und der Seinen Betten strahlenfrei sind und daß er auch an seinem Arbeitsplatz möglichst

---

1) Württ. med. Korrespondenz, Bl. 29/1930.

*) *1932! Inzwischen ist eine ungeheure elektromagnetische Umweltverseuchung (durch Ausweitung des elektrischen Energieumsatzes, Rundfunk, Fernsehen, Radar, Satellitenfunk usw.) hinzugekommen, die ebenso schädlich wie Untergrundströme sein kann.* ***Abhilfe und Vorbeugung sind aber bei der Elektro-Installation eines Hauses möglich*** *(s. „Hinweise").*

**) *Bundesrepublik Deutschland 1975: 3.481 Krankenhäuser mit insgesamt 729.791 planmäßigen Betten (Statistisches Bundesamt).*

strahlenfrei sitzt, wird die Zunahme der Bettenzahl in den Krankenhäusern zweifellos immer weiter steigen. Es wäre unnütz, neue Millionen für derartige Bauten auszugeben.

Von Kliniken, in denen sich die Kunst der Ärzte als machtlos erwies, berichtete ich schon im Text zu **Abb. 29** („Thrombosen durch bestrahlte Klinikbetten"). Ein Krankenhaus in einer bayerischen Großstadt führt im Volksmund wegen seiner schlechten Heilerfolge sogar den Namen „das Mordhaus". (Anmerkung 1977: Wir wissen nicht, um welches Krankenhaus es sich handelt und ob es heute noch existiert.)

Abb. 45

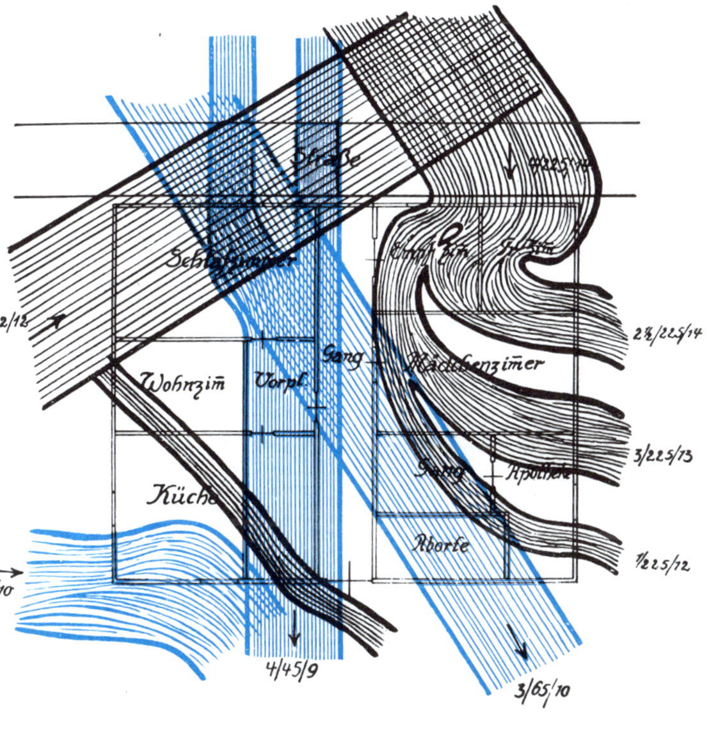

Aus der **Abb. 45** ist die außerordentlich schwere Bestrahlung eines früheren Krankenhauses aus verschiedenen Untergrundströmen zu ersehen. Das Spital wurde später zu reinen Wohnzwecken umgebaut. Die Erfolge in der Krankenbehandlung in diesem Hause waren derart schlecht, daß schwere Fälle sofort in die nächste große Stadt abgeschoben wurden.

Abb. 46

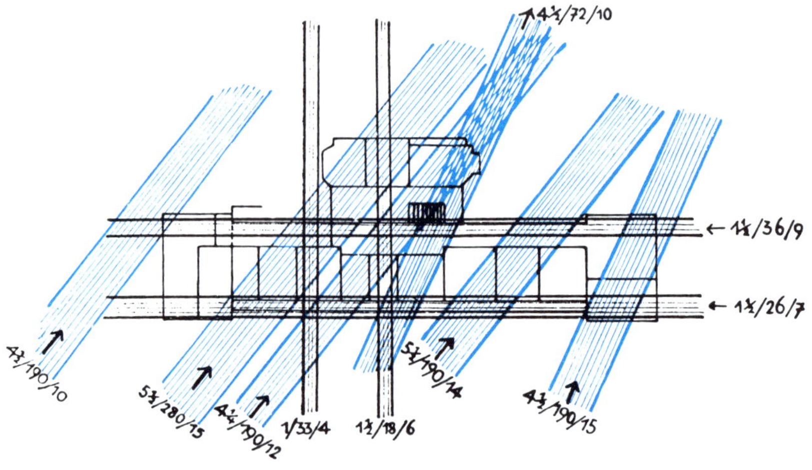

Abb. 46 zeigt den Neubau für das vorgenannte alte Krankenhaus. Wie ersichtlich, sind in diesem wenigstens einige Zimmer ziemlich strahlenfrei, aber im Grunde muß auch dieses neue Krankenhaus als ganz und gar untauglich für seinen Zweck angesehen werden. Es ist nicht verwunderlich, daß auch der tüchtigste Arzt, dem ein solches Krankenhaus unterstellt ist, mit den Erfolgen in der Krankenheilung nicht zufrieden sein kann. An die öffentlichen oder privaten Träger von Krankenanstalten muß unbedingt die Forderung gestellt werden, dafür Sorge zu tragen, daß die Krankenbetten strahlenfrei stehen. Denn nur dann ist die Gewähr gegeben, daß die Patienten in den Krankenhäusern auch wirklich gesund werden können.

Warum kein Kurerfolg nach erfolgter Kur?

Von nicht geringerer Wichtigkeit ist es natürlich auch, daß Sanatorien, Lungenheilstätten und ähnliche Häuser erdstrahlenfrei sind, und ebenso, daß die Verwaltungen von Kurorten schon in ihrem eigensten Interesse dafür sorgen, daß die Hotels und Privathäuser, in denen Kurgäste aufgenommen werden, strahlenfrei sind. Werden doch auch alle diese Sanatorien, Hotels und Häuser nur von Menschen aufgesucht, die zu Hause durch Erdstrahlen krank geworden sind. Haben solche Menschen das Glück, bei dem Kuraufenthalt ein unbestrahltes Bett oder gar ein ganzes unbestrahltes Zimmer zu bekommen, so wird die Kur natürlich gut anschlagen – wenn sich die Leiden auch zu Hause nach mehr oder weniger langer Zeit neuerlich einstellen können. Bekommt aber ein Erholungs- und Kurbedürftiger auch im Sanatorium oder Kurort wieder ein bestrahltes Bett, so ist es natürlich selbstverständlich, daß die Kur nicht wirken kann, sondern daß die Heilbäder den Organismus noch mehr angreifen.

Ich weiß von verschiedenen Seiten, daß in solchen Fällen die Kurärzte darauf hinweisen, daß die Heilbäder angreifend seien und die wirkliche Erholung und Genesung sich „erst Weihnachten" einstellen werde. Dies ist ein sehr schwacher Trost, der zudem nicht eintrifft. Denn bis Weihnachten sind wenigstens die Menschen, von denen ich Berichte erhielt, zu Hause in ihren bestrahlten Betten immer wieder aufs Neue erkrankt. In einem sehr stark besuchten deutschen Kurort, den ich zweimal meiner Kriegsbeschädigung wegen aufsuchen mußte, fand ich in dem großen Kurhotel, das ich mit der Rute genau untersuchte, nur in drei übereinanderliegenden Zimmern das Bett strahlenfrei. Sämtliche übrigen Zimmer waren mehr oder weniger stark bestrahlt, so daß effektiv in dem ganzen großen Haus sonst kein Bett strahlenfrei stand. Dementsprechend war das Befinden der Kurgäste, soweit ich diese kennenlernte: Alle klagten, daß die **Kur nichts nütze,** daß sie allerlei Beschwerden hätten und besonders an **Schlaflosigkeit** litten. Von den drei strahlenfreien Zimmern hatte ich mir selbstverständlich eines ausgesucht. Aus den anderen beiden Zimmern hatte ich nur einmal Gelegenheit, einen Kurgast zu sprechen, und hörte von diesem, daß er mit dem Erfolg seiner Kur sehr zufrieden sei.

Ebenso wichtig ist es natürlich auch für Erholungs- und **Erziehungsheime,** Institute, Anstalten aller Art, daß die Häuser oder mindestens die Betten frei von Erdstrahlen stehen.

Auch Behörden, Industriewerke und kaufmännische Betriebe, die eine größere Anzahl von Beamten, Angestellten, Arbeitern beschäftigen, hätten die Pflicht, dafür zu sorgen, daß diese nicht den ganzen Tag über in bestrahlten Räumen sitzen, stehen, sich bewegen müssen. Ebenso wäre es Pflicht aller Behörden, deren Beamte **Dienstwohnungen** haben, im eigenen Interesse dafür Sorge zu tragen, daß ihre Beamten strahlenfrei schlafen und somit gesunderhalten werden. Aus einer Dienstwohnung ist mir z. B. bekannt, daß in ihr bereits drei **Krebsfälle** nacheinander vorgekommen sind: Dementsprechend stark war die Wohnung bestrahlt.

Die gleiche Pflicht hat der Staat aber auch für die Strafvollstreckungs-Anstalten. Wenn in Zukunft z. B. in Gefängnissen noch Krebsfälle entstehen, so müßte man das als Fahrlässigkeit der Verwaltung oder des Staates bezeichnen.

Heutige Bauweise höchst gesundheitsschädlich

Nicht nur Krankenhäuser, Sanatorien usw., sondern auch alle Wohnhäuser sollten in Zukunft nicht mehr mit Kellerdecken in Beton mit Eisenträgern gebaut werden oder gar auch noch mit solchen Decken zwischen den einzelnen Stockwerken. Diese Bauweise ist zwar bedeutend billiger als selbsttragende, gewölbte Kellerdecken, jedoch im höchsten Maße gesundheitsschädlich: Denn die Eisenträger strahlen nicht nur ihre Eisenstrahlung, sondern auch die in sie abgebeugten Erdstrahlen aus! Man kann mit der Rute auch in den höchsten Stockwerken – selbst wenn die Zwischendecken nicht in Eisenträgern betoniert, sondern in Holzträgern gebaut sind – noch jeden einzelnen Eisenträger der Kellerdecken wie auch z. B. jedes unter der Kellerdecke angebrachte Rohr einer Zentralheizung nachweisen. Gerade der Nachweis solcher Heizungsrohre unter der Kellerdecke ist für viele Menschen überzeugend für die Materie, wenn man zum ersten Male in einem Hause ist und natürlich unmöglich im Erdgeschoß oder in einem höheren Stockwerk wissen kann, wo unter einer Kellerdecke ein stärkeres Rohr einer Zentralheizung liegt. Für empfindliche Menschen – zu denen man in erster Linie die guten Rutengänger zählen muß – ist es eine Qual, z. B. im Erdgeschoß eines Hauses direkt über den Eisenträgern der Kellerdecke zu sitzen.

Ebenso verhält es sich mit den Zentralheizungsanlagen und Kohlenlagern im Keller*). Es ist sehr schädlich für die Gesundheit, wenn Betten über Heizungsanlagen und Kohlenkellern stehen, denn es stellt sich dadurch fast bei allen Menschen eine gewisse nervöse Unruhe ein, die die Schaffenskraft beeinträchtigt. Empfindliche Menschen z. B., die zu Hause gesund schlafen, reagieren darauf, wenn sie zufällig auswärts derart ungünstig zu liegen kommen, schon in der ersten Nacht mit unruhigem Schlaf oder Schlaflosigkeit und haben morgens beim Aufwachen häufig Kopfschmerzen.

Auf einem Schloß in Oberbayern, auf das ich auf Veranlassung des behandelnden Arztes wegen Krankheit der Bewohner zur Untersuchung auf Erdstrahlung gerufen wurde, konnte ich dem Besitzer im ersten Stock – in seinem Schlafzimmer und neben seinem Bett – sagen: „Hier unten ist ja auch Ihr Kohlenkeller!" Besitzer und Arzt sahen einander mit einigem Erstaunen an, bis ersterer mir antwortete: „Das ist richtig – aber wie können Sie das wissen? Sie sind doch noch nie hier im Hause gewesen!" Meine Antwort war: „Sehen Sie doch meine Rute an, sie zeigt andauernd Ausschläge auf Kohlen!" Außerdem floß unter dem Bett auch noch ein schwerer Untergrundstrom, und dementsprechend krank war auch der Besitzer. In diesem weitläufigen Schloß war eigentlich nur im Arbeitszimmer des Hausherrn ein einigermaßen brauchbarer Platz zum Schlafen, auf dem ein besonders breiter Diwan stand. Wie ich später hörte, hat der Besitzer sich meine Ratschläge zu Herzen genommen und schläft jetzt nur auf diesem Ruhebett.

Ich bin der Überzeugung, daß die allseitig anerkannt zunehmende Nervosität unserer Zeit nicht so sehr auf das leider notwendige, gesteigerte Lebens-

---

*) *Dasselbe gilt heute für Ölheizungskessel und Öltanks!*

tempo zurückzuführen ist, sondern ihren tieferen Grund nicht zuletzt auch im Bau von Häusern mit Eisenträgerdecken, mit Zentralheizungsanlagen und Kohlenvorräten oder Öltanks in den Kellern hat. Kohlenkeller und Zentralheizungsanlagen gehören nicht unter Wohn- und Schlafräume, sondern in Anbauten der Häuser oder unter Nebenräume!

Viele Menschen werden schon in alten Häusern, die sie betraten und in denen sie sich aufhielten, ein Gefühl der allgemeinen Entspannung und einen gewissen inneren Frieden verspürt haben. Das liegt meines Erachtens erstrangig daran, daß die alten Häuser eben nur gewölbte Kellerdecken ohne Eisenträger haben – und auch keine Eisenträger in den Zwischendecken.

Wenn wir nun diese Schädlichkeit von Eisenträgern und Heizungsanlagen für den menschlichen Organismus kennen, so ist es ohne weiteres klar, welch grober Unfug für die menschliche Gesundheit es ist, Häuser in Eisengerippen und mit Eisenträgerzwischendecken zu bauen. Was von Eisenträgern in Kellerdecken in noch relativ bescheidenem Maße gilt, finden wir in den sogenannten Stahlbetonhäusern (die ja bisher – wenigstens in Europa – im allgemeinen nur für Bürozwecke gebaut werden) in verstärktem Maße. Die Menschen, die gezwungen sind, hier den ganzen Tag zu arbeiten, sitzen ja nicht nur in Eisenstrahlung von unten oder von den Seiten, sondern, wenn solche Gebäude zudem noch in starken Erdstrahlen stehen, auch in den ins Eisen abgebeugten und von diesem neuerlich gebündelt ausgehenden Erdstrahlen, so daß die Schädlichkeit natürlich um soviel größer ist. Ich bin der Überzeugung, daß der Tag kommen wird, an dem der Staat, der sich seiner Pflicht gegenüber der Gesunderhaltung des Volkes bewußt ist, den Bau solcher Stahlbetonhäuser verbieten wird.

Wenn wir nach den gegebenen Beispielen von Heilungen chronisch Kranker durch einfaches Umstellen der Betten auf strahlenfreie Plätze nun wissen, wie leicht es ist, gesund zu werden, so wissen wir damit auch, wie wir uns gesund erhalten können:

Strahlenfrei schlafen und tagsüber eine strahlenfreie Arbeitsstätte!

4.
Die Wirkung auf Tiere

Nicht nur Menschen haben unter der Wirkung von Erdstrahlen zu leiden. Dasselbe gilt auch für Tiere, wenn sie z. B. im Stall bestrahlte Stände haben oder, wie etwa Kettenhunde, bestrahlt liegen müssen. Jedes Haustier – mit Ausnahme der Katze – meidet sonst, wenn es ihm irgend möglich ist, bestrahlte Plätze zum Niederlegen.

Rinder und Pferde

Die erste derartige Beobachtung machte ich vor fast dreißig Jahren an einer Kuhherde von über hundert Stück auf der Weide. Die Herde hatte sich in zwei Gruppen gelagert, die eine streifenförmige Freizone von etwa neun bis zehn Meter Breite trennte. Ich hatte zufällig Ruten bei mir, da ich von Blitzschlag-Studien im Walde kam, untersuchte diesen von Tieren freien Strich und fand, daß in seiner Mitte ein etwa drei Meter breiter, sehr starker Untergrundstrom floß. Die Kühe hatten also nicht nur diese drei Meter breite senkrechte Strahlung gemieden, sondern hatten sich auch noch etwas abseits, also außerhalb der Schrägstrahlung, niedergelegt. Ich habe daraufhin Jungvieh und Fohlen auf großen Weideflächen beobachtet und die verschiedenen Plätze, auf denen sie sich am Tage oder abends zur Ruhe legten, mit der Rute untersucht. In jedem Falle konnte ich feststellen, daß die Plätze, auf denen die Tiere, wie gewöhnlich, zusammenlagen, stets frei von senkrechten Erdstrahlen waren. In den Ställen hat das Umstellen eines irgendwie erkrankten und besonders stark bestrahlt stehenden Tieres auf einen strahlenfreien Platz denselben schnellen Erfolg wie bei der Umstellung von bestrahlten Betten der Menschen auf strahlenfreie Plätze.

Die Zeitungen berichten gelegentlich über „Hexen-Prozesse“, die dadurch zustandekommen, daß ein Nachbar, gewöhnlich eine Nachbarin, den andern oder dessen Frau der Hexerei beschuldigt. Der Grund ist in jedem Fall, daß im Stall der ersteren das Vieh nicht gedeiht und an allen möglichen Krankheiten eingeht. Diese Prozesse enden stets mit dem Freispruch der Beklagten, weil die Gerichte mit Recht nicht an Hexerei glauben. Was die Gerichte aber bisher nicht wußten, ist, daß der vermeintlich verhexte Stall oder mindestens ein Teil desselben stark bestrahlt ist. Natürlich können Tiere – in der Regel auch mehrere nacheinander – auch daran eingehen, daß das Futter schlecht bereitet wird, daß sich in diesem etwa Nägel oder andere Fremdkörper befinden, die die Tiere mit hinunterschlucken, und die dann zu Magengeschwüren und Darmdurchbohrungen führen.

Pferde sind nach meinen langjährigen Beobachtungen im allgemeinen etwas widerstandsfähiger gegen Erdstrahlen als andere Tiere. Stehen sie im Stall bestrahlt – das gilt sowohl für Gebrauchspferde wie auch für Fohlen im Laufstall – so ist stets zu sehen, daß die Pferde zunächst trotz bester Pflege ein glanzloses Haar bekommen und struppig werden. Sie fressen auch schlecht und magern allmählich ab. Rheumatismus, angelaufene Beine und Lähmungen treten häufig auf. Zuchtstuten, die bestrahlt stehen, nehmen sehr schlecht auf (werden nicht trächtig). Stellt man in einem solchen Fall die Stute auf einen strahlenfreien Platz, so nimmt sie nach meinen Beobachtungen sehr bald auf.

Dr. med. Birkelbach in Wolfratshausen konnte in einem Fall den Grund der Lahmheit von Pferden sehr überzeugend aufklären. Anläßlich eines ärztlichen Besuches bei einem Landwirt, in dessen Wohnung Dr. Birkelbach auch die Umstellung der bestrahlten Betten anordnete, erzählte ihm der Bauer, er habe einen ganz merkwürdigen Fall in seinem Pferdestall. Während sonst alle Pferde stets gesund seien, beginne in einem bestimmten Stand jedes länger dort stehende Pferd vorn links zu lahmen. Der Bezirkstierarzt, der sämtliche Pferde, die dort gestanden hatten, nacheinander behandelte, habe bei keinem der Tiere den Grund der Lahmheit ermitteln können. Dr. Birkelbach verbat sich sofort jede Angabe, welcher Stand es sei, und fand bei der Untersuchung des Stalles einen Stand, in dem vorn links an der Krippe eine Kreuzung war. Er hatte den richtigen Stand herausgefunden! Der Bezirkstierarzt, den Dr. Birkelbach auch noch daraufhin ansprach, gab zu, daß ihm die Lahmheit jedes Pferdes in diesem Stand stets ganz unerklärlich gewesen sei.

Pferde sind auch, ebenso wie die Menschen, der perniciösen Anämie (bösartige Blutarmut; Zerfall der roten und Vorherrschen der weißen Blutkörperchen) ausgesetzt, die ich schon im 3. Kapitel erwähnte. Mein Mitarbeiter Georg Jungkunst in Nürnberg – ein hervorragend begabter Rutengänger, der auf meine Anregung derartige Untersuchungen aufgenommen hatte – konnte das Interesse eines Tierarztes erwecken und wurde von diesem auch gelegentlich mit über Land genommen. In einem Fall von perniciöser Anämie bei einem Pferd stand das Tier natürlich in einem sehr stark bestrahlten Stand, hatte hohes Fieber und verweigerte das Futter. Der Tierarzt hatte wenig Hoffnung, das Pferd noch durchzubringen. Auf Veranlassung des Rutengängers, der den ganzen Stall untersucht hatte, wurde das Pferd in einen strahlenfreien Stand gestellt. Schon am nächsten Tag telefonierte der Landwirt, der Tierarzt brauche nicht wiederzukommen, denn das Pferd fresse schon wieder und das Fieber sei verschwunden. In diesem Stand blieb das Pferd nun längere Zeit, wurde dann aber von dem Landwirt – wahrscheinlich, weil es eben wieder gesund war – in den ersten Stand zurückgestellt. Nach kurzer Zeit bereits erkrankte es wiederum an derselben Krankheit. Neuerlich auf den strahlenfreien Stand zurückgestellt, fraß das Pferd schon am nächsten Tag wieder, das Fieber war wieder verschwunden.

Einen weiteren typischen Fall konnte Herr Jungkunst im Pferdestall einer großen Brauerei feststellen, in dem zwei Pferde andauernd krank waren. Natürlich waren diese beiden Stände bestrahlt, aber ein Umstellen in einen strahlenfreien Platz war nicht möglich, da alle Stände besetzt waren. Hier wurden nun die kranken Pferde ausgewechselt gegen zwei gesunde Pferde. Von diesen ging das eine am nächsten Tag bereits krumm, während das andere ein dickes Bein bekam. Das sind herausgegriffene Fälle, die aber wohl überzeugend sein dürften für die Empfindlichkeit der Pferde gegen Erdstrahlen.

Auch bei Rindvieh findet man, wenn es bestrahlt steht, rauhes, glanzloses Haar, Rheumatismus und Lähmungserscheinungen. Bei stark bestrahlt aufgezogenem Rindvieh tritt häufig Sterilität ein. Bestrahlt stehende Kühe nehmen schlecht auf und verkalben auch leicht (Fehl- und Frühgeburten). Das seuchenhafte Verkalben der Kühe scheint mir weniger einem Bazillus an sich zuzuschreiben zu sein als vielmehr dem Umstand, daß dieser Bazillus bei den Kühen, deren Organe durch andauernd starke Bestrahlung geschwächt sind, einen günstigen Nährboden zur Vermehrung findet. Auch Euterkrankheiten sind nach meinen Beobachtungen nur auf Erdstrahlen zurückzuführen, so z. B. der gelbe Galt (Mastitis), eine Euterkrankheit der Kühe, die sich in Schwellungen und Knoten des Euters sowie verändertem, flockigem und eiterigem Aussehen der Milch äußert. Kälber sind besonders empfindlich gegen Strahlung. Sie gedeihen von Anfang an nicht, bekommen struppiges, glanzloses Haar und bleiben im Wachstum sehr zurück. Bei starker Bestrahlung bekommen sie durchweg auch die gefürchtete Kälberruhr und leiden an Lähmungserscheinungen.

Den Grundriß eines Stalles, der auch als „verhext" gelten könnte, bringt **Abb. 47.** Dieser Landwirt in Niederbayern war mit Kühen und Schweinen direkt vom sogenannten Unglück verfolgt. Die Kühe gaben nur ganz wenig Milch, und wenn sie nicht verkalbten, so ging nach dem Kalben die Milch sehr schnell zurück, bis auf fünf bis sechs Liter. Die vier Kühe wie auch die Jungtiere sahen struppig und glanzlos im Haar aus und waren trotz besten und reichlichen Futters außerordentlich mager. Von einer Kuh, die dieser Landwirt in ein anderes Dorf verkauft hatte, weil sie bei ihm nicht aufnehmen wollte und auch keine Milch mehr gab, berichtete mir der Mann noch Folgendes: Anläßlich eines Besuches bei dem Käufer ein Jahr später fragte dieser ihn, ob er die verkaufte Kuh nicht einmal wieder sehen wolle. Das Tier, das ihm gezeigt wurde, war rund und wohlgenährt, hatte ein blankes Fell und ein volles Euter. Wie ziemlich verständlich, erklärte der frühere Besitzer: „Das ist nie meine Kuh gewesen!" Aber nach genauer Besichtigung, besonders der Fellzeichnung, mußte er zu seinem Erstaunen erkennen, daß dies doch seine frühere Kuh war, die bei ihm nicht gedeihen wollte. Dieses Ergebnis gab ihm dann Veranlassung, mich zur Untersuchung des Stalles und des Hauses zu rufen.

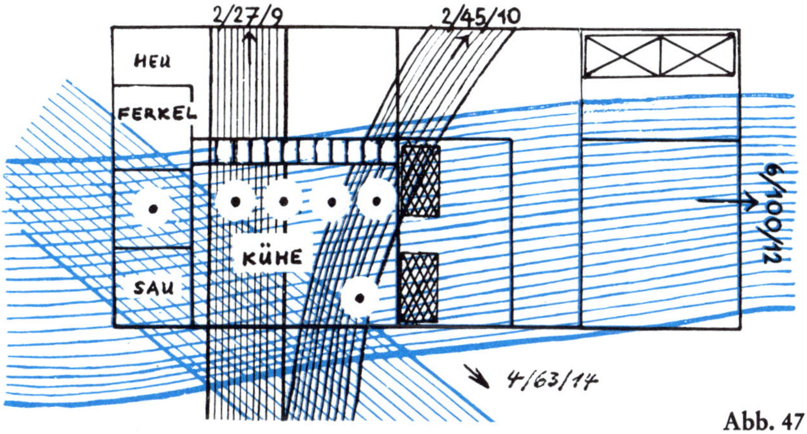

Abb. 47

Wie die Abbildung zeigt, war es bei der ungemein schweren Bestrahlung des Stalles kein Wunder, daß das Vieh nicht gedieh. Die in demselben Stall liegende Sau nahm auch stets schlecht auf und brachte schwache und kümmerliche Würfe. Die Ferkel sahen dagegen gut und glänzend im Haar aus, lagen aber sämtlich eng gedrängt in der strahlenfreien Ecke ihrer Bucht. Auf meine Frage, ob die Ferkel denn immer dort neben der Futterkrippe lägen, erklärte der Landwirt, er hätte es immer schon als merkwürdig gefunden, daß die Ferkel sich dort zusammendrängen statt an der rückwärtigen, wärmeren und zuggeschützten Innenwand. Die Erklärung, warum die Ferkel immer an der vorderen Ecke lagen, ist, wie aus der Abbildung ersichtlich, sehr einfach: Sie suchten stets die unbestrahlte Ecke der Bucht auf. Der einzige Platz in dem großen Stall, der frei von senkrechten Strahlen war, neben der Ferkelbucht, wurde für Grünfutter und Heu benutzt, sollte nun aber nach meiner Untersuchung sofort als Bucht für die Sau eingerichtet werden.

Im an den Stall angebauten Wohnhaus lag das Schlafzimmer des Landwirts und seiner Frau ebenfalls über der Hauptreizzone, ein Bett sogar auf einer Kreuzung. Das Ehepaar war denn auch ständig leidend, der Mann im Bett auf der Kreuzung noch mehr als die Frau. Tochter und Schwiegersohn dagegen – beide gesund – hatten von senkrechten Strahlen freie Schlafplätze (in der Abb. rechts oben).

In dem Wohnhaus mit Stall der **Abb. 48** in Oberbayern war die Frau des Besitzers, die im Zimmer a in Bett 1 geschlafen hatte, an Krebs gestorben. – Im Giebelzimmer darüber war die dort schlafende 19jährige Tochter schwer leidend: Schlaflosigkeit, Lungenverdichtungen, appetitlos und überhaupt sehr elend. Die Umstellung des Bettes auf die andere Seite desselben Zimmers zeigte, wie immer, schon nach wenigen Tagen die erfreulichste Besserung und schon nach wenigen Wochen war das junge Mädchen vollkommen geheilt.

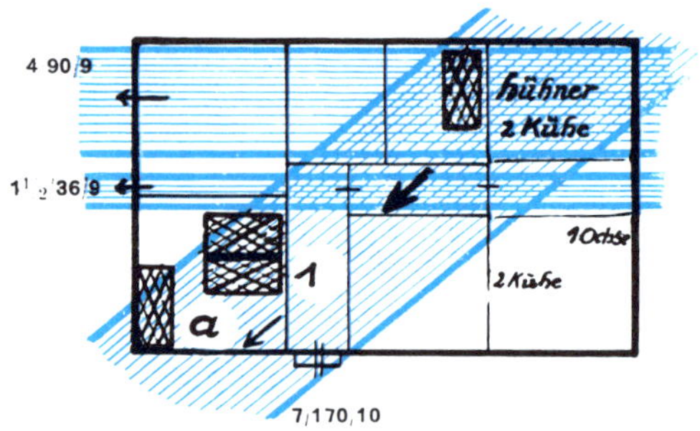

Abb. 48

Als ich nach der Wohnungsuntersuchung den Stall betrat, konnte ich dem Besitzer sofort sagen: „Von Ihren vier Kühen geben die beiden rechts viel Milch, die beiden links sehr wenig, und wenn sie einmal kalben, so geht die Milch sehr schnell zurück. Ihre Hühner sind ebenfalls schlechte Eierleger." Diese Behauptung war, wie aus der Abbildung ersichtlich, sehr leicht und ebenso richtig aufzustellen. Sofort rief die älteste Tochter, welche die Kühe versorgte und melkte – und die, wie sich herausstellte, in Tageszeitungen schon von meinen Arbeiten gelesen hatte – strahlend: „Habe ich es Euch nicht immer gesagt, daß die beiden Kühe links bestrahlt stehen!"

Es ist bei solchen Fällen immer wieder so sehr erfreulich, wie dankbar die Menschen sind, wenn man ihnen die Ursachen ihres Unglücks in Haus und Stall nachweist und ihnen die Möglichkeit gibt, es beheben zu können.

In Niederbayern betrat ich gelegentlich anderer Untersuchungen auch einen großen Rinderstall. Der Züchter, der hier erst seit zwei Jahren wohnte, war auf seinem früheren Besitz als besonders vortrefflicher und erfolgreicher Viehhalter bekannt gewesen. In diesem Stall aber hatte er in für ihn und seine Freunde unverständlicher Weise andauernd mit Krankheiten und Nichtgedeihen der Tiere zu tun.

Mein Befund war, daß zehn Tiere – zwei Ochsen und acht Kühe – auf einem stark strahlenden Strom standen. Nur ein Kalb und zwei Jungrinder, die an der anderen Seite der Stallung angebunden waren, standen strahlenfrei, sahen wohlgenährt aus und hatten glänzendes Fell. Die beiden dreijährigen Ochsen waren im Wachstum so zurückgeblieben und so mager, daß man sie auf eineinhalb bis höchstens zwei Jahre einschätzen konnte; außerdem waren sie struppig und glanzlos im Haar. Über den schlechten Milchertrag der Kühe klagte der Besitzer – dessen Kühe im früheren Stall als besonders milchreich bekannt gewesen waren – außerordentlich. Beim Abgehen der Reihe fand ich noch einen weiteren starken, allerdings nur einen Meter breiten Strom, so daß eine Kuh auf einer Kreuzung stand. Ich bezeichnete dem Landwirt diesen Stand und diese Kuh als am schlechtesten. Der Mann war aufs höchste überrascht und erklärte mir, das stimme ganz genau, denn jede Kuh, die er dorthin stelle, gehe binnen weniger Tage fast vollständig im Milchertrag zurück, ohne daß er sich dies in den vielen Fällen bisher, während der beiden Jahre, habe erklären können. Sein Entschluß, die Kühe aus diesem Stall herauszunehmen und die anschließende, strahlenfreie Scheune zum Viehstall auszubauen, stand sofort fest.

Den Fall, daß in einer Reihe von Vieh nur ein einziges Stück nicht gedeiht, findet man häufig – und jedesmal steht dieses einzelne Tier allein stark bestrahlt. Natürlich sind auch in diesen Fällen die Landwirte sehr dankbar, wenn man ihnen den Grund nachweist, warum auf diesem Stand jedes neu hingestellte Tier unweigerlich zu kränkeln anfängt. Und in jedem Fall kommt die Erklärung, daß dieser Stand in Zukunft freibleiben werde.

Über Milzbrand habe ich nur in einem Fall sichere Nachricht, daß das erkrankte Tier auf einer starken Kreuzung gestanden hatte. Ich selbst hatte noch keine Gelegenheit, Untersuchungen hierüber anzustellen. Es ist aber wohl anzunehmen, daß auch der Milzbrand durch starke Bestrahlung entsteht.

Außerordentlich eigentümlich gegenüber all diesen Erkrankungen ist es, daß in Ställen, in denen Maul- und Klauenseuche ausgebrochen war, bei mehrfachen Beobachtungen diejenigen Tiere, die bestrahlt standen, nur äußerst schwach erkrankten. Hiervon scheint es keine Ausnahme zu geben. Es muß Sache der berufenen Wissenschaft bleiben, diese Zusammenhänge experimentell aufzuklären.

Schweine

Fast noch deutlicher als bei Pferden und Rindvieh erkennt man die Wirkung der Erdstrahlen auf Schweine, die zweifellos noch empfindlicher darauf reagieren. In einer Reihe vieler Buchten mit säugenden Sauen kann man auch ohne Ruten ohne weiteres sagen, ob und welche Buchten bestrahlt sind: Denn die Ferkel in bestrahlten Buchten gedeihen auffällig schlechter als die strahlenfrei liegenden. Bei sehr starker Bestrahlung kümmern die Ferkel regelrecht dahin und bekommen auch alle die gefürchtete Ferkelruhr sowie einen schwärzlichen Ausschlag. Ein großer Teil solcher Würfe geht gewöhnlich ein, solange die Ferkel noch bei der Sau sind, und auch danach entwickeln sich die überlebenden schlechter und lassen sich auch schwerer mästen.

Lähmungserscheinungen treten bei solchen Tieren auch später noch auf. Liegen die abgesäugten Sauen in ihren Ställen bestrahlt, so nehmen die meisten auch schlecht auf und bringen nur schwache Würfe. Selbst Mastschweine aus gesunden Würfen nehmen nur ungenügend zu, wenn sie in bestrahlten Buchten liegen. Diese Erscheinung ist übrigens bei allen Tieren gleich: Die Bestrahlung greift den Magen an und macht freßunlustig.

Vor allem sollten Schweinezüchter darauf achten, daß die Zuchteber strahlenfrei liegen. Denn bei einem Eber, der nur bei gutem Wetter stundenweise in einem Auslauf ins Freie gelassen wird, wirken sich die Strahlen hinsichtlich der Zeugungskraft ganz besonders aus. Vielfach findet man bei ihnen in bestrahlten Buchten, auch wenn diese sehr groß sind, Steifheit in den Knochen und Lähmungserscheinungen, an denen sie nicht selten eingehen. Bei dem raschen Umsatz des investierten Kapitals bei Schweinen ist es für den Landwirt sehr wichtig, dafür zu sorgen, daß die Schweineställe strahlenfrei stehen.

Ziegen

Ziegen sind ebenfalls sehr empfindlich gegen die Erdstrahlung. Ebenso wie stark bestrahlte Kühe nach dem Kalben rasch in der Milchleistung zurückgehen, verlieren auch stark bestrahlt stehende Ziegen nach dem Lammen schnell die Milch.

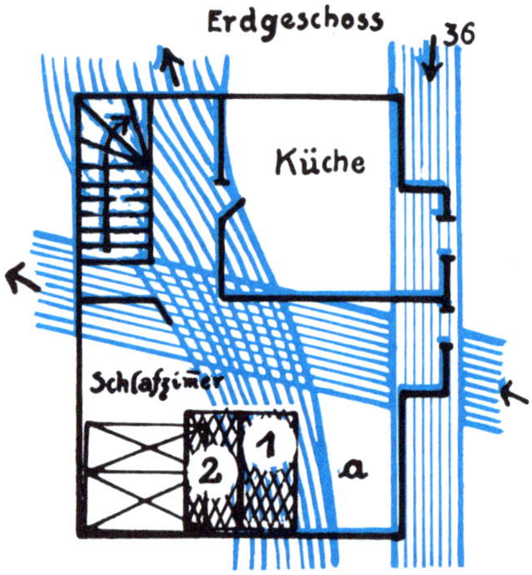

Abb. 49

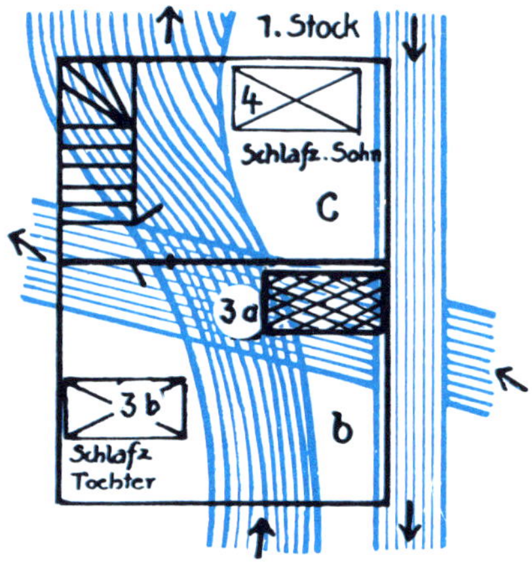

Abb. 50

Ein typisches Beispiel hierfür lag in dem Hause in F. der **Abb. 49** und **50** vor. Der Besitzer hatte mir schriftlich sein Leid geklagt, nachdem er von meinen Arbeiten gehört hatte. Da ich keine Zeit finden konnte, das Haus zu untersuchen, hat später die Gräfin von der Schulenburg diese Untersuchung vorgenommen und die gefundenen Ausstrahlungsstreifen eingezeichnet. Der Besitzer hatte versucht, in dem Keller unter Zimmer a des Erdgeschosses eine Ziege zu halten, die dort jedoch in starker Strahlung stand. Deshalb hatte er kein Glück damit. Vier Ziegen, die er nacheinander anschaffte, verloren bereits binnen zwei bis drei Tagen ihre Milch und gingen ein. Ein deutliches Zeichen gerade für die Empfindlichkeit von Ziegen.

In Zimmer a des Erdgeschosses schlief der Besitzer in Bett 1 und hatte ein Nierenleiden. Die in Bett 2 schlafende Frau war vollkommen gesund. (In **Abb. 49** ist die mögliche Bettumstellung auf einen strahlenfreien Platz links daneben eingezeichnet.)

Im ersten Stock hatte die inzwischen verheiratete Tochter zuerst in Bett 3 b geschlafen. Das Bett war dann durch innenarchitektonische Veränderung auf Platz 3 a gekommen. Dort schlief sie noch nicht lange, da stellte sich bei ihr, was früher nie der Fall gewesen war, tagtäglich heftiges Nasenbluten ein. Ärzte und Medikamente waren machtlos dagegen. Als die Tochter später heiratete und fortzog, waren die Nasenblutungen mit einem Schlag zu Ende. Darauf nahm der bis dahin im Zimmer c (Bett 4) schlafende Sohn das nach Süden gelegene Zimmer seiner Schwester. Er schlief dort aber kaum drei bis vier Wochen, als er ebenfalls, genau wie seine Schwester, von täglichem häufigem Nasenbluten heimgesucht wurde, das noch stärker war als bei seiner Schwester. Erst nach Lesen eines Zeitungsberichtes über meine Arbeiten beorderte der Vater seinen Sohn wieder in das Zimmer c zurück, mit dem Erfolg, daß die Blutungen schon vom nächsten Morgen an nicht mehr auftraten.

Schafe

Daß auch Schafe die Bestrahlung empfinden, konnte ich einmal in einem sehr großen Schafstall feststellen, der an der einen Giebelseite auf etwa 5 Meter Breite stark bestrahlt war. Ich habe hier in vielen Wintermonaten häufig kontrolliert und niemals gefunden, daß die Schafe an dieser Giebelseite lagen, sie drängten vielmehr alle nach der anderen Giebelseite. Der Schäfer bestätigte mir, daß er dies schon von jeher beobachtet habe und daß es ihm stets unverständlich gewesen sei, zumal die Seite, zu der die Schafe immer zu liegen hindrängten, die Wetterseite war.

Hühner

Ein besonders feines Empfinden für die Erdstrahlung haben Hühner. Viele Geflügelhalter werden wohl schon bemerkt haben, daß in den Schlafräumen der Hühner diese sich auf den Stangen z. B. alle nach einer Seite drängen, während auf der anderen Seite nachts überhaupt kein Huhn sitzt – selbst dann nicht, wenn die bevorzugten Teile der Stangen für die Gesamtzahl der

Hühner gar nicht ausreichen, so daß diese sich abends gegenseitig von den Stangen stoßen. Die Hühner, die schließlich oben keinen Platz mehr finden, setzen sich nicht etwa auf den freien Platz der Stangen, sondern bleiben lieber unter den besetzten Strecken auf der Erde sitzen. Man sieht dies in den Hühnerställen auch ohne weiteres daran, daß unter einem Teil der Stangen der Boden frei von Schmutz ist.

Unter diesem Teil aber, auf dem die Hühner die Stange nicht benutzen, ist ohne Ausnahme jedesmal eine starke Erdstrahlungszone. Diese Beobachtungen machen auch verständlich, daß, wenn die Hühner einen vollständig bestrahlten Stall haben, sie auch außerordentlich schlecht im Eierlegen sind –, und zwar so schlecht, daß häufig die Hühner abgeschafft werden, weil sie angeblich nicht rentieren, sondern mehr Futter verbrauchen, als sie Eier liefern. Es ist somit kein Verdienst, wenn Hühnerhalter sich rühmen, daß sie von ihren Hennen im Jahr zweihundert Eier und mehr bekommen. Diese Hühnerstämme haben eben, wie ich häufig feststellen konnte, einen strahlenfreien Stall. Diesem entsprechend sind auch die Leistungsprüfungen für Hühnerstämme zu bewerten, die bekanntlich sehr große Unterschiede in der Eierzahl der in Konkurrenz befindlichen Stämme zeigen. Die Geflügelzüchter, die ihre Hühner zu solchen Leistungsprüfungen senden, schicken doch ganz zweifellos ihre besten Stämme, um durch den Beweis, daß ihre Hennen dort gut abschneiden, einen besseren Absatz für Bruteier und Zuchtgeflügel zu bekommen. Wenn aber auf solchen Leistungsprüfungen die Eierzahl pro Henne zwischen 133 und über 200 schwankt, so dürfte es ohne weiteres klar sein, daß hierfür nur die verschiedenen Stallungen – bestrahlt oder strahlenfrei – ausschlaggebend sind. Solange also Gremien, unter deren Schirmherrschaft Leistungswettbewerbe abgehalten werden, nicht dafür sorgen, daß alle Hühnerstämme unter gleichen Bedingungen – d. h. in strahlenfreien Ställen – gehalten werden, haben solche Wettbewerbe für die Beurteilung der einzelnen Zuchten wie auch der verschiedenen Rassen überhaupt keinen Wert.

In dem vorgenannten Fall der Ziegen (**Abb. 49** und **50**), die nacheinander die Milch verloren, wurden, nachdem die Ziegenhaltung als „unrentabel" aufgegeben wurde, die Hühner aus ihrem früheren Stall in den Ziegenstall gebracht. Der Erfolg war, daß fünfzig Hennen, die bis dahin fleißig gelegt hatten, pro Woche nur noch zehn bis fünfzehn Eier legten, und daß von den etwa hundert Stück Junggeflügel (das ebenfalls in diesen Raum verlegt wurde) jeden Tag fünf bis sieben Stück eingingen.

Auch das Verlassen der Brutboxen durch Hennen, manchmal schon wenige Tage nach Beginn des Brütens, ist nur darauf zurückzuführen, daß alle vorhandenen Boxen bestrahlt waren, und daß die Henne eben trotz ihrer Brutlust das andauernde Sitzen in der Strahlung nicht ertragen konnte. Dieser Empfindlichkeit der Hühner entsprechend ist auch ihr allgemeiner Gesundheitszustand. Auf der Tierärztlichen Hochschule in Berlin sind im Laufe von dreizehn Jahren unter 2144 Hühnern nur 13 = 0,6 % geschwulstkranke Hühner gefunden worden.[1])

Enten

Wie wesensverwandt die Erdstrahlen mit den allerdings weniger durchdringungsfähigen Röntgenstrahlen sind, geht aus folgender sehr aufschlußreicher Beobachtung an Enten hervor. Es ist bekannt, daß durch längere und häufigere Röntgenbestrahlung Sterilität erzeugt werden kann. Ein Ehepaar hatte sich Enten angeschafft, die überaus fleißig Eier gelegt hatten. Nach dem Umzug ging die Legeleistung allmählich immer mehr zurück und im Frühjahr, in der Hauptlegezeit, legten die Enten kein einziges Ei mehr und auch den ganzen Sommer nicht. Auffällig war dabei auch die Änderung im Gefieder. Von den Khaki-Campbell-Enten verloren die Erpel vollkommen die leuchtende grüne Farbe des Kopfes und des Halses, die in ein schmutziges Graubraun überging. Ebenso verloren die weiblichen Enten die feine Zeichnung der Federn, die ebenfalls in ein schmutziges Graubraun überging. Wie sich herausstellte, war der Platz ganz besonders stark bestrahlt.

Als dann die Enten im Sommer einen neuen Stall weiter weg im Garten bekamen, der unbestrahlt war, fingen sie nach wenigen Wochen schon an, sich langsam wieder zu verfärben. Die Erpel bekamen wieder die schöne grüne Färbung von Kopf und Hals und bei den weiblichen Enten trat die normale Zeichnung der einzelnen Federn wieder hervor. Das ist also ungefähr dieselbe Erscheinung, wie wir sie schon von anderen Haustieren gehört haben, die bei bestrahlten Ständen rauh und struppig im Haar werden. Als dann im Herbst einige dieser Enten geschlachtet wurden, zeigte sich, daß die Eierstöcke vollkommen verkümmert waren.

Die Erdstrahlen haben in diesem Fall also denselben Effekt gehabt, den man, wie erwähnt, mit Röntgenstrahlen erzielen kann, nämlich künstliche Sterilität.

Tauben

Die Empfindlichkeit gegen Erdstrahlen, wie man sie an Hühnern so leicht beobachten kann, findet man auch bei Tauben. Taubenzüchter werden häufig die Beobachtung gemacht haben, daß die Vögel manche Schläge oder z. B. in vergrößerten Ställen die neuen Teile nach Möglichkeit meiden und daß bei vielen Ställen, die geräumig genug zur Aufnahme aller Tauben sind, sehr viele Tiere abends nicht in den Schlag gehen, sondern nachtsüber lieber draußen sitzen. Auch in solchen Fällen fand ich die Schläge, die die Tauben überhaupt nicht annehmen wollten oder aus denen sie sich wieder

1) Geflügel-Börse 1907, Nr. 43.

herausgewöhnten, vollkommen bestrahlt. Ich fand auch, daß in Taubenschlägen diejenigen Teile, die bestrahlt waren, nicht zum Brüten benutzt wurden.

Hunde

Hunde meiden, wenn sie sich hinlegen wollen, sorgfältig jede bestrahlte Stelle. Es ist bekannt, daß bei Hunden vielfach auch Krebs festgestellt wurde, ich bin aber der Überzeugung, daß es sich in diesen Fällen nur um Kettenhunde oder um solche Tiere gehandelt hat, die in total bestrahlten Wohnungen gar keine Ausweichmöglichkeiten hatten. Ein paar Beispiele mögen illustrierten, wie sehr die Hunde die Strahlung meiden.

Abb. 51

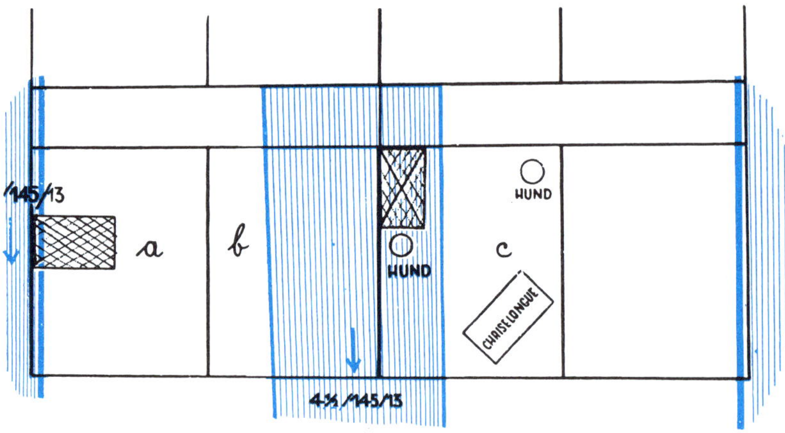

Im Hause der **Abb. 51** schlief in Zimmer c der zwanzigjährige Sohn, und beim Fußende des Bettes (auf der Abbildung Kreis links) sollte dessen sehr schöner Schäferhund schlafen. Der Hund, an Gehorsam gewohnt, legte sich stets auch brav auf sein Lager – aber sobald das Licht gelöscht war und er wohl „glaubte", daß sein Herr schliefe, schlich er sich stets leise und behutsam fort und legte sich in die mit dem Kreis rechts oben bezeichnete Ecke des Zimmers. Wachte sein Herr wider Erwarten noch und kommandierte ihn auf seinen alten Platz zurück, so gehorchte der Hund natürlich – aber nach fünf oder zehn Minuten schlich er sich doch wieder in die strahlenfreie Ecke. Er wurde auch jeden Morgen, wenn sein Herr aufwachte, in dieser Ecke auf dem Boden liegend gefunden.

Dieser junge Mann, dem der Hund gehörte, machte einen typisch bestrahlten Eindruck. Er klagte auch, daß er unruhig schlafe und morgens immer müde und zerschlagen sei. Beim mehrtägigen Besuch eines auswärtigen Freundes überließ er diesem sein Bett und schlief selbst auf dem in der

Abbildung eingezeichneten Sofa. Die Nächte dort schlief er glänzend und wachte morgens frisch und vergnügt auf, so daß er nach der Abreise seines Freundes nur durch den Einspruch seines Vaters daran gehindert werden konnte, ständig auf dem Diwan zu schlafen. Auf die Idee, das Bett auf diese Stelle umzusetzen, war niemand gekommen. – Der im Zimmer a schlafende Vater, bei dem nur das Kopfkissen bestrahlt war, litt an Kopfschmerzen.

Einen ähnlichen Fall konnte ich im Isartal feststellen, in einem Haus, in das ich zum ersten Mal eingeladen war. Nach dem Essen, als ich es am Tisch vor lauter „Kribbeln" schließlich nicht mehr aushielt, untersuchte ich das Zimmer. Dieses war kreuz und quer bestrahlt, und ich fand, daß nur neben dem Stuhl, auf dem ich gesessen hatte, an der Ecke des Tisches ungefähr ein Quadratmeter frei von senkrechter Bestrahlung war. Als ich diesen Befund angab, lachten meine Gastgeber, denen meine Arbeiten genau bekannt waren, und fragten, ob ich denn nicht bemerkt hätte, daß ihr Hund beim Essen immer neben mir gelegen hätte: Der lege sich im Eßzimmer stets nur auf diesen einen Fleck!

Bei einer Hausuntersuchung in Pasing fand ich, nachdem ich schon ein paar schwere Untergrundströme festgestellt hatte, an der einen Ecke des Hauses eine leere Hundehütte, von der aus die Kette lang weglag. Diese Hütte stand auf einer schweren Kreuzung. Ich nahm an, daß der Besitzer den Hund vielleicht von der Kette gelöst und irgendwo sonst untergebracht hatte, weil das Tier bissig wäre und mich bei der Arbeit gestört hätte. Natürlich empfahl ich, die Hütte lieber auf einen anderen Platz zu stellen, weil der Hund hier auf einer starken Kreuzung läge und jedenfalls Rheumatismus und vielleicht auch Krebs bekommen könne. Die Antwort war: „Zuerst hat er Rheumatismus gehabt – und später ist er eingegangen. Bei der Sektion ergab sich, daß er Krebs hatte."

Katzen

Anders ist es mit Katzen. Eine Katze legt sich nur dorthin, wo möglichst starke Strahlung ist. Wenn z. B. in einem Zimmer eine Kreuzung unterirdischer Ströme ist, so wird man immer finden, daß die Katzen sich einen solchen Platz wählen. Bei absolut strahlenfreien Zimmern findet man dagegen, daß die Katzen immer hinausdrängen und sich in einem anderen, bestrahlten Zimmer oder vielleicht im Treppenhaus einen Platz suchen. Diesem eigenartigen Umstand ist es vielleicht zuzuschreiben, daß Rheumakranke sich Katzenfelle auflegen, denen somit noch irgendwelcher Einfluß durch das ständige Bestrahltliegen des Tieres zuzuschreiben ist.

Bienen

Ebenso wie die Katzen lieben auch die Bienen die Bestrahlung. Je stärker ihr Stock bestrahlt ist, desto mehr werden sie zum Honigtragen angeregt. Ich habe manchmal bei großen Bienenhäusern – die ein Dutzend oder auch mehrere -zig Bienenstöcke umfaßten – die Imker dadurch in Erstaunen gesetzt, daß ich ihnen nach Untersuchung des Bienenhauses mit der Rute genau angeben konnte, welche Völker gut tragen, welche weniger gut und welche schlecht. Wenn die Imker diese präzise Angabe auch häufig verblüfft haben mag, so ist die Lösung ja doch außerordentlich einfach. Denn bei einem Bienenhaus, das zum Teil bestrahlt ist, müssen eben diejenigen Völker, die in senkrechter Strahlung stehen, am besten tragen, die in Schrägstrahlen etwas weniger gut und die strahlenfrei stehenden am schlechtesten.

Ein Imker, der sich zehn Völker Bienen angeschafft hatte, klagte mir nach zwei Jahren, er müsse diese wieder abschaffen: Es gebe in der Gegend zuviel Bienen, und seine Völker brauchten dem Wert nach mehr Zuckerfütterung, als sie Honig lieferten. Eine Untersuchung des Bienenhauses ergab, daß es vollkommen frei von Erdstrahlen war und daß sogar in einem Umkreis von 150 Metern überhaupt keine Strahlung vorhanden war. Bei einem Großimker in Niederbayern, der über sechzig Völker besitzt und bekannt ist für deren besonders hohe Erträge, fand ich seinen guten Ruf und die Tüchtigkeit seiner Bienen dadurch erwiesen, daß von den beiden langgestreckten Bienenhäusern das eine und größere auf einer außerordentlich schweren und breiten Kreuzung von sehr starken Untergrundströmen stand, während das andere von zwei ebenfalls starken Strömen in verschiedener Tiefe, jedoch mit einem Abstand von etwa eineinhalb Meter unterflossen war. Ich konnte auch hier dem Imker – und, wie er mir bestätigte, zutreffend – sagen, daß er von den Völkern des erstgenannten Bienenhauses die größten Erträge habe und daß im zweiten Bienenhaus vier Völker, je zwei übereinander – die nämlich in dem von senkrechten Strahlen freien Raum zwischen den beiden Strömen standen – weniger gut trügen als die anderen.

Die Bienen suchen sogar selbst diese Strahlung, wenn sie schwärmen. Überall wo die Königin – und damit der ganze Schwarm – sich angesetzt hat, findet man ausnahmslos den Ast usw. in starker Erdstrahlung. Als ich dies in einem öffentlichen Vortrag in Vilsbiburg ausführte, sprach mich nachher der 2. Bürgermeister Dr. Lindner als alter Imker darauf an und erzählte mir, daß die Schwärme seiner Völker sich, worüber er sich immer schon gewundert habe, in seinem großen Garten nur an Obstbäumen ansetzten, die auf einer schnurgeraden Linie standen. Ich wurde ersucht, den Beweis der Wahrheit für meine Angabe, daß Schwärme sich nur bestrahlt ansetzen, zu liefern und am nächsten Tag den Garten zu untersuchen. Die Aufgabe war sehr einfach zu lösen. In dem Garten standen mehrere Reihen mit Obstbäumen, von denen nur eine Reihe der Länge nach stärker bestrahlt stand. Es konnte also nur diese Reihe sein, an der die Schwärme sich ansetzten, und das stimmte auch.

Neben der Freude an ihren Bienen haben die Imker noch einen Vorzug aus ihrer Liebhaberei, der allen Imkern, mit denen ich bisher darüber sprach, noch unbekannt war: Es sind nämlich im derzeit größten deutschen Krebsforschungs-Institut, in der Charité in Berlin (wo seit 1872 auch Buch geführt wird über die Berufe der Krebskranken), wohl Kranke aus allen möglichen Berufen eingeliefert worden, aber noch niemals ein Imker*). Ein richtiger Imker wird jeden Tag ein paarmal von Bienen gestochen. Das Bienengift muß also irgend eine spezifische Wirkung gegen den Krebs haben oder, richtiger gesagt, es muß ein Gegenmittel sein gegen die Wirkung der Erdstrahlen auf den Organismus. Dies geht auch weiter daraus hervor, daß ein Rheumatismus-Kranker nach einem Bienenstich für mehrere Tage vollkommen schmerzfrei bleibt. Man hat auf Grund dieser Beobachtungen versucht, das Bienengift unter dem Namen Apicosan zu Einspritzungen zu benutzen, hat aber, soviel ich weiß, keine sonderlichen Erfolge gegen Krebs damit gehabt. Nur bei der leichteren Erkrankung des Rheumatismus sind günstige Erfolge erzielt worden. Hierüber hat Dr. S. Ecker in der „Therapie der Gegenwart" berichtet. Er hatte sehr gute Erfolge bei Muskel- und Gelenkrheumatismus, Ischias und Nervenschmerzen. Gelegentlich traten allerdings auch Nebenwirkungen ein, wie Kopfschmerzen, Schwindelanfälle und Schweißausbrüche.

Wenn nun aber Imker, wie es offenbar der Fall ist, keinen Krebs bekommen, wie mir dies auch viele Imker aus ihren Erfahrungen bestätigen konnten, so muß entweder bei der Verarbeitung des Bienengiftes zu Einspritzungen irgend ein chemischer Umwandlungsprozeß vor sich gegangen sein, der die Wirkung des reinen Bienengiftes abgeschwächt hat, oder aber das Apicosan wird von Völkern gewonnen, die unbestrahlt gestanden haben. Dies ist wahrscheinlich, wenn das Apicosan etwa von der Heidebiene gewonnen wird, und zwar aus folgendem Grund:

Im Gegensatz zu anderen Bienenrassen fängt die Heidebiene nicht im Frühling, spätestens im Mai an zu tragen, sondern schickt nur einen Schwarm nach dem andern aus dem Stock heraus, und zwar bis gegen Ende Juli. Erst dann, wenn die Heide anfängt zu blühen, hört das Schwärmen der Heidebiene völlig auf, und sie trägt dann außerordentlich fleißig. Durch dieses mehrmonatige Schwärmen hat sich nun aber die Zahl der Völker, mit denen der Imker durch den Winter gekommen ist, um ein Vielfaches vermehrt. Diese Völkerzahl nimmt der Heideimker nicht etwa mit durch den Winter, sondern er bleibt im allgemeinen bei der Zahl, die er jedes Jahr überwintert. Die übrigen Bienenkörbe werden ausgeschwefelt (d. h., die Bienen werden getötet und können zur Apicosangewinnung dienen.) Selbstverständlich nimmt der Heideimker diejenigen Völker in den Winter hinein und für das nächste Jahr, die am meisten getragen haben – ohne allerdings zu wissen, warum sie am besten getragen haben, nämlich: weil sie am stärksten bestrahlt gestanden haben. Ausgeschwefelt werden also nur diejenigen Völker, die am schlechtesten getragen haben und die dementsprechend schwach oder gar nicht bestrahlt gestanden haben.

Es ist nun wohl möglich, daß die Bienen jenen heilkräftigen Stoff in ihrem Gift nur dann bilden, wenn sie stark bestrahlt zum fleißigen Honigtragen angeregt werden, und daß bei schwach oder gar nicht bestrahlten Völkern dieser uns noch unbekannte spezifische Stoff nur schwächer in dem Bienengift enthalten ist.

Ameisen

Wie die Bienen, so suchen auch die Ameisen möglichst starke Erdstrahlung. Man wird niemals einen bewohnten Ameisenhaufen im Walde finden, der nicht bestrahlt steht. Bei verlassenen Haufen, die auch manchmal zu finden sind, stellt sich jedesmal heraus, daß keine Erdstrahlung mehr vorhanden ist. Dies ist auch wieder ein Beweis dafür, daß unterirdische Wasserläufe manchmal ihr Bett verändern. Wenn man mit der Rute die von einem Ameisenhaufen ausgehenden Straßen der Ameisen untersucht, so findet man stets, daß diese Straßen direkt auf oder unmittelbar neben der Grenze der senkrechten Erdstrahlung verlaufen.

Wir werden im 7. Kapitel noch näher erfahren, daß die Stärke der senkrechten Erdstrahlen an den Grenzen der Ausstrahlungsstreifen weitaus am stärksten ist. Die Ameisen suchen sich also auch für ihre Straßen die stärkste Strahlung, die sie finden können.

Mit der Gewohnheit der Ameisen, nur in Strahlungen zu bauen, hängt zweifellos auch die gute Wirkung der Ameisensäure bei Einreibungen und Injektionen gegen Rheumatismus zusammen – analog der Wirkung des Bienengiftes. (Die synthetische Ameisensäure hat dagegen nicht die gleich gute Wirkung wie die natürliche.)

Wild

Wenn wir wissen, wie empfindlich schon unsere Haustiere gegen Bestrahlung sind und sie zu meiden suchen, so ist es nicht verwunderlich, daß beim Wild in freier Wildbahn das Vorkommen bösartiger Geschwülste, insbesondere des Sarkoms und des Krebses, ganz selten ist. Es gibt aber immerhin solche seltenen Ausnahmefälle und bei diesen Ausnahmen kann es sich wohl nur um Tiere handeln, die durch irgendeinen Defekt unempfindlich gegen die Strahlung geworden sind und sie nicht meiden. Wir kennen noch nicht das Organ, in dem bei Menschen und Tieren die Empfindlichkeit gegen die Erdstrahlen ausgelöst wird.

Wie bei den Straßen der Ameisen, so findet man mit der Rute auch, daß die Wildwechsel immer auf Ausstrahlungsstrichen liegen. Man kann daraus allerdings nicht folgern, daß nun das Wild für seine Wechsel gerade diese Strahlung sucht. Die Erklärung kann nur darin gesucht und gefunden werden, daß auf all diesen Strahlungsstrichen nicht nur die im Walde ursprünglich gepflanzten Bäume infolge der Strahlung – wie wir im nächsten Kapitel hören werden – ein geringeres Wachstum haben und schließlich eingehen, sondern auch darin, daß auf diesen Strahlungsstrichen der Graswuchs geringer ist und so dem Wild den Wechsel gewissermaßen bietet.

Befahrene Fuchsbaue sind, wie ich in unzähligen Fällen mit der Rute feststellen konnte, ausnahmslos strahlenfrei. Diese Untersuchungen hat u. a. auch Dr. med. Birkelbach-Wolfratshausen aufgenommen und in allen Fällen bestätigt gefunden. Die Füchse sind also ebenso empfindlich gegen Erdstrahlen wie z. B. der Hund. Dagegen fand ich ein paarmal jahrelang nicht mehr befahrene, also verlassene Fuchsbaue bestrahlt. In diesen Fällen muß der Untergrundstrom unter den Bauen neu aufgebrochen sein, so daß die Füchse den nunmehr bestrahlten Bau nicht mehr annahmen.

Zootiere

Tiere, die in der Gefangenschaft in Zoologischen Gärten gehalten werden und die aus bestrahlten Gehegen und Käfigen nicht herauskönnen, unterliegen gegenüber Wild in freier Wildbahn der starken Kraft der Erdstrahlen. Bei Sektionen (Leichenöffnungen) eingegangener Zootiere hat man bei Löwen, Tigern, Rhinozerossen, Känguruhs, Opossums, Affen, Fischottern, Adlern, Geiern usw. häufig krebsartige Geschwülste gefunden, dagegen nur in ganz geringen Fällen bei Hirschen und Rehen[1]), die meist in größeren Freilaufgehegen gehalten werden.

Vögel

Wieviel empfindlicher als Menschen Tiere gegen Erdstrahlen sind, sieht man bei allen Vögeln. Ich habe sehr viele Hunderte von Vogelnestern – bzw. unter ihnen die Erdoberfläche – auf Erdstrahlen untersucht und fand dabei nicht ein einziges Vogelnest, das bestrahlt gebaut war. Bei Storchennestern ist dies nicht nur von mir, sondern auch von vielen anderen Rutengängern festgestellt. Nach dem Volksmund soll ein Gebäude, auf dem ein Storchennest ist, gegen Blitzschlag geschützt sein. Das ist nicht ganz richtig. Wenn ein Storchennest auf dem einzigen Giebel eines nicht allzu großen Hauses gebaut ist, so steht es allerdings vollkommen strahlenfrei (auch frei von

---

1) cf. Wolff, „Die Lehre von der Krebskrankheit", Bd. III, Verlag Fischer, Jena.

starken Schrägstrahlen). Handelt es sich aber z. B. um ein langgestrecktes Gebäude, so kann eine blitzgefährliche Kreuzung sehr gut an anderer Stelle unter dem Gebäude, auch etwa unter einem zweiten Giebel, liegen. Fälle von Blitzschlägen in Gebäude, auf denen ein Storchennest war, sind denn auch nicht selten – aber niemals hat der Blitz in der unmittelbaren Nähe eines Storchennestes eingeschlagen. Ich selbst habe diese Untersuchungen früher in Mecklenburg und Schleswig-Holstein gemacht und niemals eine Ausnahme gefunden. Von meinen Mitarbeitern hat sich besonders Georg Jungkunst-Nürnberg hierfür interessiert und in Mittelfranken eingehende Untersuchungen angestellt.

Ein aufmerksamer Beobachter findet häufig, daß an Gebäuden, an denen unter einem überspringenden Dach Schwalbennest an Schwalbennest klebt, vielfach – scheinbar unmotiviert – Zwischenräume freigeblieben sind. Unter diesen Zwischenräumen ist stets eine starke Erdstrahlung zu finden: Wiederum ein Zeichen, wie sehr Vögel die Erdstrahlung zum Nesterbau meiden. Die gleiche Beobachtung hat auch meine schon mehrfach genannte Mitarbeiterin Gräfin von der Schulenburg in einem niederbayerischen Schloß gemacht. Dort beherbergte ein Gang des Schlosses eine große Anzahl von Schwalbennestern; nur in der Breite des durch diesen Flügel gehenden Ausstrahlungsstreifens war auch hier kein einziges Schwalbennest.

Wieviel Krankheit und unendliches Elend wäre der Menschheit erspart, wenn den (zivilisierten) Menschen diese Empfindlichkeit der in Freiheit lebenden Tiere (und der letzten Naturvölker) gegen Erdstrahlen erhalten geblieben wäre!

(Anmerkung 1977: Die Fotos im folgenden Kapitel stammen aus dem Jahr 1932 und wurden dem alten Buch entnommen, da Klischees oder Negative nicht mehr vorhanden sind; deshalb leider die schlechte Bildqualität.)

5.
Die Wirkung auf Bäume und Pflanzen

Wenn sich, wie wir gesehen haben, der Einfluß der Erdstrahlen bei Menschen und Tieren so ungeheuer schädlich auswirkt, so ist es von vornherein verständlich, daß auch Bäume und Pflanzen, die den Strahlen ausgesetzt sind, schwer darunter zu leiden haben.

Alle bestrahlt stehenden Bäume, im Wald wie im Obstgarten, haben, je nach ihrer Art, nur eine begrenzte Lebensdauer, die von der Stärke der Erdstrahlung, besonders von solcher über Untergrundströmen und Erdspalten, abhängig ist. Von allen Bäumen ist allein der Riesen-Mammutbaum (Sequoiadendron giganteum) vollkommen unempfindlich gegen Erdstrahlung. Die Sequoia wächst nur in Nordamerika, am Westhang der Sierra Nevada in einer Höhenlage von 1400 bis 2400 m. Von diesen kerzengerade wachsenden Riesen, von denen die größten nach amerikanischen Staaten und Städten und nach berühmten Amerikanern getauft sind, ist der „Mark Twain" mit einer Höhe von 101 m und einem Stammumfang von 34 m eines der eindrucksvollsten Exemplare. Eine andere, umgestürzte Sequoia weist 4148 Jahresringe auf. Die Unempfindlichkeit dieser Riesenbäume gegen stärkste Erdstrahlung ist dadurch erkennbar, daß viele von ihnen, die häufig vom Blitz getroffen wurden, freudig weiterwachsen. Wenn sie aber vom Blitz getroffen werden konnten, so stehen sie, wie wir im 8. Kapitel dieses Buches noch sehen werden, auf einer Kreuzung zweier guter unterirdischer elektrischer Leiter – und mithin besonders stark bestrahlt. Ist durch einen Blitzschlag der Wipfel zerstört, so treibt die Sequoia, ohne zu kränkeln, aus dem nächstunteren Ast der Krone einen neuen Wipfeltrieb.

Eichen sollst du weichen . . .

Von anderen Waldbäumen ist die Eiche am widerstandsfähigsten gegen Erdstrahlung. Eichen, die auf blitzgefährlichen Kreuzungen stehen, können durchaus noch ein Alter bis zu 300 Jahren erreichen, selbst wenn sie häufig vom Blitz getroffen wurden. Hiervon gibt es nur wenige Ausnahmen. Eine solche Ausnahme zeigt **Abb. 52.** Diese abgestorbene Eiche steht auf einer Kreuzung zweier besonders breiter und außerordentlich starker Untergrundströme und hat infolgedessen nur einen Stammumfang von 85 cm erreicht.

Fast so widerstandsfähig wie die Eiche sind die Lärche, die auch nach mehreren Blitzschlägen noch gut weiterwächst, und der Ahorn. Empfindlicher dagegen ist schon die Buche, die, wenn sie auf eine Kreuzung gepflanzt ist, im allgemeinen – je nach Stärke der Strahlung – nicht alt wird.

Abb. 52

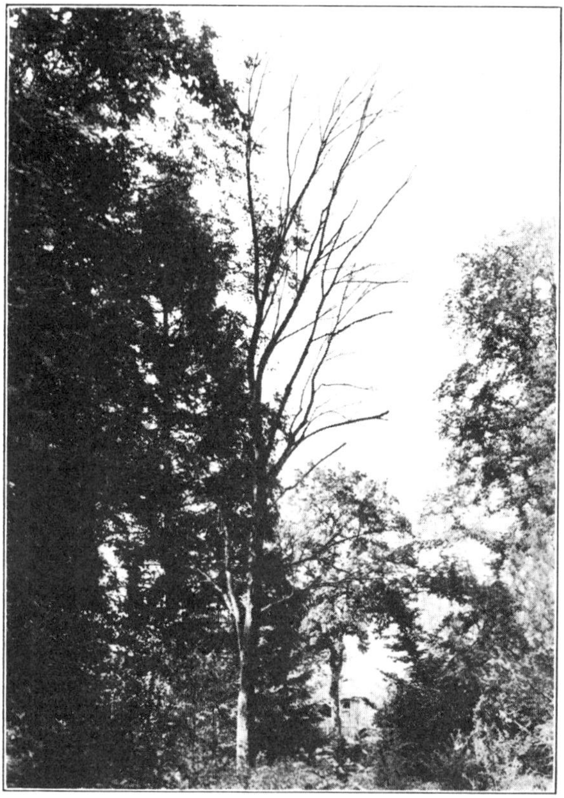

Wir ersehen dies aus dem alten Volksspruch für Gewitter: **„Eichen sollst du weichen, Buchen sollst du suchen"**, mit anderen Worten: Alte, regenschutzgebende Eichen können auf Kreuzungen stehen, während Buchen auf blitzgefährlichen Kreuzungen gar nicht so alt werden, daß ihre Zweige regenschützend ausladend wachsen könnten. Wo der Blitz eine alte Buche getroffen hat, kann die Kreuzung nur durch einen neuen Durchbruch unterirdischer Wasserläufe entstanden sein, als die Buche bereits alt und groß war.

In der Reihe der Widerstandsfähigkeit gegen Erdstrahlung folgen auf die Buche die Linde, dann Ulme und Birke, während von den Nadelhölzern die Tanne und die Kiefer wiederum empfindlicher sind als die Laubhölzer.

Diese Empfindlichkeit gegen Erdstrahlung ist der Grund, daß häufig in Alleen sämtliche Bäume nach Erreichung eines gewissen Lebensalters – das, wie gesagt, nach Art der Bäume verschieden ist – binnen weniger Jahre eingehen. Das berühmte Ulmensterben ist nur hierauf zurückzuführen. In der Birken-Allee der **Abb. 53** stehen fast alle Bäume auf außerordentlich schwe-

Abb. 53

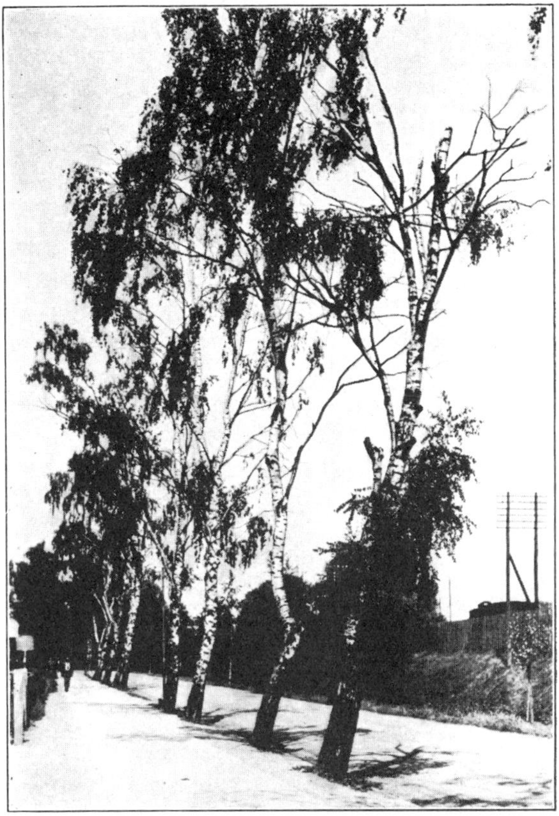

ren Ausstrahlungsstreifen, die quer zum Weg verlaufen. Einige der Bäume stehen bzw. standen auch auf Kreuzungen und mußten zum Teil schon ein bis zwei Jahre vor Aufnahme dieses Bildes entfernt werden, da sie eingegangen waren.

Schädlinge nicht Ursache sondern Folge

Das langsame Absterben von Bäumen fängt stets damit an, daß zuerst Astspitzen und dann ganze Äste veröden. Man hat dies – wie schon im 3. Kapitel kurz erwähnt – damit in Zusammenhang gebracht, daß auf diesen abgestorbenen Ästen Parasiten verschiedener Art in ungeheueren Mengen gefunden wurden, und die Gelehrten haben sich bis jetzt immer darüber den Kopf zerbrochen und hin und her geraten, welchem dieser Schädlinge nun wohl die Schuld am Absterben des Astes zuzuschreiben sei. Ursächlich aber bewirken nicht die Parasiten, sondern die Erdstrahlen das Absterben:

Die verschiedenen Schädlinge findet man nur deshalb in so großen Mengen auf den abgestorbenen Ästen, weil sie in der absterbenden und abgestorbenen Rinde eben den geeigneten Nährboden zur Vermehrung finden. Das ist also derselbe Fall wie bei den Tuberkelbazillen, die nur in den durch langjährige Erdstrahlung geschwächten Lungen zu einer großen Vermehrung kommen.

Bei fast allen Bäumen, die über einem einzelnen starken Untergrundstrom stehen, findet man, daß sie mehr oder weniger schief stehen, und zwar nach der Richtung, in der im Untergrund das Wasser strömt. Fast alle Bäume entwickeln auch in der Stromrichtung die meisten und stärksten Äste. Bei Bäumen dagegen, die auf Kreuzungen stehen, findet man fast stets einen geraden Wuchs. Nur wenn die Stärke der die Kreuzung bildenden Untergrundströme sehr unterschiedlich und der eine dieser Ströme ganz besonders stark ist, neigt sich der Baum etwas in der Stromrichtung dieses stärkeren Untergrundstroms. Am gefährlichsten für das Wachstum der Bäume sind solche Kreuzungen, bei denen der tiefer fließende Strom außerordentlich stark ist, während der flacher unter der Erdoberfläche liegende schmal ist.

Abb. 54

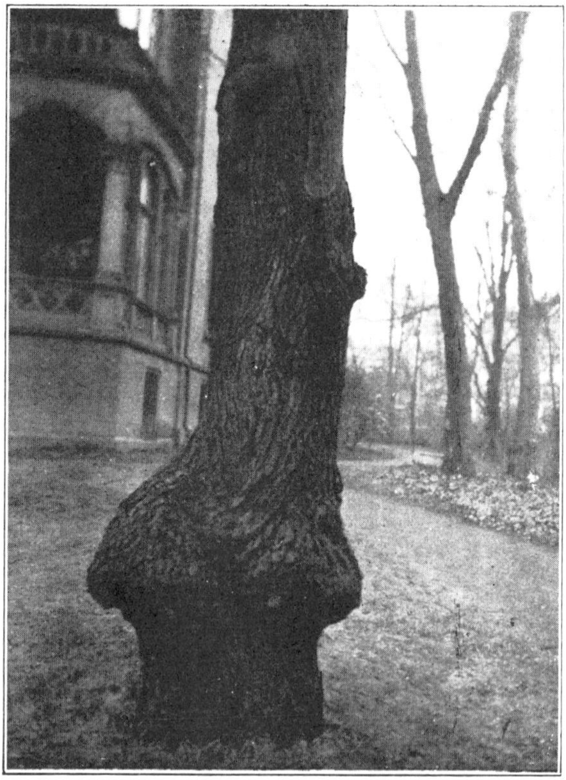

Ein weiteres typisches Zeichen, aus dem jedermann sofort ersehen kann, ob ein Baum bestrahlt ist, sind knollige Auswüchse von oft ganz erheblicher Größe, wie aus den **Abb. 54 und 55** ersichtlich.

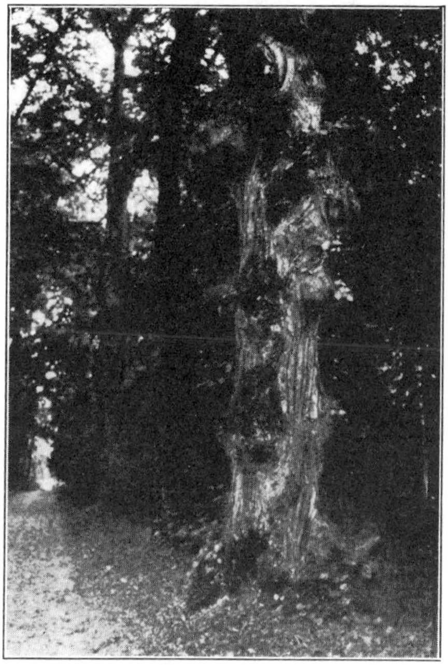

Abb. 55

Noch empfindlicher als gegen Erdstrahlen über Untergrundströmen sind alle Bäume und Pflanzen gegen die Strahlung aus Erdspalten. Wenn man in einem Wald einen mehr oder weniger breiten Streifen findet, auf dem kein einziger Baum wächst und auf dem auch der Graswuchs auffallend gering und kurz ist, während zu beiden Seiten die Bäume groß und stark sind, so darf man stets schon vor Untersuchung mit der Rute mit Recht annehmen, daß hier eine Erdspalte vorhanden ist.

Straßen folgen dem Lauf der Strahlung

Durch diese breiten, nicht bewachsenen Streifen in den Wäldern waren von altersher, als noch der größte Teil des Landes mit Wäldern bedeckt war, die Verbindungswege von Siedlung zu Siedlung, die später zu Straßen ausgebaut wurden, ohne weiteres gegeben. Alle alten Straßen – und in Deutschland auch diejenigen aus der Römerzeit – folgen dementsprechend dem Verlauf von Erdspalten oder breiten, starken Untergrundströmen. Dadurch erklärt sich auch die den meisten Lesern gewiß schon aufgefallene Tatsache, daß viele Straßen scheinbar so ganz unmotivierte Windungen und scharfe Kehren haben, nicht nur in den Bergen, sondern auch im Flachland. Alle derartigen Straßen folgen genau dem Lauf eines starken Ausstrahlungsstreifens. Mein Mitarbeiter Georg Jungkunst in Nürnberg hat sich auch dieser Untersuchung von alten Straßen mit großem Interesse angenommen. Nach seinen sorgfältigen Ermittlungen verlaufen z. B. die Straße Wüstendorf – Wernsbach – Weihenzell in Bayern auf einer eisenhaltigen, wasserführenden Verwerfungsspalte, die alte Römerstraße Pfünz – Eichstätt – Weißenburg – Trommetzheim – Gelberbürg auf einer trockenen Verwerfungsspalte.

Ausstrahlungsstriche bei Hecken leicht erkennbar

Steht eine solche Hecke der Länge nach bestrahlt, so wächst sie zuerst kümmerlich und geht nach einer Reihe von Jahren stets ein. Geht ein Strahlungsstrich quer durch die Hecke, so findet man hier ein außerordentlich geringes Wachstum, so daß sich die Stellen schon von weitem von der Hecke abzeichnen. Im Lauf der Jahre bilden sich dann hier durch Absterben der Heckenpflanzen große Lücken, die auch durch Nachpflanzen natürlich nicht wieder zu schließen sind.

Abb. 56

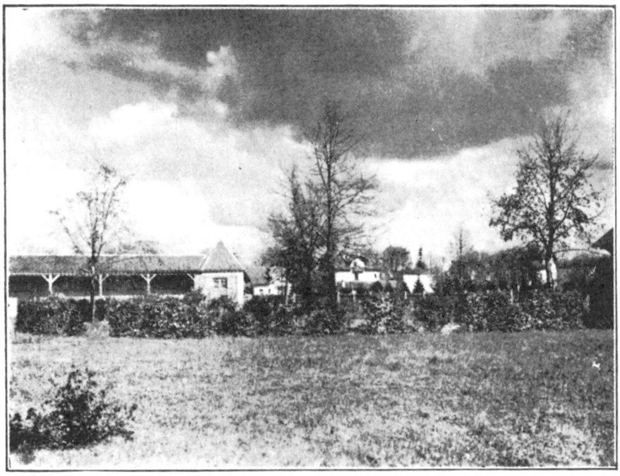

Abb. 57

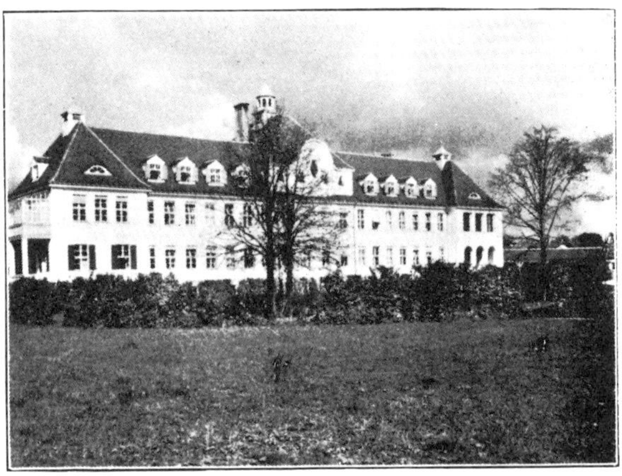

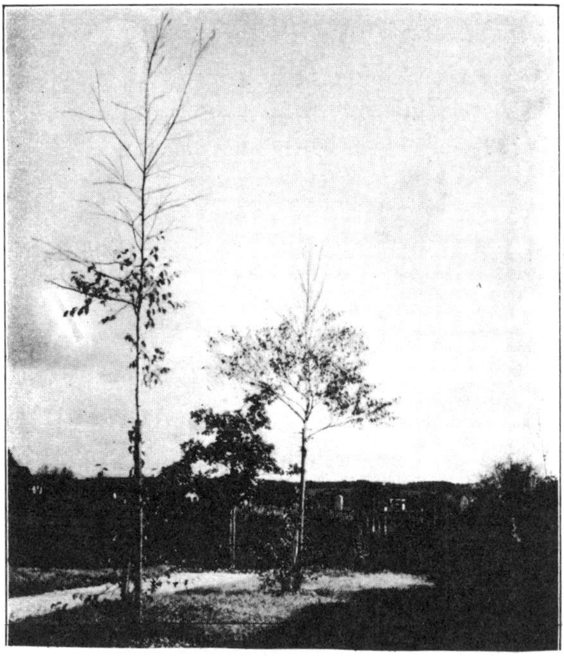

Abb. 58

Abb. 59

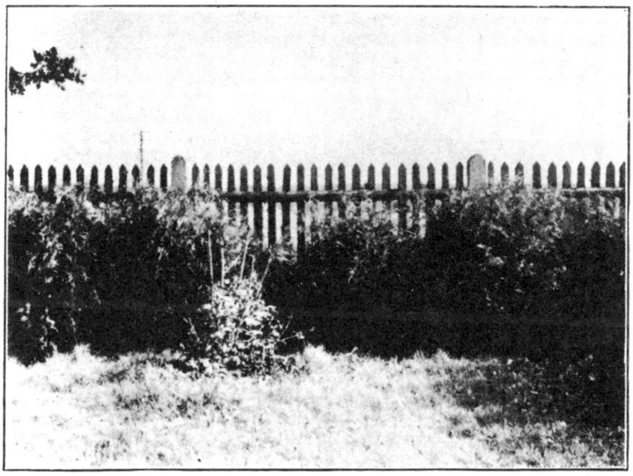

Die **Abb. 56 und 57** zeigen drei Jahre vor der Aufnahme gepflanzte Rondells von Hainbuchen aus 21 Meter Entfernung. Unter den großen Lücken in den Hecken fließen sehr starke Untergrundströme. Auf den **Abb. 58 und 59** ist in den Thuja-Hecken der hemmende Einfluß auf das Wachstum an zwei Stellen zu sehen. Die beiden Birken auf **Abb. 58** mit Wipfeldürre stehen auf demselben Ausstrahlungsstrich, der auch unter der Hecke hindurchgeht. Der unscheinbare Strauch vorn auf **Abb. 59** ist eine nach zweijähriger Pflanzung eingegangene armstarke rote Kastanie.

Warum Obstbäume krank werden

Sehr viel empfindlicher als Wald- und Alleebäume sind Obstbäume jeder Art. Von allen Obstbäumen sind Birnen und Kirschen etwas weniger empfindlich als Äpfel, Pflaumen, Aprikosen und Pfirsiche. Ein Obstbaum zeigt die durch „Strahlenbeschuß" erzeugte Erkrankung nicht nur durch allmähliches Absterben der Äste, sondern auch durch fast gleichzeitig sich ausbildende krebsige Geschwülste, die nicht nur die Rinde, sondern auch das Holz angreifen. Man hat in diesen krebsigen Geschwülsten verschiedene Arten von Parasiten gefunden und diesen natürlich die Schuld an der Entstehung der Wucherungen zugeschrieben. Auch dies ist aus den bei absterbenden Ästen schon genannten Gründen irrig. **Parasiten gedeihen immer nur in einem für sie günstigen, durch Strahlung krankgemachten Milieu.**

Die Risse in den Rinden von Obstbäumen, die man auf Frostschäden zurückführt, kommen nur bei bestrahlt stehenden Bäumen vor und sind auch bei jungen Bäumen schon ein typisches Zeichen für den bestrahlten

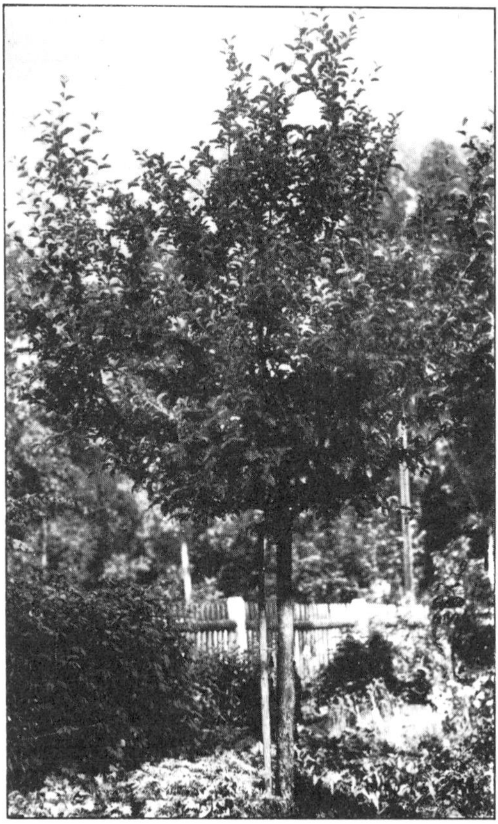

Abb. 60

Standort. Für die Schnelligkeit, mit der ein Obstbaum anfängt zu kränkeln, ist die Stärke der Bestrahlung ausschlaggebend. Sehr rasch zeigen sich Krankheiten verschiedener Art bei Obstbäumen, die auf Kreuzungen stehen. Derartig bestrahlte Bäume bleiben in ihrem Wachstum – genau wie dies im 3. Kapitel schon bezüglich Kindern erwähnt wurde – außerordentlich zurück.

Abb. 62

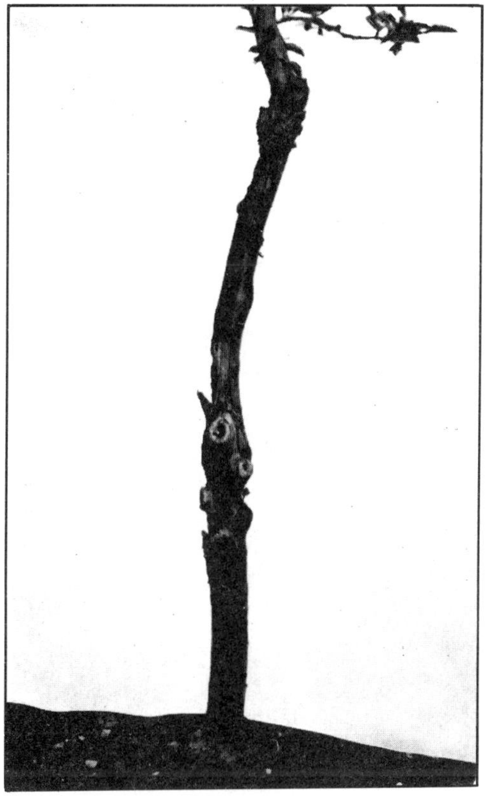

Abb. 61

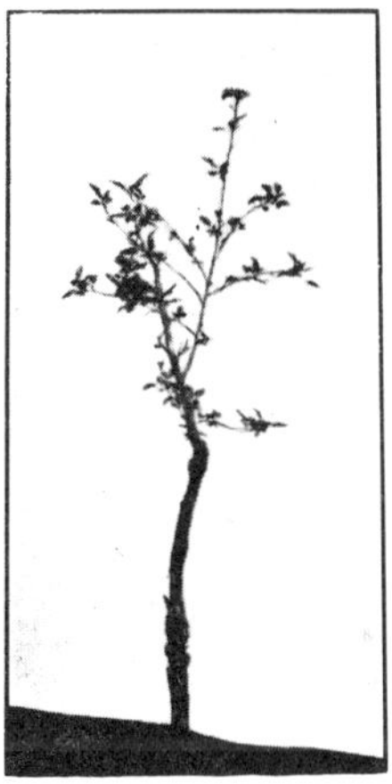

Die beiden Apfelbäume der **Abb. 60** und **61** sind gleich alt. Die Aufnahmen erfolgten zehn Jahre nach der Pflanzung, bei der beide Bäume gleich groß gewesen waren. Während sich der eine Baum, der strahlenfrei steht, sehr gut entwickelt hat, eine gute Krone und alljährlich viele Äpfel trägt, steht der andere auf einer besonders schweren Kreuzung und ist im Wachstum sogar durch Absterben des Haupttriebes zurückgegangen. Bemerkenswert an diesem schwerkranken Bäumchen ist die auf **Abb. 62** gut erkennbare knollige und zwiebelartige Verdickung über der Erde, ein ganz besonders typisches Zeichen für schwere Bestrahlung. Wie klar erkennbar, ist der Baum schwer krebskrank und hat – ebenfalls ein typisches Zeichen – einen Teil seiner Rinde verloren.

Die beiden Apfelbäume der **Abb. 63** stehen – im Garten des Bezirkstierarztes in Wolfratshausen – in außerordentlich schweren Erdstrahlen. Es sind, wie man sieht, alte Bäume, sie haben jedoch noch niemals eine Frucht getragen. Beide leiden an Wipfeldürre und starken krebsigen Geschwülsten. Besonders bemerkenswert an beiden Bäumen ist, daß sie scharf nach der Stromrichtung der Wasseradern, auf denen sie stehen, hinüberneigen – und zwar gegen die in Wolfratshausen übliche Südwest-Windrichtung, die dreihundert Tage im Jahr vorherrscht.

Abb. 63

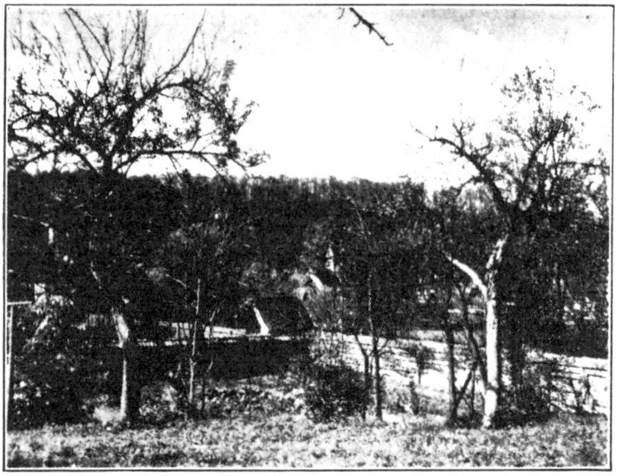

Pfirsiche sind die gegen Erdstrahlen empfindlichsten Bäume und wachsen auf einer Kreuzung überhaupt nicht an. Mir sind Fälle bekannt, in denen Gartenbesitzer, die einen jungen Pfirsichbaum, ohne es zu wissen, auf eine Kreuzung gepflanzt hatten, nach dessen Eingehen mehrere Jahre lang immer wieder versucht hatten, auf denselben Platz einen Pfirsichbaum zu pflanzen: mit gleichbleibendem, scheinbar unerklärlichem Mißerfolg. Erst die Untersuchung mit der Rute konnte die Hoffnungslosigkeit des Unterfangens klären.

Nach meinen langjährigen Beobachtungen pflegen die meisten Gartenbesitzer, wenn ein Obstbaum durch allmähliches Absterben der Äste und krebsige Geschwülste schließlich eingegangen ist, nach dessen Entfernung auf denselben Platz einen neuen zu pflanzen, weil sonst in der Reihe der Bäume eine Lücke entsteht. Das ist natürlich, wie wir jetzt gesehen haben, Unsinn. Denn in jedem Fall fängt selbstverständlich auch der neugepflanzte Baum über kurz oder lang wieder zu kränkeln an.

Auf der **Abb. 64** sieht man, daß der kranke Stamm gerade noch auf der Strahlung steht, die sich von der rechten unteren Bildseite hinter dem Baum auf die linke Hauswand hinzieht, wie an dem großen Flecken zu erkennen ist.

Abb. 64

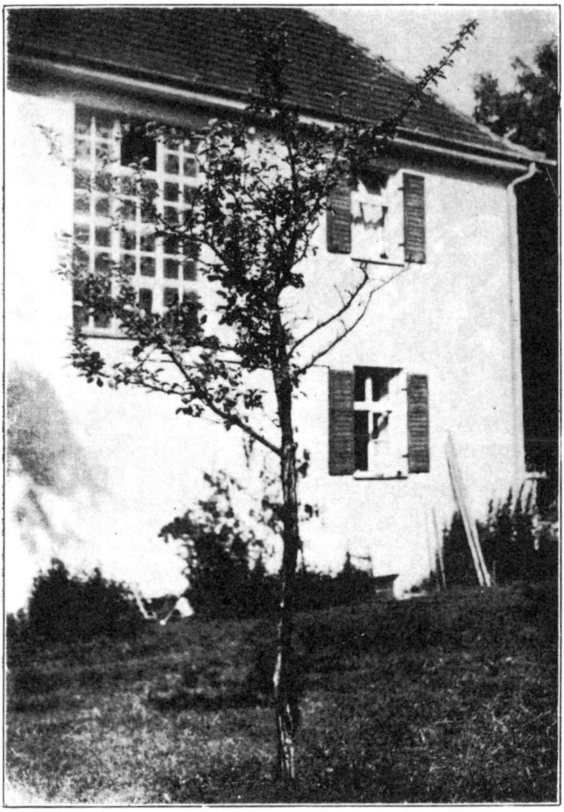

Blüten - aber keine Früchte

Die Wirkung der Erdstrahlen zeigt sich aber auch im Fruchtansatz. Wenn z. B. der Stamm eines Obstbaumes unmittelbar neben senkrechten Erdstrahlen steht, so wird man sehr selten auf dem bestrahlten Teil der Krone eine Frucht finden. Einer meiner Nachbarn in Dachau hat an seinem Hause Birnen-Spalierbäume, die jetzt etwa 20 Jahre dort stehen, und von diesen steht ein Baum mit dem Stamm gerade noch außerhalb von senkrechten Erdstrahlen. Auf der bestrahlten Seite hat der Spalierbaum trotz alljährlich reichster Blüte noch niemals eine einzige Frucht gebracht, während die andere, unbestrahlte Seite alljährlich voll von den schönsten und größten Birnen hängt. Nachdem nun dieses Haus ab Januar 1931 von mir durch Fernentstrahlung (über die wir im 7. Kapitel Näheres hören werden) entstrahlt war, hat der auf der einen Seite früher stets unfruchtbare Spalierbaum 1931 außerordentlich reich angesetzt und auf der früher bestrahlten Seite ebensoviele Birnen gebracht wie auf der schon immer unbestrahlten

Seite! Einen ähnlichen Fall hat z. B. auch Gräfin von der Schulenburg in Gauting bei München an einem Apfelbaum beobachtet. Auch bei diesem stand der Stamm selbst neben senkrechten Erdstrahlen. Auf der bestrahlten Seite der Krone waren bereits die meisten Äste abgestorben, während die unbestrahlte Hälfte so übervoll von Äpfeln hing, daß die Äste gestützt werden mußten.

Von einem Gutsbesitzer, der in seinem sehr langen Gewächshaus die Rückwand mit Pfirsichen bepflanzt hatte, hörte ich, daß diese – bei meiner ersten Besichtigung schon sehr alten – Spalierbäume trotz alljährlich reicher Blüte noch niemals auch nur eine einzige Frucht gebracht hätten. Ich hatte damals – da ich noch nicht rutengehen konnte und annahm, daß vielleicht nicht genügend Insekten in das Gewächshaus kämen – dem Besitzer empfohlen, die Blüten künstlich zu befruchten. Aber auch dieses Mittel, das sonst immer in Glashäusern gut hilft, versagte vollkommen. Einige Jahre später, nachdem ich rutengehen konnte und eigene Beobachtungen gesammelt hatte, stellte ich dann fest, daß das Gewächshaus an der Rückseite, wo die Pfirsiche standen, der Länge nach außerordentlich schwer bestrahlt war. Damit war das Rätsel gelöst, warum diese Spalierbäume nie Frucht tragen konnten.

Über die unterschiedliche Empfindlichkeit der Sorten der einzelnen Obstbäume kann ich, obwohl ich viele Hunderte von Obstgärten systematisch daraufhin untersucht habe, noch kein abschließendes Urteil fällen, da leider zu viele Gartenbesitzer über die Namen der Sorten nicht genügend orientiert waren. Es scheint aber schon festzustehen, daß es für jede einzelne Obstart Sorten gibt, die etwas weniger empfindlich gegen Erdstrahlen sind als andere, ebenso wie auch die Menschen verschieden empfindlich sind. Es wird Sache der Obstbauvereine sein, diesem nachzugehen und ihren Mitgliedern nur die Pflanzung solcher Sorten zu empfehlen, die sich als am widerstandsfähigsten gegen Erdstrahlen erwiesen haben. Nach dem Gesagten dürfte es klar sein, wie wichtig es auch bei der Pflanzung von Obstbäumen oder gar von Obstplantagen ist, den Untergrund vorher genau mit der Rute untersuchen zu lassen und dadurch zu vermeiden, daß Obstbäume auf Strahlungsstreifen gesetzt werden.

Braune Blätter

Sehr empfindlich gegen Erdstrahlung sind Stachelbeeren und Johannisbeeren. Die Wirkung zeigt sich nicht nur in schlechterem Wachstum, sondern auffällig auch darin, daß bei den Sträuchern schon Ende Mai und im Juni die Blätter zuerst an den Rändern, dann im Ganzen braun werden und abfallen. Bei Reife der Früchte – die dabei jedoch stets klein bleiben – haben stark bestrahlte Stachel- und Johannisbeersträucher gewöhnlich fast kein Blatt mehr. Dieselbe Erscheinung der zuerst an den Rändern braun werdenden Blätter sieht man z. B. auch an stärker bestrahlt stehendem Flieder.

Tote Erde

Den meisten Gartenbesitzern und Landwirten dürfte es bekannt sein, daß man gelegentlich in Gärten und auf Feldern Stellen findet, auf denen keine Pflanze gedeiht. Diese Stellen werden im Volksmund als „tote Erde" bezeichnet. In Wirklichkeit ist aber unter ihnen nur eine Kreuzung zweier starker Untergrundströme oder sonstiger guter elektrischer Leiter. In Getreidefeldern, solange diese noch grün sind, und bei den gegen Erdstrahlung empfindlichen Kartoffeln sieht man sehr häufig – besonders wenn man erhöht steht – lange Streifen, in denen das Getreide oder das Kartoffelkraut deutlich niedriger steht. Und man sieht dann auch, daß dort, wo zwei solche Striche schlechteren Standes sich kreuzen, Getreide und Kartoffeln noch schlechter und häufig nur mehr kümmerlich stehen. Man hat solche Streifen gewöhnlich schlechterer Erde oder zu tiefem Pflügen (wodurch angeblich unfruchtbarer Boden heraufgeholt wurde) zugeschrieben. Letzteres ist aber schon aus dem Grunde nicht stichhaltig, weil man solche Streifen nicht nur in Richtung der Pflugspuren, sondern auch querlaufend findet. Diese Streifen entstehen nur dadurch, daß hier starke Strahlungsstriche durch Gärten oder Felder hindurchgehen; die Krume selbst hat nichts damit zu tun.

Bestrahltes Gemüse

Von Hülsenfrüchten sind Bohnen ziemlich unempfindlich gegen Erdstrahlung, empfindlicher Erbsen und noch empfindlicher Linsen. Gurken jeder Art sind außerordentlich empfindlich und gehen bei stärkerer Bestrahlung gewöhnlich im Lauf des Sommers ein. Bei Blumenkohl zeigt sich die Wirkung der Bestrahlung daran, daß die Köpfe trotz bester Bodenpflege nicht fest werden, sondern sehr locker und langstielig wachsen. Bei Kohlrabi findet man auf bestrahlten Beeten auch in Sommern mit bestem Wetter, daß die Knollen aufplatzen. Ziemlich unempfindlich dagegen sind eigentümlicherweise Tomaten, die – bei genügend starker Düngung, die sie verlangen – auch dann ziemlich reich tragen, wenn sie bestrahlt wachsen.

Kümmernde Blumen

Von Blumen haben besonders Stauden aller Art sehr unter Bestrahlung zu leiden. Viele Gartenbesitzer werden schon bemerkt haben, daß in einer Reihe von Stauden eine oder mehrere außerordentlich kümmern, während die übrigen kräftig wachsen. Dieses Kümmern einzelner Pflanzen bei gleichmäßigem Boden ist stets nur auf Erdstrahlung zurückzuführen.

Wie stark Topfpflanzen auf Erdstrahlen reagieren, sahen wir schon aus der Beschreibung zu **Abb. 7.** Über die Empfindlichkeit von Pflanzen gegen Strahlen bzw. elektromagnetische Wellen wurden bereits Untersuchungen angestellt, ohne daß die Forscher etwas von den so schädlichen Erdstrahlen wußten. Sir Jagadis Hunter Boje in Indien fand mittels hochempfindlicher elektrischer Meßgeräte, daß Pflanzen gegen elektrische Ströme und Lichtreize viel empfindlicher sind als Menschen und Tiere, und nach mit Mimosen angestellten Versuchen empfinden diese auch Radiowellen. Durch schwache Stromstöße konnte der Forscher das Wachstum von Pflanzen beschleunigen, durch starke Reize es herabsetzen.

Lakhovsky[1]) stellte Versuche an, um an Pflanzen die nach seiner Ansicht atmosphärischen Strahlen abzufangen. Aus einer Reihe von Geranien, die er mit Krebs okuliert hatte, umgab er eine willkürlich herausgenommene Pflanze mit einer kreisförmigen Kupferwindung von 30 cm Durchmesser, deren beide Enden voneinander getrennt an einem Ebonitträger befestigt waren. Nach vierzehn Tagen waren alle anderen okulierten Pflanzen bereits vertrocknet, während das Versuchsexemplar ausgezeichnet gedieh. Nach einem halben Jahr war dieses bereits doppelt so groß wie andere, unbehandelte und gesunde Pflanzen.

Nach meinen Erfahrungen mit Topfpflanzen standen die Lakhovsky'schen Versuchspflanzen in Erdstrahlen. Damit läßt sich auch der Erfolg der Kupferdraht-Umwickelung erklären. Die Erdstrahlen haben, wie schon erwähnt (und wie wir im 7. Kapitel noch sehen werden), die Eigenschaft, sich in gute elektrische Leiter – wie dies auch Kupferdrähte sind – abzubeugen. Die Erdstrahlen, die vorher die Pflanze bestrahlten, beugten sich somit in den Kupferdraht ab und strahlten von diesem wieder aufwärts in die Luft. Die Pflanze selbst stand damit also in einem sogenannten toten Winkel der Erdstrahlung und konnte infolgedessen von der Impfung gesunden und weiter gut gedeihen.

Von Topfpflanzen sind nach meinen Beobachtungen die Zimmerlinden am empfindlichsten. Stellt man z. B. eine Zimmerlinde, die schlecht wächst, weil sie bestrahlt steht, auf einen strahlenfreien Platz, so wird man schon nach wenigen Wochen überrascht sein, wie prächtig die Pflanze sich entwickelt hat.

Wo Unheil gedeiht, gedeihen auch Heilkräuter

Während alle Zierpflanzen mehr oder weniger stark unter der Erdstrahlung zu leiden haben, scheint es, daß Heilpflanzen eine starke Bestrahlung nötig haben, um die beste Heilwirkung zu erzielen.

Gewisse Heilpflanzen mußten nach alten Volksregeln bekanntlich auf Waldlichtungen bei Vollmond gepflückt werden. Die „aufgeklärte" Neuzeit hat auch über diese alte Überlieferung gelacht. Aber, wie so häufig, zu

1) Georges Lakhovsky, „Das Geheimnis des Lebens, kosmische Wellen und vitale Schwingungen", Beck, München.

Unrecht; denn kleine Waldlichtungen entstehen nur dadurch, daß sich dort zwei starke Untergrundströme oder andere gute elektrische Leiter kreuzen, so daß also eine besonders starke Strahlung entsteht, wodurch die ursprünglich angepflanzten Waldbäume in kurzer Zeit wieder eingegangen waren. Bei zunehmendem Mond und besonders bei Vollmond aber ist – wie wir im Kapitel 7 noch näher hören werden – die Erdstrahlung sehr viel stärker als bei abnehmendem Mond. Wenn man also in alten Zeiten gefunden hat, daß solche Heilkräuter von Lichtungen bei Vollmond genommen werden müßten, so muß auch die Erfahrung vorgelegen haben, daß so gewonnene Heilkräuter eine bessere Wirkung hatten als anderswo wachsende.

Es bleibt also nur der Schluß über, daß stark bestrahlte und noch dazu bei zunehmendem und Vollmond noch stärker bestrahlte Heilkräuter irgend etwas in sich aufnehmen und bilden – zweifellos analog dem Bienengift und der Ameisensäure – das besser heilend wirkt und das vermutlich in einer negativ-elektrischen Überladung der Zelle liegt. Bei Verabreichung von Medikamenten, die in verschiedener Art aus solchen Heilkräutern gewonnen sind, würde also von altersher nur eine homöopathische Behandlung der Kranken erfolgt sein; denn die im allgemeinen doch nur durch Erdstrahlen Erkrankten wurden mit kleinen Dosen negativ überladener Heilkräuter geheilt. Es scheint mir notwendig, daß diese Erkenntnis endlich auch beim Anbau von Arzneipflanzen angewandt wird.

(Anmerkung 1977: Vielleicht liegt es an diesem feldmäßigen Anbau, daß die Heilpflanzen heute so wenig helfen, während sie früher einzeln an Stellen, wo sie wildwachsen, gesammelt wurden. Andererseits sind heute wahrscheinlich die Erfolge derjenigen Heiler, die wildgewachsene Pflanzen verwenden, darauf zurückzuführen.)

6.
Allgemeine Beobachtungen über Erdstrahlen

Die starke Kraft der Menschen und Tiere, Bäume und Pflanzen durchdringenden, zur Krankheit und zum Tode führenden Erdstrahlen muß sich logisch auch in jeder irdischen Materie auswirken.

Strahlung gegen Verwesung

Ganz eigenartig – und wissenschaftlich überhaupt noch nicht erforscht – ist die Tatsache, daß und warum in sehr starken Erdstrahlen beigesetzte Leichen nicht verwesen, sondern mumifizieren.

Den interessantesten derartigen, mir bisher bekannten Fall fand ich in der Gruft der uralten Burg Sommersdorf in Franken, dem Freiherrn von Crailsheim gehörig. Die Gruft, ein langgestreckter Raum, in dem teilweise zu beiden Seiten die Särge stehen, hat in den dicken Mauern zur Hangseite hin mehrere Öffnungen und war wohl ursprünglich ein Wehrgang.

In den Särgen, deren Deckel abnehmbar sind, liegen die Mumien beiderlei Geschlechts, nur wenig und hellbraun ausgedörrt, unbekleidet. Sie sollen bei dem Franzoseneinbruch zu Anfang des 19. Jahrhunderts ihrer Kleider und Schmucksachen beraubt worden sein. Nur ein ehemaliger Sommersdorfer, ein im 30jährigen Krieg in schwedischen Diensten stehender Oberst, trägt noch seine wohlerhaltenen Reiterstiefel. Bei einer weiblichen Mumie, die noch ihr hellblondes Haar hat, fallen besonders die feinen, edlen Hände und Finger auf. Bis auf eine weibliche Mumie liegen alle diese jahrhundertealten Mumien mit recht friedlichem Ausdruck in ihren Särgen; diese eine aber trägt wohl mit Recht die ihr gegebene Bezeichnung „die Scheintote“: Ihre beiden Arme und Hände sind nach oben, bis ungefähr in Sargdeckelhöhe, verkrampft, und bei einem verzerrten Gesichtsausdruck lugt die Zunge aus dem linken Mundwinkel heraus. Die Mumien einiger Kinder sind dagegen nicht so gut erhalten.

Im Vorraum zur Gruft und in einem von diesem noch ausgehenden, unterirdischen Gang fand ich eine große Anzahl mumifizierter Eidechsen und Frösche.

Die Gruft und die ganze alte Burg stehen auf einer breiten trockenen Erdspalte. Diesen Befund hat auch mein Nürnberger Rutenfreund Georg Jungkunst festgestellt, der überdies die Gewölbe der Kirche in Kalbensteinberg in Franken mit der Rute untersuchte. Auch diese Kirche steht auf einer trockenen Erdspalte, nur sind die dort beigesetzten Leichen nicht so gut mumifiziert erhalten wie in Sommersdorf.

Auch die – mit besonderer Erlaubnis – in Amsterdam zu besichtigende irdische Hülle des berühmten niederländischen Admirals de Ruyter ist ohne künstliche Behandlung mumifiziert, braun mit eingetrockneter Haut. Der Sarg steht außerordentlich stark bestrahlt.

In den Gewölben des Bremer Domes befinden sich ebenfalls eine Anzahl von Mumien. Der Bremer Arzt Dr. Sander hat als erster mit der Wünschelrute festgestellt, daß diese Mumien auf einem breiten Untergrundstrom stehen und daß die abseits dieses Stromes in den Gewölben beigesetzten Leichen nicht mumifiziert sind. Dieser Befund ist von Frau Hedwig Th. Winzer bestätigt worden.

Der Umstand, daß sehr stark bestrahlt beigesetzte Leichen nicht verwesen, sondern nur mumifizieren, dürfte den Chinesen von altersher bekannt gewesen sein. Anders wäre die chinesische Sitte kaum zu erklären, nach der die Leichen nicht auf geschlossenen Friedhöfen, sondern in einzelnen Gräbern verstreut beigesetzt und die in Aussicht genommenen Grabstätten vorher von sogenannten Erdwahrsagern auf böse Dämonen – d. h. auf Erdstrahlung – untersucht wurden. Nach chinesischer Überlieferung werden die Toten an bestrahlten Plätzen in ihrer Ruhe gestört.

Risse im Mauerwerk

Man sieht die Wirkung der Erdstrahlen oft auch an Gebäuden und Einzelmauern, wie Park- und Friedhofmauern, an mehr oder weniger starken und tiefen Rissen im Mauerwerk, die, auch wenn sie repariert werden, immer wieder aufbrechen. Solche Beobachtungen werden viele Leser schon gemacht haben, ohne die eigentliche Ursache dieser Risse gewußt zu haben. Auch im Deckenputz der Zimmer zeichnen sich die stärkeren Erdstrahlungsstriche oft durch Risse genau ab, so daß man vielfach auch ohne Prüfung eines Zimmers auf Erdstrahlung mit der Rute schon aus den Deckenrissen erkennen kann, ob und wo eine starke Strahlung vorhanden ist. Diese Feststellungen, die auch schon von anderen Rutengängern gemacht wurden, zeigen, von welcher Bedeutung – außer der gesundheitlichen in der Hauptsache – die Ermittlung etwaiger Ausstrahlungsstriche und ihre Beobachtung für jeden Bauherrn, Architekten und Baumeister vor einem Neubau ist.

Dunkles Licht auf Filmmaterial

Eine schädigende Wirkung haben die Erdstrahlen auch auf fotografische Filme und Platten, wenn diese stark bestrahlt gelagert sind. Filme z. B., die nach dem Aufdruck der Firmen erst binnen zwei Jahren belichtet zu werden brauchten, liefern, wenn sie stark bestrahlt aufbewahrt werden, häufig schon nach wenigen Wochen keine klaren, sondern mehr oder weniger verschleierte Bilder. Ehe ich diese Beobachtung machen konnte, war mir schon aufgefallen, daß die Filme, die ich aus einem bestimmten Laden bezog, schlechte Bilder lieferten, obwohl sie nach dem Aufdruck frisch sein mußten. Eine spätere Untersuchung dieses Ladens ergab tatsächlich, daß die Filme in schwer bestrahlten Schränken aufbewahrt wurden.

Aber auch die Metallstrahlung ist nicht ohne Einfluß auf Platten und Filme. Der Präsident der italienischen Wünschelrutenforscher-Vereinigung, Cavaliere Alberto de Vita, hat hierüber sehr interessante Untersuchungen und Beobachtungen gemacht. Er fand, daß, wenn er einen gebrauchsfertigen fotografischen Apparat längere Zeit liegenließ, möglichst einen solchen, dessen Platte oder Film im verschlossenen Zustand dicht am Objektiv lag, bei der späteren Entwicklung der Platte auf dieser oder dem Film eine kreisförmige Zone heraustrat, die genau dem Metallring entsprach, der die Linse von innen festhielt. Es scheint nach dem Gesagten also besonders für die Großlagerung von Platten und Filmen außerordentlich wichtig, daß die Fabrikanten und Händler dafür sorgen, daß Platten und Filme erdstrahlen- und auch metallstrahlenfrei lagern. Nach den erfolgreichen Versuchen des Cavaliere de Vita dürfte man Platten und Filme dementsprechend auch nicht an Plätzen aufbewahren, unter denen im Keller eine Zentralheizungsanlage installiert ist.

(Anmerkung 1977: Welchen Einfluß ionisierende Strahlen nicht nur auf Menschen, sondern auch auf Filme haben, beweist folgende Tatsache: Vor der Standortbestimmung für Atomkraftwerke wird in einem Raumordnungsverfahren unter anderem geklärt, ob sich in der Nähe ein Fotoindustriewerk befindet. Wenn ja, kommt der geplante Standort nicht in Frage, weil die radioaktive Strahlung aus einer Reaktoranlage – schon im Normalbetrieb, ohne Unfälle – ein Fotoindustriewerk ruinieren würde, so daß die Kraftwerksbetreiber den Schaden zahlen müßten.)

Guter Wein

Für gute Weine, die in der Flasche ausreifen sollen, ist es ganz besonders wichtig, daß die Keller erdstrahlenfrei sind. Der so sehr unterschiedliche Ruf der einzelnen Weinhändler mit großen Kellern, der bisher immer nur auf die verschieden sachgemäße Behandlung der Weine zurückgeführt wurde, ist nicht zuletzt auch davon abhängig, ob die Kellereien bestrahlt oder strahlenfrei liegen.

Die Wirkung der Erdstrahlen auf Weine zeigt sich besonders bei den guten Weinen, die jahrelang im Keller liegen. Wenn, auch in Privatkellern, von demselben Fuder Wein bester Qualität ein Teil der Flaschen bestrahlt und ein anderer Teil strahlenfrei gelagert sind, so wird man schon nach wenigen Jahren finden, daß der strahlenfrei liegende Wein sich ausgezeichnet weiterentwickelt, während der bestrahlt liegende Wein in der Qualität zurückgeht und schließlich nicht mehr schmeckt.

Was gärt, ist gefährdet

Für die gesamte Gärindustrie ist die Vermeidung starker Erdstrahlen in den Betriebsanlagen ebenfalls wichtig.

* Die Qualität des Bieres, die sonst, außer der Kunst des Braumeisters natürlich, auf die unterschiedliche Qualität des Wassers zurückgeführt wird, ist nach meinen Beobachtungen auch von der Erdstrahlung abhängig.
* Ebenso verhält es sich mit der Fabrikation von Käse der verschiedensten Arten. Die besten Käse sind stets diejenigen, die in einem strahlenfreien Keller reifen.
* Das Gelingen einer guten Sauerkrautfabrikation ist ebenfalls davon abhängig, ob sie auf strahlenfreien oder stark bestrahlten Plätzen stattfindet.

Für die Hausfrau ist es besonders wichtig, ihre Konserven wie auch selbsteingekochtes Obst und Gemüse unbedingt in einem strahlenfreien Raum aufzubewahren. Stark bestrahlt stehende Konserven fangen häufig an zu gären, wodurch die Dosen aufbeulen. Wenn sich bei Einkochgläsern trotz sorgfältigster Zubereitung und Beachtung aller Vorschriften auch nur einige der Deckel lösen, so daß der Inhalt verdirbt, so kann man ohne weiteres sicher sein, daß die Gläser stark bestrahlt stehen.

Für den Landwirt ist die Beobachtung der Erdstrahlungsstriche z. B. nötig bei der Anlage von Kartoffelmieten und Kartoffelkellern. In allen Fällen, in denen die Kartoffeln in Mieten auf dem Felde trotz trockener Einbringung und genügender Lüftung sich bei der Öffnung der Miete als verfault oder zum Teil verfault herausstellen, fand ich, daß diese Mieten oder die Teile mit verdorbenen Kartoffeln in stärkeren Erdstrahlen standen. Diese Erscheinung, daß durch Erdstrahlen Kartoffeln zu faulen beginnen, findet man ebenso in Haushaltskellern, in denen Kartoffeln überwintern. Auch bei in Gruben eingesäuerten Kartoffeln und bei eingesäuerten Rübenschnitzeln findet man, wo das eingelagerte Gut verfault, daß diese Stellen stark bestrahlt liegen. Man sollte analog annehmen können, daß auch das in Silos eingepreßte Grünfutter mehr oder weniger schlechtwerden müßte, wenn die Silos in starker Erdstrahlung stehen, und daß sich dadurch vielleicht die für dieses Futter so unerwünschte Buttersäure stärker entwickelt. Die Grünfutter-Silos, die ich bisher untersuchen konnte – und mit deren Futter die Besitzer auch durchweg zufrieden waren – standen allerdings immer strahlenfrei, so daß die Frage, ob bestrahlt stehende Silos schlechteres Futter mit zuviel Buttersäure liefern, noch zu klären ist.

Anmerkung 1977:
Das folgende Kapitel ist von besonderem historischen Reiz; es zeigt auch, daß sich inzwischen auf dem Gebiet der Erdstrahlenforschung - mit Ausnahme der radioaktiven Strahlen - sehr wenig geändert hat.

7.
Über Strahlen und Entstrahlen

Die Erforschung der Strahlen aller Art, soweit man von der Existenz von Strahlen überhaupt schon weiß, hat besonders in den letzten zwanzig Jahren überraschende Fortschritte gemacht, sie steckt aber gegenüber den großen ihr gestellten Aufgaben, deren Endziele zum größten Teil noch unübersehbar erscheinen, noch in den Kinderschuhen. Es ist hier nicht der Platz, auf diese so äußerst interessanten und so sehr wichtigen Forschungen der verschiedenen Strahlen näher einzugehen, da wir uns nur mit den Erdstrahlen und deren Wirkungen zu befassen haben.

Die physikalische und geophysikalische Wissenschaft hat sich bisher nur mit der allgemeinen radioaktiven Strahlung der Erde beschäftigt und ist trotz aller starken Unterschiede bei den Messungen der radioaktiven Strahlung noch nicht auf den doch so naheliegenden Gedanken gekommen, ob dabei nicht etwa noch ein anderer Faktor mitwirkt.

Das Ausgangsmaterial der radioaktiven Erdstrahlung ist das Uranerz. Das Uran wie auch dessen Zerfallsprodukte entsenden, wie zuerst 1896 Becquerel entdeckte, drei verschiedene Strahlen: Alpha-, Beta- und Gammastrahlen. Von diesen sind die Alphastrahlen positiv gebundene Heliumatome, die Betastrahlen negative Elektronen; beide lassen sich durch einen Magnet abbeugen. Die Gammastrahlen sind als sehr kurzwellige Ätherwellen aufzufassen und nicht ablenkbar.

Eine Beschäftigung zunächst mit diesen als Erdstrahlung schon bekannten Strahlen ist für uns insofern von Wert, als zu untersuchen ist, ob etwa diese Strahlen oder eine dieser Strahlenarten das Agens ist, das Krebs und die vielen anderen Krankheiten und Beschwerden entstehen läßt.

Die positiven Alphastrahlen nun haben eine Reichweite von nur 3–7 cm und werden schon von dünnem Papier und von einer Aluminiumschicht von nur 0,02 mm Dicke absorbiert. Sie können mithin auch nicht Kellerfußböden und Kellerdecken durchdringen und kommen also für unsere Untersuchung nicht in Frage.

Die negativen Betastrahlen laden die Objekte, auf die sie treffen, negativ-elektrisch auf. Sie haben aber ebenfalls nur eine so geringe Durchdringungskraft – wenn auch eine stärkere als die Alphastrahlen –, daß sie Zementfußböden und Kellerdecken nicht durchdringen können und daß sie daher als Agens auch nicht in Frage kommen können.

Die Gammastrahlen haben ähnliche Eigenschaften wie die Röntgenstrahlen, und zwar sehr harte Röntgenstrahlen, und somit eine sehr starke Durchdringungskraft. Sie durchdringen z. B. dicke Metallplatten. Da die Gammastrahlen den Röntgenstrahlen ähnlich sind, von denen uns bekannt ist, daß sie schwerste gesundheitliche Schäden erzeugen können, so kann die Frage gestellt werden, ob vielleicht diese Gammastrahlen das krankmachende Agens sind.

Die Gammastrahlung tritt, wie die berufene Wissenschaft sagt, je nach der Stärke der Radioaktivität des Bodens verschieden stark auf, aber gleichmäßig verteilt. Wir wissen nun aber aus den bisherigen Kapiteln, daß als krankmachendes Agens nicht eine gleichmäßige Bodenstrahlung, sondern eine strichweise, scharf begrenzte Strahlung in Betracht kommt und daß – wie jetzt aus den vielen gebrachten Beispielen mit Abbildungen und am augenfälligsten z. B. aus Fall 8 hervorgeht – ein Umstellen des bestrahlten Bettes auf einen strahlenfreien Platz desselben Zimmers schon dauernde Genesung verschafft. Die Gammastrahlen sind ferner, wie erwähnt, nicht ablenkbar, während unsere Erdstrahlen, wie wir noch hören werden, ablenkbar sind, und alle durch sie verursachten Schäden werden nach der Ablenkung behoben. Gleichmäßiges Auftreten der Gammastrahlen und ihre Unablenkbarkeit lassen sich nun nicht vereinigen mit den nachgewiesenen Schäden durch eine nur strichweise auftretende ablenkbare Erdstrahlung. Es ist demnach unmöglich, daß die Gammastrahlen als das gesuchte Agens in Betracht kommen.

Die radioaktiven Substanzen haben außer diesen drei Strahlenarten noch die Eigenschaft, daß sie alle Körper, die einige Zeit in ihrer Nähe sind, radioaktiv machen. Die induzierte Radioaktivität ist jedoch nur vorübergehend und nimmt allmählich wieder ab. Diese Wirkung, die Emanation, entsendet Alpha-Teilchen und ionisiert die Luft ebenfalls. Die Emanation verbreitet sich nach allen Seiten und hat keine sonderliche Durchdringungskraft. In höheren Stockwerken der Häuser ist sie auch bei stark radioaktiven Böden nicht mehr nachweisbar. Damit scheidet auch die Emanation als Agens aus, denn Krebs und andere Krankheiten treten bekanntlich auch in den höchsten Stockwerken auf.

Wir sehen also, daß die radioaktive Alpha-, Beta- oder Gammastrahlung nicht das gesuchte Agens sein kann. Es muß sich um eine andere Strahlung handeln (siehe Nachwort 1977).

Die Bodenmessung auf radioaktive Strahlung ist bisher, wahllos in den Plätzen, mit Ambronn'schen[1]) Emanations-Elektrometern und anderen

1) Dr. Richard Ambronn, „Methoden der angewandten Geophysik", Verlag Theodor Steinkopf, Dresden und Leipzig, 1926.

empfindlichen Instrumenten erfolgt. Die Messungen ergaben mal mehr mal weniger angebliche Radioaktivität des Bodens, obwohl die „wirksame Zone“ des Bodens nach Kolhoerster[1]) nur einen Meter tief ist. Den mehr oder weniger großen Unterschied in dem Ergebnis schob man auf die anscheinend verschieden starke Radioaktivität des Bodens.

Diese Messungen sind insofern wahllos vorgenommen worden, als man die in diesem Buche behandelten Erdstrahlen dabei nicht berücksichtigte. Wir wissen also nicht, ob bei der Messung der Radioaktivität des Bodens die Instrumente zufällig auf starken Erdstrahlungsstrichen oder in deren schwächeren Schrägstrahlen oder frei von beiden gestanden haben. Bei den großen Unterschieden in diesen Messungen ist die Vermutung nicht von der Hand zu weisen, daß bei angeblich stark radioaktiven Böden die Meßinstrumente wahrscheinlich häufig, den Forschern unbekannt, in starken senkrechten Erdstrahlen gestanden haben.

Der Gedanke, daß es außer dieser radioaktiven Erdstrahlung noch eine andere Erdstrahlung geben muß, lag doch eigentlich schon so handgreiflich nahe bei Erwägungen, woher denn eigentlich die ständige negative Ladung der Erdoberfläche stammt. Niederschläge, die überwiegend positiv geladen sind, geben zudem einen positiven Zustrom und trotzdem bleibt die negative Ladung der Erdoberfläche dauernd erhalten.

Die berufene Wissenschaft stand hier bisher vor einer unerklärlichen Tatsache.

Wir wissen nach bisheriger Forschung, daß unser Sonnensystem – die Sonne und ihre Planeten – letzten Endes dasselbe ist wie ein Atom, in dem um einen positiven Kern negative Elektrone kreisen. Unser Planet muß also eine ständige innere Quelle negativ-elektrischer Natur haben, aus der auch die ständige Oberflächenladung stammt.

Wir haben also zu fragen, welcher Art die Quelle dieser ungeheuren Energie sein kann.

Ursprung der Erdstrahlung: Magma

Dem Professor Blacher in Riga gebührt das Verdienst, als Erster öffentlich auf den nicht nur mutmaßlichen, sondern auch nicht zu bezweifelnden Ursprung hingewiesen zu haben, nämlich das Magma des Erdinnern, aber sein Hinweis ist bisher nicht beachtet worden.

Als Magma bezeichnet man den mutmaßlich feuerflüssigen Kern der Erde, wie er nach allen logischen Begriffen von der Entstehung unseres Planeten auch wohl existiert. Neuere Hypothesen behaupten, der Kern der Erde bestehe aus Uranerz, andere, der Kern sei Nickeleisen. Wenn der Kern der Erde aus Uranerz bestände, so müßte, wie wir in Erörterung der

---

1) Dr. W. Kolhoerster, „Die durchdringende Strahlung in der Atmosphäre“, Verlag Henri Grand, Hamburg, 1924.

Eigenschaften des Urans schon gesehen haben, die Erdoberfläche gleichmäßig und nicht, wie wir wissen, strichweise strahlen. Hier können wohl auch nicht die Betastrahlen in Frage kommen, weil sie eine zu schwache Durchdringungskraft haben. Die Hypothese eines Nickeleisenkerns scheidet ohne weiteres schon dadurch aus, weil Eisen positiv strahlt und somit natürlich nicht die negative Oberflächenladung der Erde bewirken kann. Mit einem Nickeleisenkern würde unser Planet nicht in das Sonnensystem passen.

Es verbleibt uns somit nur das Magma als Ursprung der ständigen negativen Aufladung der Erdoberfläche. Es kann dabei wohl ziemlich gleichgültig bleiben, ob wir uns das ganze Innere unseres Planeten als Magma denken oder ob über einem hypothetischen festen Kern eine Schicht Magma zwischen diesem und der Erdrinde liegt. Die Eruptionen von den allein über 400 großen Vulkanen der Erde (kleinere gibt es zu Tausenden) geben uns jedenfalls die Gewißheit der Existenz des Magma. Es wird wohl kaum jemals möglich sein, dies einwandfrei zu ergründen, denn nach Berechnungen der Geophysik, an deren Richtigkeit nicht zu zweifeln ist, herrscht dort eine Temperatur von ca. 2000 Grad.

Nur mit dem feuerflüssigen und somit ständig strahlenden Magma ist die Erde als Elektron im Sonnensystem zu erklären. Nur das Magma kann die ständige negative Oberflächenladung der Erde bewirken.

Daß diese so schädlichen Erdstrahlen negativer Natur sein müssen, werden wir im nächsten Kapitel „Über den Blitz“ näher hören, denn wenn der Blitz eben nur in Kreuzungen unterirdischer Stromträger schlägt, so ist es ja klar, daß aus solchen Kreuzungen ein Elektronenstoß in die Atmosphäre dringen muß. Schon damit ist die negativ-elektrische Natur dieser Strahlen bewiesen.

Die 3 Kennzeichen der Erdstrahlung

Wenn nun die starken negativen Strahlen des Magmas auf der Erdoberfläche *nur strichweise*, und zwar nur über elektrisch gut leitenden Objekten des Untergrundes zu finden sind, so müssen diese Strahlen die Eigenschaft haben, sich in elektrisch leitende Objekte abzubeugen. Diese Eigenschaft: einerseits *außerordentlich starke Durchdringungskraft*, andererseits *Abbeugungsfähigkeit* ist bisher von keiner anderen Strahlenart bekannt.

Jede Materie strahlt nach allen Seiten, von den Erdstrahlen aber können wir ihre Wirkung scharf begrenzt nachweisen. Eine solche scharf begrenzte Strahlung mit – wie bei allen Strahlen – geringer Seitenstreuung, war der Wissenschaft bisher gänzlich unbekannt. Sie existiert aber, wie wir durch ihre Wirkungen wissen, und die berufene Wissenschaft dürfte hier dankbares Neuland für neue Forschungen finden.

Die Überzeugung, daß diese Strahlen aus dem Magma sich in gute elektrische Leiter abbeugen und von diesen weiter zur Erdoberfläche und in die Atmosphäre strahlen, ließ erwarten, daß es auch möglich sein müßte, die Strahlen künstlich abzubeugen. Diese Erwartung hat sich in meinen langjährigen umfangreichen Versuchen als richtig erwiesen; ich werde hierüber in der Folge noch berichten.

Veränderte Wellenlänge?

Zur Abbeugungsfähigkeit der Erdstrahlen kommt noch eine Besonderheit hinzu, die sich aber nach dem heutigen Stand der Strahlenforschung auch noch nicht erklären läßt: Die Erdstrahlen scheinen nämlich je nach den Objekten, in die sie sich abbeugen, durch diese ihre Wellenlänge zu verändern. Diesbezügliche Versuche sind jedoch noch nicht abgeschlossen, und es ist heute verfrüht, hierauf näher einzugehen.

Die Stärke der Erdstrahlen ist auch nicht immer gleichbleibend. Auffallend ist, daß der Mond einen bedeutenden Einfluß auf die Erdstrahlung hat, denn diese ist bei zunehmendem Mond und Vollmond erheblich stärker als bei abnehmendem Mond. Auch tagsüber ist die Stärke der Strahlung bei klarem Himmel verschieden: sie ist in den Stunden gegen Mittag und am Nachmittag am stärksten. Dagegen scheint sie bei bedecktem Himmel nur geringen Schwankungen zu unterliegen.

Die Breite der Strahlungsstreifen deckt sich nach den bisherigen Untersuchungen genau mit der Breite der elektrischen Leiter, in welche die Strahlen sich im Untergrund der Erde abgebeugt haben. Neben diesen senkrechten Strahlen ist jedoch – je nach Tiefe des Leiters und Stärke der Strahlen – eine mehr oder weniger starke Seitenstreuung (Schrägstrahlen) zu finden. Es ist hierbei zu beobachten, daß auch die senkrechten Strahlen nicht von gleicher Stärke sind, sondern daß an den beiderseitigen Grenzen der Strahlungsstreifen die Strahlung stärker ist als in der Mitte.

Im Gegensatz zur radioaktiven Strahlung werden unsere Erdstrahlen weder vom Grundwasser, noch von Teichen, Flüssen oder Meeren abgeschirmt. Ich konnte z. B. schon vor 1914 beim Segeln mit meiner Yacht auf der Ostsee mit der Wünschelrute eine größere Reihe von schweren und breiten Untergrundströmen ermitteln, die in großen und weniger großen Tiefen unter der ja relativ flachen Ostsee von Schweden nach Mecklenburg und Pommern flossen.

Bei mehreren Versuchen, ob die Erdstrahlung auch in größeren Lufthöhen zu finden sei, ist es mir vor dem (Ersten) Weltkrieg auf mehreren Freiballonfahrten gelungen, die Strahlung nachzuweisen. Die größte Höhe betrug 1400 m; in größeren Höhen habe ich leider versäumt, derartige Versuche anzustellen. Wenn man mit dem Freiballon über Landschaften fährt, die man sonst nicht näher kennt, ist es natürlich schwierig, nachher festzustellen, ob unten auf der Erde die Rute ebenso reagiert hätte wie ungefähr auf derselben Stelle hoch oben in der Luft. Nur ein einziges Mal konnte ich eine solche Feststellung einwandfrei machen, da der Ballon über eine mir bestens bekannte Gegend flog. Ich hatte dort mehrere heftige Ausschläge mit der Rute im Ballon, deren Punkte ich mir durch Anvisieren der Erde genau merkte. Bei Nachkontrolle dieser Punkte wenige Tage später konnte ich feststellen, daß die Rute nur über Kreuzungen von Untergrundströmen ausgeschlagen hatte, während sie die Untergrundströme sonst nicht angezeigt hatte. Wir müssen diese Feststellung in Erinnerung behalten für das nächste Kapitel „Über den Blitz", wo wir mehr über die Stärke der Strahlung bis in Gewitterwolken-Höhe erfahren werden.

Exakte Messungen — falsche Ergebnisse

Diese so starke Durchdringungskraft und Reichweite der Erdstrahlen ist auch von besonderer Bedeutung für die Höhenstrahlungsforschung, die 1912 von dem Universitätsprofessor Dr. V. F. Heß (früher in Graz, jetzt in Innsbruck) begründet wurde. Denn wenn die Instrumente in dieser Forschung nicht absolut erdstrahlenfrei stehen, so ergibt die gewollte Höhenstrahlungsmessung natürlich falsche Ergebnisse. Da die besondere Art der Erdstrahlen der Wissenschaft, wie gesagt, bisher nicht bekannt war, begnügte man sich bei Aufstellung der Instrumente zur Höhenstrahlungsmessung mit den üblichen Mitteln zur Abschirmung der allgemeinen radioaktiven Erdstrahlung. Im Hochgebirge wurden die Instrumente auf dickes Eis gestellt, in der Tiefebene auf dicke Betoneisenschrottklötze. Durch dickes Eis aber gehen die Erdstrahlen spielend hindurch, und in Betoneisenschrottklötzen – in denen der Beton selbst sie auch nicht aufhalten würde – finden sie in dem Eisen sogar noch einen guten Leiter. Ich bin daher der Überzeugung, daß diese bisherige Art der Höhenstrahlungsmessung kein einwandfreies Resultat ergeben hat, wenn die Instrumente nicht zufällig frei von senkrechten Erdstrahlen oder deren Schrägstrahlen gestanden haben.

Ebenso verhält es sich auch bei Versenkung solcher Instrumente in tiefe Seen, um zu erforschen, wie tief die Höhenstrahlung in das Wasser eindringt. Bei diesen Messungen wurde der Umstand nicht berücksichtigt, daß auch unter den tiefsten Seen noch tiefere Untergrundströme – Kondensatoren der Magma-Strahlen – fließen, aus denen die Erdstrahlen durch Seeboden und Wasser bis in die Atmosphäre hinausstrahlen.

Auch diese Art der Höhenstrahlungsmessung kann daher kein einwandfreies Ergebnis bringen, da die versenkten Instrumente hierbei mit großer Sicherheit wohl auch die Intensität der Erdstrahlen mit registrieren, also zur tatsächlichen Höhenstrahlung hinzuaddieren.

Es ist schon die Hypothese aufgestellt worden, die Strahlung, auf die offenbar die Wünschelrute reagiere, sei die in die Erdrinde gedrungene, aber von unterirdischen elektrischen Leitern – wie z. B. Untergrundströmen – reflektierte Höhenstrahlung. Mit demselben Recht aber könnte man die Hypothese aufstellen: die „Höhenstrahlung“ sei nichts weiter als die von der Heaviside-Schicht – analog den Hertz'schen Wellen – zurückgeworfene negative Erdstrahlung.

Sonnenflecken werden spürbar

Es gibt allerdings kosmische Störungen, die ohne jeden Zweifel außerordentlich schädlich für den Menschen – besonders für Kranke und Sensitive – sind. Es sind dies die sogenannten magnetischen Gewitter beim Durchgang von Sonnenflecken durch den mittleren Meridian.

Die ersten Beobachtungen hierüber machten die französischen Ärzte Faure und Sardou in Gemeinschaft mit dem Direktor des Observatoriums auf dem Mont Blanc, Vallot. Faure und Sardou hatten vorher – zuerst unabhängig voneinander, dann vergleichsweise – festgestellt, daß das Befinden der meisten ihrer chronisch Kranken sich bei gleichbleibendem Barometerdruck und ohne sonst erkennbare Ursache gleichzeitig verschlechterte. Nach ihren mehrjährigen Aufzeichnungen konnte Vallot feststellen, daß die Verschlechterung im Befinden der Kranken stets mit dem Durchgang von Sonnenflecken zusammenfiel. Alle drei haben dann nochmals neun Monate lang unabhängig voneinander Aufzeichnungen gemacht, die Ärzte über ihre Patienten, Vallot über den Durchgang von Sonnenflecken. Beim Vergleich ergab sich, daß fast alle Sonnenflecken-Durchgänge Verschlechterungen im Befinden der Kranken herbeigeführt hatten. (Faure und Sardou haben über ihre Beobachtungen in der Zeitschrift „La presse médicale“ vom 2. März 1927 berichtet.)

Die Sonnenflecken sind jedoch nicht konstant, sie verändern ihre Lage, bilden sich neu und verschwinden; sie haben sich aber auch schon über eine Zeitdauer von eineinhalb Jahren unverändert feststellen lassen.

Auf diese in Frankreich gemachten Feststellungen hin habe ich angefangen, das Befinden meiner Freunde und Bekannten daraufhin zu beobachten, ob sich die Sonnenflecken-Durchgänge an ihnen bemerkbar machten, ohne natürlich etwas davon zu sagen. Ich habe dies tatsächlich in einer großen Zahl von Fällen ganz zweifellos feststellen können; besonders zeigte sich bei vielen die Wirkung in Klagen über unverständliche innere Unruhe und Schlaflosigkeit.

Ärztliche Diagnose mit Rute und Pendel

Es ist eine der Allgemeinheit noch wenig bekannte Tatsache, daß man mit der Wünschelrute und mit dem Pendel auch genaue Diagnosen von Krankheiten stellen kann. Das Verdienst, sich als erste für solche Diagnosen eingesetzt zu haben, gebührt Sanitätsrat Dr. Clasen[1]) in Itzehoe und Dr. med.

Joh. Schreiber[2]) in Schönecken (Eifel). Von praktischen Rutengängern hat sich Hermann Helling in Senftenberg seit 20 Jahren erfolgreich mit dieser Materie beschäftigt.

Es ist sehr bedauerlich, daß die Arbeiten von Clasen und Schreiber seitens der medizinischen Wissenschaft nicht gebührend gewürdigt und ihrerseits aufgenommen wurden, denn Rute und Pendel sind für die ärztliche Diagnose ganz zweifellos ein außerordentlich wertvolles Hilfsmittel, und ich bin überzeugt, daß sie einmal zur allgemeinen Anerkennung und Wertschätzung kommen werden.

Rute und Pendel zeigen den Sitz jeder bestehenden und fast jeder früheren Erkrankung, sowie auch jeder früheren Beschädigung aufs genaueste an. Es ist dabei möglich, jede Störung – auch wenn sie von dem zu Untersuchenden noch nicht bemerkt ist – zu ermitteln. Dr. Schreiber berichtet z. B. von einem Fall, in dem die Rute über dem Kopf eines Patienten einen starken Ausschlag hatte. Die Ursache des Ausschlages blieb ungeklärt, da kein bewußtes Leiden vorhanden war oder sich nachweisen ließ. Ein halbes Jahr später erfolgte der erste epileptische Anfall.

Nachweisbar sind alle organischen Leiden, ausgeheilte Tuberkulose, frühere Knochenbrüche, auch wenn sie noch so lange zurückliegen, alte Sehnenzerrungen, Narben von Operationen oder Verletzungen usw. Die zu Untersuchenden, die sich lang hinlegen müssen, haben nur vorher alle metallischen Teile aus den Taschen zu entfernen. Die Sicherheit, mit der es möglich ist, solche Diagnosen schnell und richtig zu stellen, überrascht jeden Arzt, der diese Art einer Diagnose zum ersten Mal erlebt – und der vorher natürlich überlegen oder mitleidig gelächelt hatte.

Dr. Schreiber hat die Richtigkeit seiner Diagnosen mit der Wünschelrute an Tieren, ehe diese geschlachtet wurden, erprobt. Seine vor der Schlachtung protokollarisch niedergelegte Diagnose hat sich nach der Schlachtung und Untersuchung der Organe in jedem Fall als richtig erwiesen.

Erdstrahlen durchdringen Röntgenschutz

Wenn nun die Erdstrahlen eine so starke Durchdringungskraft haben, daß sie durch Kellerfußböden, Kellerdecken, auch Betondecken und die weiteren Zimmerdecken von Häusern spielend hindurchgehen und auch auf den Dächern der höchsten Häuser in eben derselben Stärke zu finden sind wie im Keller dieser Gebäude oder außerhalb dieser auf der Erde, so lag es nahe, auch die üblichen Schutzmittel gegen Röntgenstrahlen auf ihren Schutzwert gegen Erdstrahlen zu prüfen. Bei meinen Versuchen ergab sich, daß dicke

---

1) „Pendel-Diagnose", Verlag Max Altmann, Leipzig.

2) Zeitschrift „Natur und Museum", Heft 10/1930, Verlag Senckenbergische Naturforschende Gesellschaft, Frankfurt a. M.

Bleiplatten, auch in mehreren Lagen übereinander, für starke Erdstrahlen kaum ein Hindernis waren und nur schwach abschirmten. Durch das liebenswürdige Entgegenkommen der Porzellanfabrik Kahla hatte ich auch Gelegenheit, deren berühmte Röntgenschutzkacheln auf ihren Schutz gegen Erdstrahlen zu prüfen. Auch durch diese Kacheln gingen starke Erdstrahlen hindurch, als ob die Fliesen nur Luft wären.

Ich habe auch versucht, in vielmonatiger Zusammenarbeit mit einer Fabrik, als Schutz gegen Erdstrahlen eine zähe Masse zu finden, die sich walzen läßt. Die Lösung dieser Aufgabe gelang uns auch, aber der Preis stellte sich dermaßen hoch, daß eine Einführung dieser Platten für die Allgemeinheit aussichtslos erschien. Bei einer Reihe von Platten, die probeweise eingesetzt wurden, ergab sich, daß je nach ihrer Stärke ungefähr nach eineinhalb Jahren der Schutz vollkommen verschwunden war, so daß also die Erdstrahlen sich in dieser Zeit allmählich durch die Platte durchgefressen hatten. Ein dauernder Schutz gegen Erdstrahlen durch Isolierungsmittel, wie bei Röntgenstrahlen, scheitert an der Höhe der Kosten. Die Lösung des Problems mußte also auf anderem Wege erfolgen.

Schutz vor Erdstrahlen nur durch Abbeugung

Die eigenartige Fähigkeit der Erdstrahlen, sich in gute elektrische Leiter der Erdrinde abzubeugen, habe ich versucht auszunutzen, um sie entweder unter der Erdoberfläche oder darüber abzubeugen und so die früher bestrahlte Fläche strahlenfrei zu machen.

Die Versuche begannen zuerst mit einfachen Ausstrahlungsstrichen und führten zu einem vollen Erfolg. Aber dieser Erfolg genügte mir nicht; denn die meisten Erdstrahlen kommen aus mehreren Untergrundströmen, die in verschiedenen Tiefen übereinander liegen und so als Verstärker wirken. Außerdem schien es mir bei der Unzuverlässigkeit der Untergrundströme, die sich jederzeit verlagern können, keinen Zweck zu haben, wenn z. B. unter einem Haus zwei Untergrundströme fließen, deren Strahlen abzuschirmen, denn es konnten ja schon bald darauf neue Ströme durchbrechen, so daß dafür andere Teile des Hauses neu bestrahlt waren.

Das Ziel meiner Arbeiten mußte also sein, ganze Flächen ein für allemal abzuschirmen, so daß es in Zukunft gleichgültig sein würde, ob unter einem z. B. teilweise bestrahlten Haus noch neue Untergrundströme durchbrechen. Diese zuerst etwas schwierige Aufgabe zu lösen, gelang schließlich ebenfalls.

Der Erfolg, ein ganzes Haus von einer Zentralstelle im Keller oder außerhalb des Hauses aus strahlenfrei machen zu können, befriedigte mich dann aber auch nicht mehr. Denn es erschien mir im Sinn der allgemeinen Volksgesundheit wichtiger, eine ganze Ortschaft, eine ganze Stadt von einer Zentrale aus erdstrahlenfrei zu machen.

Die Entstrahlung einer ganzen Stadt

Auch diese Aufgabe fand ihre Lösung, wenn auch nicht von heute auf morgen, sondern in mühseligem Experimentieren. Immerhin gelang es mir in der verhältnismäßig kurzen Zeit von nicht einmal drei Monaten, nach und nach die abgeschirmte Fläche auf etwa 3 Quadratkilometer und nach weiteren 7 Wochen auf rund $5^1/_2$ Quadratkilometer zu erweitern. Einige Monate später war die Entstrahlungsstation schon so verbessert, daß die Ausdehnung der abgeschirmten Fläche auf über 12 Quadratkilometer angestiegen war. Für weiter mögliche Verbesserungen, um eine noch größere Fläche abzuschirmen, fehlte mir leider bisher der hierzu notwendige, genügend große Raum für die Entstrahlungsstation. Es ist jedoch rechnerisch ohne weiteres möglich, die Station auf eine Wirkung von über zweihundert Quadratkilometer und mehr zu verstärken.

Diese Aussichten werden manche Leser für etwas phantastisch halten, aber ich kann mich hinsichtlich der Wirkung der Dachauer Großstation auf deren Prüfung durch eine Reihe von besten Rutengängern berufen, die auf der abgeschirmten Fläche tatsächlich keinerlei Ausschläge der Rute auf Erdstrahlen mehr bekamen.

Als Prüfer der Entstrahlungswirkung in Dachau nenne ich u. a.: Georg Jungkunst, Nürnberg, Hermann Helling, Senftenberg, Gräfin von der Schulenburg, München, Major a. D. Söding, Auerbach, Frau Dr. Blos, Karlsruhe, Dr. med. W. Birkelbach, Wolfratshausen, Dr. med. Seitz, Hohenschäftlarn, Cavaliere de Vita, Rom.

Diese Prüfungen waren insofern leicht, als es mir möglich ist, die Entstrahlungsstation im Keller mit einem Handgriff aus- und wieder einzuschalten, so daß die Rutengänger auf einer beliebigen Strecke, auf der sie zuerst keine Ausschläge mit der Rute bekamen, bei Ausschalten der Station auf derselben Strecke sofort alle Strahlungen fanden, während sie bei Wiedereinschalten auf derselben Strecke nichts finden konnten. Dieses beliebige Hin und Her des Auftretenlassens der Erdstrahlen wie auch deren

Beseitigung ist bis auf 1500 Meter von meinem Hause aus ausprobiert worden. Es hat natürlich jeden Rutengänger aufs Höchste überrascht. Unter den Genannten waren auch solche, die das vorher für ganz unmöglich hielten; alle aber waren über die Möglichkeit, Erdstrahlen auftreten und wieder verschwinden zu lassen, sprachlos.

Bei dem Experimentieren mit der Entstrahlungs-Station gelang es mir ferner auch, die abgebeugten Strahlen durch eine besondere Vorrichtung in einem konzentrierten Strahl horizontal wie auch vertikal und in allen Graden dazwischen –, horizontal durch mehrere Mauern und vertikal durch mehrere Zimmerdecken – zu leiten, so daß dieser Strahl auf der ja abgeschirmten Fläche sowohl im Freien in größerer Entfernung wie auch auf dem Speicher des Hauses wieder feststellbar war.

Die nach und nach in der Fläche gesteigerte Entstrahlung von Dachau von Ende Januar 1931 bis zunächst 19. September 1931 war in diesen Monaten ein paarmal leichten, ein- bis zweitägigen Schwankungen unterworfen, deren Schuld aber an mir selbst lag. Beim Experimentieren mit Erdstrahlen, mit dem ich mich vielfach bis in die späte Nacht hinein beschäftigte, hatte ich zweimal nach Abschluß von Experimenten vergessen, wieder auf Fernwirkung einzuschalten. Ein anderes Mal waren lose eingelegte Teile der Station nachts herausgefallen, da sich die Holzgehäuse in der Kellerfeuchtigkeit verzogen hatten, so daß zwar mein Haus noch entstrahlt, aber die Fernentstrahlung aufgehoben war. Diese Schwankungen haben eine Reihe von Dachauer Einwohnern, die durch die Fernentstrahlung ihre Leiden verloren und einen gesunden Schlaf bekommen hatten, bis zu ca. 1000 Metern empfunden, indem sie wieder eine oder zwei Nächte schlecht schliefen und auch sonst Beschwerden hatten. Bei zwei dieser Schwankungen bin ich überhaupt erst durch Nachfragen von solchen Einwohnern darauf aufmerksam geworden, daß die Fern-Entstrahlung gestört war.

Schon aus diesem Wechsel in dem Befinden einer Reihe von Einwohnern ist zu erkennen, daß auch eine Fernentstrahlung für den Menschen denselben Erfolg hat wie die Umstellung eines bestrahlten Bettes auf einen strahlenfreien Platz, wie wir dies an den zahlreichen Beispielen in Kapitel 3 gesehen haben. Außer mündlichen Dankbezeugungen von Leuten, die durch die Fernentstrahlung ihre Leiden verloren hatten und dann von der Entstrahlung hörten, erhielt ich auch viele Dankesbriefe.

Am 19. September 1931 mußte ich zu meinem Bedauern die Entstrahlung von Dachau abstellen, da ich verreisen mußte. Schon nach wenigen Tagen liefen in meinem Haus eine große Anzahl von Beschwerden ein von Einwohnern, die wiederum nicht mehr schlafen konnten und wieder sonstige Beschwerden hatten. Nach meiner Rückkehr Anfang November habe ich dann die Station wieder eingeschaltet und konnte gleichzeitig den Wirkungsbereich der Entstrahlung auf über 12 Quadratkilometer steigern.

Um nun auch die von Ärzten gewünschte Klarheit zu schaffen, welche tatsächliche Wirkung die Entstrahlung wie auch deren Ausschaltung auf eine größere Anzahl von Bewohnern gehabt hatte, bat ich meinen schon viel erwähnten Mitarbeiter Dr. med. Birkelbach, dies ärztlicherseits festzustellen. Dr. Birkelbach konnte infolge Zeitmangels nur sieben Familien besuchen, deren Aussagen er in jeder Wohnung sofort protokollarisch aufnahm. Ich lasse hier das von Dr. Birkelbach diktierte Protokoll folgen und anschließend seine Zusammenfassung.

Diktat und Protokoll von Dr. med. W. Birkelbach Direktor des Bezirkskrankenhauses Wolfratshausen bei München über seinen ärztlichen Besuch am 14. Nov. 1931 bei sieben Familien in Dachau zwecks Feststellung der Wirkung einer „Entstrahlung“ auf den Organismus.

W. in Dachau: (Die Wohnung liegt gemäß Lageplan etwa 1000 m von der Entstrahlungsstation entfernt. Zwischen dieser und der Wohnung erhebt sich der langgezogene Dachauer Berg.)

W. hat seit vier Jahren rheumatische Beschwerden, abwechselnd in beiden Armen. Seit April 1931 plötzlich – ohne Medikamente – Besserung und Beschwerdefreiheit. Ab Mitte Oktober wieder Beschwerden, in den letzten acht Tagen nicht mehr.

Frau C. B. in Dachau: Seit zwölf Jahren in dieser Wohnung, die etwa 600 m von der Entstrahlungsstation entfernt auf der anderen Seite des Dachauer Berges liegt. Mit 22 Jahren erstmals Gelenkrheumatismus; 1929 schwerer Rückfall. In den früheren Jahren auch reichlich Mandelentzündung und Halsentzündung. Frau B. hat in der Wohnung im wesentlichen übereinanderliegende Zimmer des ersten und zweiten Stockes bewohnt. Gelenkrheumatismus bis Frühjahr 1931 anhaltend und ständig in ärztlicher Behandlung. Ab Anfang April 1931 plötzlich erhebliche Besserung und Genesung, ärztliche Behandlung eingestellt. Während des ganzen Sommers kein Rückfall. Nur zwischendurch einige Tage Schmerzen verspürt und mit Kopfschmerzen aufgewacht.

Auf Rückfrage stellte sich heraus, daß in diesen Nächten die Fernentstrahlungsanlage abgestellt oder wegen Verbesserungsmaßnahmen nicht in Ordnung war.

Im Herbst 1931 Gelenkrheumatismus plötzlich in sehr starkem Maße aufgetreten; am 25. September 1931 erstmalig wieder beim Arzt. Während der ärztlichen Behandlung Verschlechterung besonders nachts, derart, daß die Patientin sich nicht mehr allein erheben, noch ankleiden konnte. In der Nacht vom 6. auf 7. November auffallende Besserung. „Ich habe bis dahin nicht die Kraft in mir gefühlt, zu notwendigen Besorgungen nach München zu fahren. Nachdem ich in dieser Nacht bereits das krampfhafte Einziehen der Hände und Finger vermißt hatte, konnte ich am Morgen des 7. November ohne Hilfe aufstehen und mich allein ankleiden, mit Hochheben der beiden Arme, was bisher eine absolute Unmöglichkeit war. Während ich im Sommer doch immerhin meine Bürotätigkeit ausüben konnte, war mir das im Oktober unmöglich; stundenweise Versuche zwangen jeweils zur Aufgabe der Tätigkeit. Ich konnte am 7. November vormittags nach München fahren, ohne die geringsten Beschwerden zu verspüren. Besonders auffällig war mir, daß bei diesem letzten Rückfall die Stellen, die ich im Sommer am meisten der Sonne ausgesetzt hatte, am schwersten und schmerzhaftesten befallen waren."

Fünf Kinder, die die gleichen Schlafzimmer benutzen, haben alle Mittelohreiterungen durchgemacht und neigen leicht zu Erkältungskrankheiten. Besonders ein Junge fiebert häufig, scheinbar Erregung beim Spiel und längerem Lesen, auf Grund latenter chronischer Mittelohrerkrankung. Die Fieberanfälle, die sich in einer Nacht oft mehrfach wiederholten, klangen schnell ab. Öfter mußte 1–2 Tage der Schulbesuch ausfallen. Seit Mitte April 1931 sind derartige Fieberanfälle nicht mehr aufgetreten. Dagegen kam im Oktober 1931 einmal, plötzlich, diese frühere Erscheinung wieder.

Familie R. in Dachau: (Das Gebäude liegt 550 m von der Entstrahlungsstation entfernt.) R. wohnt hier seit sechs Jahren. Eltern und Kinder waren stets gesund. Bald nach Einzug stellten sich bei Mann und Frau und bei dem Sohn rheumatische Beschwerden ein, die sich immer mehr verstärkten, bei den Eltern besonders auch starke Rückenschmerzen, hauptsächlich nach der Nachtruhe. Der Mann konnte sich schließlich morgens nach dem Aufstehen erst nach und nach gerade aufrichten, die Frau konnte oft nur mit Hilfe des Mannes aufstehen. Der 22jährige Sohn – ein ausgezeichneter Sportsmann – hatte Rheumatismus in Schulter und Bein.

Die Wohnung wurde Anfang November 1930 mit der Rute untersucht. Die Betten der Eltern wurden, da das bisherige Schlafzimmer vollständig bestrahlt war, in ein anderes, strahlenfreies Zimmer umgesetzt, das Bett des Sohnes von der einen Seite des Zimmers auf die andere, strahlenfreie. Die Beschwerden waren bei allen dreien schon nach 8 bis 10 Tagen vollkommen verschwunden.

Mitte Dezember 1930 stellten sich bei der Frau die Rückenschmerzen wieder ein. Eine neuerliche Untersuchung des Zimmers mit der Rute ergab, daß ein neuer Untergrundstrom in Schrägrichtung zum bisherigen Verlauf der Ströme durchgebrochen war, so daß besonders das Bett der Frau wieder stärker bestrahlt wurde. Dieser Strom hatte auch den oberen Teil des Bettes der jüngsten Tochter erfaßt, die gleichzeitig starke rheumatische Beschwerden in der Schulter bekommen hatte. Nach Umstellung dieser drei Betten aus der neuen Strahlungszone verschwanden die Schmerzen wieder.

Seit Anfang April 1931 ist das Gebäude fernentstrahlt. Im Sommer 1931 sprach R. den Freiherrn von Pohl darauf an, ob in der Nacht vorher die Entstrahlung funktioniert hätte. Auf Verneinung – da infolge eines Irrtums die Entstrahlung abgestellt gewesen sei – berichtete R., daß seine Frau letzte Nacht wieder Rückenschmerzen bekommen hätte. Die Schmerzen waren am folgenden Tage wieder verschwunden. Von Ende September an traten bei dem Mann erneut leichte Schmerzen während 6 bis 7 Wochen auf; die Frau hatte stärkere Beschwerden. Beide hatten auch wieder über Müdigkeit morgens nach dem Aufstehen zu klagen. – Seit 5 bis 6 Tagen Mann und Frau wieder gesund, wachen morgens wieder frisch auf.

Ein Beamter, der die gleichermaßen bestrahlten Räume ein Stockwerk höher bewohnte, war als besonders kräftiger und widerstandsfähiger Mann bekannt. Ein Jahr nach seiner Übersiedlung in diese Wohnung: ziemlich schnelle Erkrankung an Störung des Gleichgewichtssinnes, nach Verlauf von einem Vierteljahr tot. Ärztlicherseits wurde ein Schlaganfall ausgeschlossen. Die Sektion ergab eine Geschwulst in der Schädelhöhle.

H. in Dachau: Seit September 1927 in dieser Wohnung. Frau früher häufig Herzbeschwerden, Rückenschmerzen und sehr gestörter Schlaf. In 20 m Luftlinie Eisenbahngleise und Rangierdienst. Merkwürdig ist die Tatsache, daß seit Frühjahr 1931 der Schlaf fest und tief geworden ist, daß der besagte laute Rangierdienst vom nahen Rangierbahnhof (nachts während mehrerer Stunden) nicht mehr vernommen und das Allgemeinbefinden seit dieser Zeit als überaus gut bezeichnet wird. Während der siebenwöchigen Ausschaltung der Entstrahlungsstation keine nennenswerten Beschwerden.

K. in Dachau: Mann seit August 1930, Frau seit November 1930 in dieser Wohnung. Frau Weihnachten 1930 beim Arzt wegen schwerer Anfälle mit Atemnot und Erstickungsgefühl. Beide hatten bis Anfang Februar 1931 über Mattigkeit morgens nach dem Aufstehen zu klagen. Diese Beschwerden und auch die Anfälle der Frau traten seit Anfang Februar 1931 nicht mehr auf. Die Frau hatte auch den Sommer 1931 über keine Beschwerden.

Am 2. November 1931 wird erneut der Arzt aufgesucht, nachdem sich bei der Frau in den letzten Tagen die Beschwerden wie zur Weihnachtszeit 1930 erneuert hatten. Mann – bisher ärztlich nicht beraten – erlitt ebenfalls Ende September und im Oktober 1931 Schwindelanfälle, die sich in so starker Form weder hier noch an seinem früheren Wohnort gezeigt hatten. – Seit 6 bis 7 Tagen sind beide wiederum beschwerdefrei.

M. in Dachau: Bei Mann und Frau früher sehr unruhiger Schlaf, Schlaflosigkeit und viele Rückenschmerzen. Seit Februar 1931 von allen Beschwerden befreit; gesunder, ungestörter Schlaf – mit Ausnahme von wenigen Nächten im Frühling und Sommer 1931, in denen die früheren unangenehmen Erscheinungen neuerlich auftraten. Gesprächsweise stellte sich dann heraus, daß in solchen Nächten stets die Entstrahlungsanlage abgestellt war.

Nachdem die Leute sich so den ganzen Sommer 1931 über besten Wohlergehens erfreuten und die früheren langjährigen Beschwerden schon fast vergessen hatten, stellten sich nach dem 21. September 1931 Schlaflosigkeit und Rückenschmerzen bei beiden wieder ein; bei der Frau so stark, daß sie eine Reise nach auswärts unternehmen mußte. Dort sofortige Besserung! Nach Rückkehr Ende Oktober hatte die Frau wieder einige Zeit sehr unter unruhigem Schlaf zu leiden. Seit jetzt sieben Tagen sind Schmerzen und Beschwerden wieder ganz verschwunden, und Mann und Frau erfreuen sich wieder eines gesunden, tiefen und ruhigen Schlafes.

L. in Dachau: Mann und Frau litten seit Jahren an Schlaflosigkeit. Frau L. war schon früher nierenleidend, hatte in den letzten Jahren auch sehr viel über Rückenschmerzen zu klagen. Seit Februar 1931 unverkennbare Besserung des Allgemeinbefindens und Genesung. Ein dreitägiger Besuch beider bei ihrer verheirateten Tochter auswärts wurde sofort mit absoluter Schlaflosigkeit und bei der Frau auch mit heftigen Rückenschmerzen „bestraft“. Nach Rückkehr bereits binnen 48 Stunden wieder gesunder Schlaf, Schmerzen verschwunden. Oktober 1931 wiederum Verschlechterung bei beiden, vereinzelt auch Rückenschmerzen, die ab 7. November neuerlich verschwunden sind. Seitdem wieder fester Schlaf.

Die Tochter der Frau L. – in dem Besuchsort – ist dort erheblich abgemagert, wiegt nur noch 84 Pfund und leidet an Schlaflosigkeit. Beim Besuch hier in Dachau – im Sommer 1931 – äußerte sie bereits nach der ersten Nacht ihr Wohlbefinden und berichtete erstaunt über den tiefen Schlaf, der dann während der vier Wochen des Aufenthaltes in gleicher Weise fortbestand. Nach Rückkehr in ihren Wohnort traten genau die gleichen Beschwerden wie früher wieder auf.

Zusammenfassung der am 14. Nov. 1931 erfolgten Erhebung in Dachau

Befragt wurden sieben Familien, deren Wohnungen zwischen 50 und 1000 m vom Standplatz der Entstrahlungsvorrichtung entfernt lagen.

Übereinstimmend berichteten alle Befragten, daß sie bis zum Frühling 1931 mehr oder minder stark körperlich gelitten hatten. Vorwiegend wurden rheumatische Allgemeinbeschwerden, daneben recidivierender schwerer Gelenkrheumatismus, Mittelohrentzündungen, ärztlich nicht geklärte kurzfristige Fieberanstiege im Kindesalter, Schlaflosigkeit, morgendliche Erschöpfung bis zur Bewegungsbehinderung, Herzbeschwerden, Atemnot und Erstickungsanfälle asthmatischen Charakters, ungeklärte Rückenschmerzen, Neuralgien und unruhiger, nicht erfrischender Schlaf angegeben.

Alle sieben Familien gaben übereinstimmend an, daß seit Frühjahr 1931 **eine auffallende Besserung** ihrer verschiedenartigen Beschwerden eingesetzt habe.

Sechs Familien beobachteten Ende September und Oktober **erneutes Auftreten** ihrer körperlichen Beschwerden, bei zweien eine Steigerung, die ärztliche Inanspruchnahme erforderte, aber ohne erhoffte Beseitigung des Krankheitsgefühles – bis zur ersten Novemberwoche.

Drei Familien hatten während des Sommers mehrfach **an einzelnen Tagen** das Gefühl der Rückfälligkeit in ihre alten Leiden. – Wie sich dann auf Erkundigungen herausstellte, war an diesen Tagen – ebenso wie in der Zeit vom 21. September bis 6. November – die Entstrahlungsvorrichtung nicht eingeschaltet.

Die Entstrahlungsanlage wurde seit März 1931 dauernd vergrößert. Sie mußte zwecks Umarbeitung für größere Reichweiten und Leistungen **tageweise ausgeschaltet** werden. Es stellten sich bei den Versuchen Störungen durch metallische Einflüsse der Umgebung ein. Und schließlich wurde die Anlage während der Abwesenheit Freiherrn von Pohls von Dachau – September–Oktober 1931 – ausgeschaltet. In dieser Zeit ergaben Kontrolluntersuchungen in Dachau – selbst in unmittelbarer Nachbarschaft des Standortes der Apparatur – starke und stärkste Ausschläge der Rute, die am Untersuchungstage (14. November 1931) erst in einer Entfernung von 2000 m von der Entstrahlungsvorrichtung wahrgenommen wurden. – Eisenausschläge (Stahlschienen) erfolgten in annähernd 600 m Entfernung von der Einrichtung, in der umgekehrten Richtung wie üblich.

Die vorstehenden Mitteilungen wurden mir, bei objektivster Stellungnahme, in freundlicher, sachlicher und durchaus glaubwürdiger Form gemacht. Sie bedürfen aus rein menschlichen und vor allem aus naturwissenschaftlichen Gründen weitgehendster Beachtung, Prüfung auf Dauer sowie sachlicher Förderung.

Wolfratshausen, Dezember 1931. gez. Dr. med. W. Birkelbach

Leider zeigte sich bald darauf, daß es ganz unmöglich war, die Großstation länger im Keller des eigenen Hauses zu behalten, da der beschränkte Raum es nicht gestattete, die weiter noch erforderlichen Einrichtungen zur Beseitigung der elektrischen Spannung einzubauen. Ein anderer genügend großer Raum, etwa ein größerer Lagerkeller, war in Dachau nicht zu finden. Ich mußte daher zu meinem Bedauern die Station vorläufig ganz abstellen und ausbauen und mich mit der Entstrahlung meines eigenen Hauses durch eine kleinere Anlage begnügen. Die Experimente mit der Großstation sollen aber wieder aufgenommen werden, sobald der erforderliche große Raum gefunden ist.

(Anmerkung 1977: Dazu kam es durch den frühen Tod des Verfassers leider nicht mehr.)

Immerhin zeigen die Beobachtungen und Feststellungen in Dachau, daß es mit bestem Erfolg möglich ist, eine Stadt von einer Zentrale aus zu entstrahlen und die Bewohner damit nicht nur gesund zu machen, sondern auch gesund zu erhalten!

Auch Gewitter ablenkbar

Es ist bekannt, daß Flüsse je nach ihrer Breite Gewitter an der Überschreitung hindern können, so daß Gewitter bei breiten Flüssen hin und her wandern, ohne über den Fluß hinüberzukommen. Diese Erscheinung muß auf einer Wirkung beruhen, die ebenfalls nur auf Erdstrahlen zurückzuführen sein kann.

Ich hatte einige Jahre vor Kriegsausbruch (1914) zu meiner meteorologischen Ausbildung als Freiballonführer die Erlaubnis bekommen, auf der Seewarte in Hamburg – der Zentralstelle der deutschen meteorologischen Meldungen – zu arbeiten. Meine dort gewonnenen Freunde sagten mir, jene Erscheinung – daß Gewitter nicht über breite Flüsse hinüberkönnen – sei darauf zurückzuführen, daß an gewitterschwülen Tagen **aufsteigende** Luftströme an den Ufern die Gewitter am Überschreiten der Flüsse hinderten. Das war die damalige Ansicht. Nach dem Ausspruch eines der bedeutendsten deutschen Geophysiker und Meteorologen der Jetztzeit (1932) sollen **absteigende** Luftströme die Ursache sein.

Ich hatte immer die Ansicht vertreten, daß das Unvermögen der Gewitter, breite Flüsse zu überschreiten, auf Erdstrahlen zurückzuführen sein müsse, die ja gerade über den Gewässern besonders stark nachzuweisen sind.

Wenn Gewitter nicht über einen breiten Fluß herüberkommen können, so kann man sich das doch wohl nur damit erklären, daß durch eine Wärme-Inversion über dem Fluß ein überhitztes Polster entstanden ist, das die Erdstrahlen abdämpft oder ableitet, und daß dadurch über dem Fluß ein strahlenfreier Raum gebildet wird – den die Gewitter nun aus einem Grunde, den wir noch nicht kennen, nicht überschreiten können. Diese Theorie, die ich mir damals schon gebildet hatte, wurde von meinen Freunden auf der deutschen Seewarte sehr skeptisch aufgenommen; sie hielten an ihrer Theorie von aufsteigenden Luftströmen fest.

Ich hatte dann einmal Gelegenheit, bei einer Freiballonfahrt im Jahre 1910, interessante Beobachtungen auf diesem Gebiet machen zu können. Bei jener Ballonfahrt – an einem gewitterschwülen Tag – hatte der Ballon südlich der Unterelbe in einer Höhe von etwa 1200 m einen Kurs von Ostnordost nach Westsüdwest. Da einer meiner mitfahrenden Freunde den Wunsch äußerte, über Holstein zu fliegen, versuchte ich, den Ballon über die Elbe zu führen. Ein solcher Kurswechsel ist gewöhnlich nicht schwer, weil der Wind in höheren Schichten im allgemeinen weiter rechts dreht. Ich gab also Ballast und kam mit einem Rechtsdreh des Ballons in rund 1700 m

Höhe an die Elbe heran. Ungefähr 50–70 m vor dem Ufer jedoch blieb der Ballon plötzlich für vielleicht eine halbe bis eine Minute stehen, um dann in derselben Gleichgewichtslage wieder zurückzugehen und in einem sanften Bogen nach Nordwesten weiterzutreiben. Der Bogen führte wiederum an die Elbe heran, wo der Ballon abermals kurz stehenblieb, um dann in immer kleiner werdenden Bogen sich stets wieder von der Elbe abzustoßen. Es war, als ob der Ballon zu wiederholten Malen von einer unsichtbaren Wand abprallte. Ich hatte ihn zuerst in seiner Gleichgewichtslage von etwa 1700 m Höhe gelassen, gab dann aber nach und nach Ballast, um zu versuchen, in größeren Höhen über die Elbe zu kommen. Aber selbst in einer Höhe von rund 3000 m war dies nicht möglich. Schließlich mußte ich Ventil ziehen, um noch vor der Elbemündung in den Außendeichweiden landen zu können.

Ein gleiches Erlebnis hatte übrigens einige Jahre später ein Freiballonführer an der Oder.

Meine Ballonfahrt an der Elbe hat jedenfalls den Beweis erbracht, daß weder aufsteigende noch absteigende Luftströme an den Ufern des Flusses der Grund sein konnten, daß der Ballon nicht hinüberkam – denn sonst hätte der Ballon eben aus seiner Gleichgewichtslage herauskommen und entweder steigen oder fallen müssen. Beides war aber nicht der Fall. Dieses Erlebnis bestärkte mich in meiner Überzeugung, daß sich an gewitterschwülen Tagen über Flüssen ein erdstrahlenfreier Raum bilden müßte, der – wie erlebt – sogar Wind abdrängte.

Diese Überzeugung hat sich bei den zahlreichen Gewittern, die im Jahre 1931 über die Dachauer Gegend zogen, als richtig erwiesen. Wenn ich nun hierüber berichte, so wird mancher Leser gewiß mit Fritz Reuter denken: „lögenhaft to vertellen“. Aber ich bringe noch Zeugen, die dieselben Beobachtungen gemacht haben.

In den ersten Junitagen 1931 kam ein schweres, von der Isar abgedrängtes Gewitter von Süden in einer breiten, schwarzen Front auf Dachau zu. Nach dem schwefeligen Aussehen einiger Wolken war zu erwarten, daß es auch Hagel geben würde. Plötzlich aber teilte sich vor Dachau die schwarze Front und zog in zwei breiten Streifen – der westliche schmäler als der östliche –, die sich im Norden wieder vereinigten, um Dachau herum. Über Dachau selbst war nur ein hellgrauer Wolkenhimmel, während es rundherum blitzte und donnerte und schwerer Regen fiel.

Die nächsten – zahlreichen – Gewitter des Sommers 1931 kamen dann wie allgemein aus Westen oder Südwesten. Schon beim nächsten Gewitter konnte ich die Beobachtung machen, daß die schwarzen Wolken in breiter Front vor Dachau plötzlich haltmachten, starke Böen in sich hatten und dann rechts und links abschwenkten, um Dachau – d. h. die von Erdstrahlen abgeschirmte Fläche – herumzogen, um sich auf der rechten Seite wieder zu vereinigen. Über Dachau waren wiederum nur hellgraue Wolken.

In Erinnerung meiner vorerwähnten Ballonfahrt ging ich in den Keller und stellte meine Entstrahlungsstation einmal ab. Wenige Minuten, nachdem ich wieder im Erdgeschoß am Fenster stand, lösten sich in Südwest einzelne schwarze Wolkenballen aus der Gewitterfront heraus und zogen auf Dachau zu. Ich ging dann sofort wieder in den Keller und stellte die Entstrahlungsstation neuerlich an. Wenige Minuten darauf hörte das Nachrücken von Wolkenballen auf, und die schwarze Front marschierte wieder rechts und links um Dachau herum. Die einzelnen, inzwischen heraufgekommenen schwarzen Ballen blieben zunächst stehen und lösten sich dann langsam vollkommen auf in einer hellgrauen Wolkenlandschaft.

Auch bei allen folgenden Gewittern (außer einem Gewitter nachts) konnte ich diese Experimente wiederholen und feststellen, daß kein Gewitter über das entstrahlte Dachau herüberkam, während bei ganz kurzer Abstellung der Entstrahlung stets sofort schwarze Gewitterwolken anfingen, auf den hellgrauen Wolkenhimmel über Dachau überzugreifen. Besonders interessant und fabelhaft schön war die Beobachtung eines nächtlichen Gewitters, das außerordentlich schwer war. Rundherum um Dachau – besonders von Westen über Norden nach Osten – folgten Blitz auf Blitz und Donner auf Donner. Dieses Treiben der Naturgewalten erinnerte unwillkürlich an schweres Trommelfeuer im Felde. Dachau selbst blieb auch bei diesem schwersten von mir beobachteten Gewitter frei davon.

Ich glaubte, daß außer mir und meinen Hausgenossen niemand etwas wußte von dieser seltsamen Ablenkung der Gewitter um Dachau herum, bis ich im November 1931 einen Besuch eines Dachauer Architekten bekam, den ich mehrere Jahre zuvor nur einmal flüchtig kennengelernt und zwischendurch nicht gesprochen hatte. Er kannte meine Arbeiten auf medizinischem Gebiet aus Zeitungsartikeln, und ich erzählte ihm daraufhin auch meine Gewitter-Beobachtungen. Nach meinem Bericht sagte der Architekt zu meiner Überraschung: „Alles, was Sie erzählt haben, habe ich selbst beobachtet, angefangen von dem ersten Gewitter Anfang Juni! Außerdem ist es in Dachau bekannt und vielfach besprochen, daß im letzten Sommer kein Gewitter mehr über Dachau kam, sondern daß alle Gewitter sich vor Dachau teilen und rundherum ziehen." Ich hatte unerwartet einen Kronzeugen bekommen!

An und für sich ist es ja recht phantastisch, daß ein einzelner Mensch die Macht haben sollte, nach seinem Belieben alle Gewitter abzulenken oder geradeaus ziehen zu lassen. Für die Meteorologie und Geophysik eröffnet sich aber mit den geschilderten Beobachtungen ein dankbares Feld zur wissenschaftlichen Erforschung der Zusammenhänge. In Süddeutschland z. B. entstehen die allermeisten Gewitter in der Rheinebene, wie auch in den Niederungen des Ammersees und des Starnberger Sees. Wenn es einmal möglich sein wird, diese Gegenden systematisch zu entstrahlen, dann sollten auch logisch Gewitter und die alljährlich so viele und so ungeheure Schäden anrichtenden Hagelschläge nicht mehr entstehen können.

8.
Über den Blitz

Über die Entstehung der Gewitter-Elektrizität gibt es verschiedene geistreiche Theorien, die aber nicht miteinander in Einklang zu bringen sind. Die vorherrschende Theorie erklärt die Entstehung durch unterschiedliche elektrische Ladungen von Eis und Wasser in den Wolken und in der Luft. Damit ist jedoch noch nicht erklärt, wie die Millionen Volt des Blitzes entstehen, und warum der Blitz nun – außer dem sogenannten Flächenblitz – zur Erde fährt.

Es ist allgemein bekannt, daß die Erde gegenüber der Atmosphäre negativ geladen ist. Aber diese überall festgestellte negative Ladung müßte, wie schon die deutschen Physiker Elster und Geitel betonten, binnen etwa zehn Minuten zerstreut sein, wenn sie nicht „durch einen uns unbekannten Vorgang" immer wieder erneuert würde. Andererseits ist es natürlich noch keinem Forscher möglich gewesen, die verschiedene Ladung der Gewitterwolken in diesen selbst nachzuweisen und zu messen, so daß alle Theorien über die Gewitter-Elektrizität bisher nur ein Rätselraten waren. Wir müssen uns daher an die Praxis halten.

Es ist bekannt, daß nicht etwa der positive Funke als solcher zum negativen Pol überspringt, sondern daß, wie man es an einer Kondensatormaschine sehen kann, vom negativen Pol ein Elektronenstoß zum positiven Pol strömt und dann erst der Überschlag des Funkens vom positiven zum negativen Pol erfolgt. Bei Blitzschlägen, also beim Überschlagen der positiven Wolken-Elektrizität zur Erde, muß demnach von den Einschlagstellen aus vorher ein besonders starker Elektronenstoß gegen oder in die Gewitterwolken gegangen sein. Damit ist auch gegeben, daß der Blitz nicht wahllos einschlägt, wie allgemein geglaubt wird, sondern daß er an ein festes Gesetz gebunden ist und nur an solchen Stellen einschlagen kann, aus denen ein besonders starker Elektronenstoß in die positiv geladene Wolke ging. Die gewundene Bahn des Blitzes, der, wie man auf allen Fotografien von Blitzen sehen kann, nicht gerade, sondern in Windungen zur Erde niederfährt, läßt sich somit auch dadurch erklären, daß der in den verschiedenen Höhen ungleich starke Wind oder Böen den Elektronenstoß von der Erde nicht senkrecht zur Wolke gelangen lassen, sondern ihn verzerren.

Es bleibt nun zu untersuchen, welcher Art die Stellen der Blitzeinschläge sind.

Um die Jahrhundertwende kam die Wünschelrute durch die schleswig-holsteinischen Landräte von Uslar (der sich später in Südwestafrika durch sein so sehr erfolgreiches Wassersuchen einen großen Namen gemacht hat) und von Bülow–Bothkamp in der Öffentlichkeit wieder zu Ehren. Diese beiden Männer fanden, daß allemal dort, wo ein Blitz eingeschlagen hatte, eine – wie man sich damals ausdrückte – Wasserader vorhanden war, die von ihnen Blitz-Adern getauft wurden.

Blitz schlägt nur in eine Kreuzung

Als ich selbst in jenen Jahren mir zum ersten Male eine Haselrute schnitt und entdeckte, daß ich selbst rutenbegabt war, fand ich schon in den ersten Minuten beim Verfolgen des von mir aufgespürten unterirdischen Wasserlaufes, daß ein alter Zwetschgenbaum mit teilweise verdorrten Ästen, in den einige Tage vorher der Blitz eingeschlagen hatte, auf diesem unterirdischen Wasserlauf stand. Bei näherer Untersuchung fand ich aber ferner, daß der Wasserlauf genau unter dem Baum von einem anderen gekreuzt wurde. Also ein Blitzschlag in eine Kreuzung! Diese Beobachtung regte mich zu weiteren Studien an, und ich untersuchte sämtliche Blitzschläge, von denen ich wußte oder die ich im Wald an Bäumen entdecken konnte. Bei allen Blitzschlägen, bei denen der Blitz sichtbar in die Erde gefahren war, fand ich genau unter dieser Stelle immer wieder eine Kreuzung unterirdischer Wasserläufe in verschiedener Tiefe. Bei einigen Bäumen hörte die Blitzspur seltsamerweise in der Rinde etwa 1 bis 1½ m über der Erde auf – und hier fand sich jedesmal die Kreuzung neben dem Baum, so daß augenscheinlich der Blitz von der Rinde in die Kreuzung übergesprungen sein mußte.

Bald darauf konnte ich einen außerordentlich interessanten Blitzeinschlag selbst erleben. Bei einem starken Gewitter war der Blitz ungefähr eineinhalb Kilometer von einem Gutshof entfernt in die dorthin führende Fernsprechleitung gefahren, hatte einen Mast bis auf den Grund zersplittert und auch noch die beiden Masten rechts und links stark beschädigt. Gleichzeitig war ein Teil der Kraft aber auch durch den Draht bis zum Gutshaus gelaufen, hatte dort neben dem Fernsprechapparat die Schaltung zum Nebenwecker im Küchenraum durchgeschlagen, war hier von dem Wecker aus quer durch Küche und angrenzende Waschküche in deren äußerste Ecke gefahren, wo er ein Loch in den Zementboden riß. Die in Küche und Waschküche anwesenden Personen wurden zur Seite geschleudert, blieben aber unverletzt. Und genau unter dieser äußersten Ecke des Hauses, exakt unter dem aufgerissenen Zementboden, befand sich eine Kreuzung unterirdischer Wasserläufe, die ich schon vorher gekannt hatte. Die sorgfältige Untersuchung der Telefonleitungsstrecke ergab, daß sich vom Gutshaus bis zum zerschmetterten Mast weder unter der Leitung noch auch nur in der Nähe des Drahtes eine Kreuzung fand, während der zersplitterte Mast selbst genau auf einer solchen Kreuzung gestanden hatte. Bei diesem Blitzschlag mußte demnach die aus der Kreuzung austretende negative Erdelektrizität die Leitung bis zum Fernsprechapparat negativ aufgeladen haben. Und von dort aus sprang der

Blitz dann in die nächste Kreuzung, deren Ausstrahlung ihm den Weg wies: in die Waschküchenecke.

Einen weiteren Blitzschlag konnte ich im gleichen Jahr nachträglich auf einem Feld ermitteln. Hier stand westlich der Einschlagstelle in ungefähr sechzig Meter Entfernung ein alter, hoher Kiefernwald, südlich arbeitete eine Kartoffel-Pflanzlochmaschine aus Eisen und Stahl in etwa derselben Entfernung, östlich standen am Wegrand mehrere alte Birken in rund achtzig Meter Entfernung, und nördlich arbeiteten in etwa fünfzig Meter Entfernung eine mit Pferden bespannte eiserne Egge und mehrere Pflüge. Mitten zwischen alle diese, nach alter Überlieferung doch blitzanziehenden hohen Bäume, zwischen Maschine, Egge und Pflüge, Menschen und Tiere, schlug der Blitz in die flache Erde. Der Inspektor, der mir dies meldete, hatte, damit ich den Punkt untersuchen konnte, sofort nach dem Blitzschlag (um dessen Einschlagstelle der gestreute Stalldünger verbrannt war) einen größeren Busch eingesteckt.

Ich kam erst nach mehreren Tagen dazu, das Feld zu begehen, als die Kartoffeln schon gepflanzt und das Feld vollkommen abgeeggt war. Die Untersuchung bei dem eingesteckten Busch ergab jedoch keine Kreuzung!

Ich suchte allein weiter und fand etwa fünfzehn Meter weiter eine Kreuzung, in die ich zunächst meinen Handstock steckte und die sich bei weiterer Untersuchung des ganzen Feldes als die einzige weit und breit erwies. Bei der Rücksprache mit dem Gutsinspektor gab einer der Leute an, daß der Busch nach dem Blitzschlag genau auf der Linie von der dicksten Birke am Weg zur schräg gegenüberliegenden Waldecke eingesteckt war. Der Augenschein erwies dann, daß der Busch, wie er jetzt steckte, neben dieser Linie, mein Handstock aber ganz genau darauf stand. Der Knecht, der das Feld abgeeggt hatte, gab zu, daß ihm der Busch in die Egge gekommen sei, und daß er ihn dann auf gut Glück wieder eingesteckt habe. Damit war der Fall gelöst.

Auch in den vielen folgenden Jahren, in denen ich, wo immer sich mir dazu Gelegenheit bot, sichtbare **Blitzeinschlagstellen** mit der Rute untersuchte, fand ich **ausnahmslos eine Kreuzung:**

Dort, wo der Blitz sichtbar in die Erde gefahren war, lag die Kreuzung genau darunter, während dort, wo die Blitzspur vorher aufhörte, die Kreuzung danebenlag – ohne jede Ausnahme.

Wenn der Blitz scheinbar steckenbleibt

Von dem Blitzschlag, den die **Abb. 65** und **66** zeigen, hörte ich zuerst durch ein Mitglied des Gemeinderates, das mich in dessen Auftrag ersuchte, für die an Trinkwassermangel leidende Gemeinde Wasser zu suchen. Wie immer in solchen Fällen, erkundigte ich mich nach Blitzeinschlägen im Dorf oder in der Nähe des Dorfes, denn wo Blitzschläge sind, da muß auch

Wasser zu finden sein. Ich hörte, daß der Blitz noch niemals im Dorf eingeschlagen habe, aber alljährlich in der Nähe des Dorfes in eine Kiefer schlüge, deren Holz dadurch schon total zerfetzt sei; es sei aber merkwürdig, daß kein einziger Blitzschlag in die Erde gehe, sondern alle Einschläge ungefähr eineinhalb Meter über der Erde in der Rinde und im Holz aufhörten. Diese Art Einschläge war mir ja schon bekannt, und ich konnte dem Landwirt ohne weiteres sagen, daß der Baum wohl dicht neben einem Eisen- oder Drahtgitter stehen müsse. Das gab er erstaunt zu.

Abb. 65

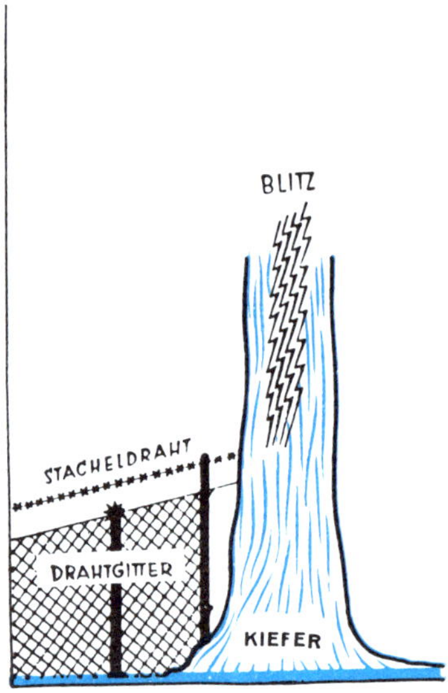

Abb. 66

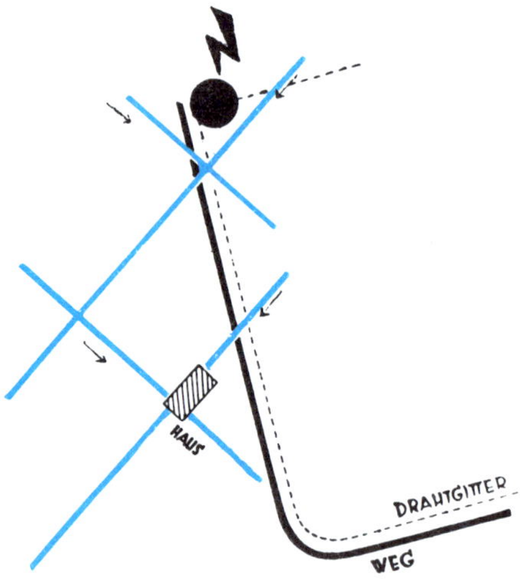

Die Untersuchung ergab, wie die Abbildungen zeigen, daß etwa einen halben Meter neben der Kiefer ein Drahtmaschengitter mit einem Stacheldrahtzug darüber stand. Die Blitzspuren in dem Baum gingen genau nur bis zur Höhe des Stacheldrahtes, und bei der Suche nach der Kreuzung fand sich diese drei Meter von dem Baum entfernt direkt unter dem Drahtgitter. Die aus der Kreuzung austretende negative Erdelektrizität hatte also das Gitter aufgeladen und sich dann, wie ich das schon aus vielen Beobachtungen vorher kannte, dem nächsthöheren Gegenstand, in diesem Fall der Kiefer, zur weiteren Ausstrahlung angeschmiegt.

Ein ähnlicher Blitzschlag ist in München am Bavariaring vorgekommen. In der Ecke des Gartens stand neben einem erhöhten Sitz ein starker Baum, an dem unten ein Heiligenbild hing. Der Blitz war genau bis zu dem Nagel, an dem das Bild aufgehängt war, heruntergefahren, ohne dieses zu verletzen, und dann spurlos verschwunden. Die Untersuchung ergab, daß ca. zwei Meter von dem Baum entfernt die Spitzen der eisernen Einfriedigung des Gartens genau so hoch waren wie an dem Baum der Nagel des Heiligenbildes, während die Kreuzung dazwischen lag, etwas näher am Baum. Die Gartenbesitzer hatten natürlich an eine Wunderwirkung des Heiligenbildes geglaubt und schmücken es seitdem mit Blumen, während der Vorgang physikalisch leicht zu erklären ist.

In Dachau schlug der Blitz vor einigen Jahren in den Blitzableiter eines Hauses und sprang in gut zwei Meter Höhe über dem Boden von dem Blitzableiter über in die Erdung des Fernsprechers, wobei er den Verputz der Wände zwischen beiden Leitern tief aufriß. Die Erdung des Fernsprechers ging genau in eine Kreuzung, während der Blitzableiter nach der anderen Seite – nicht über einem unterirdischen Wasserlauf – geerdet war.

Blitzableiter ohne Gewähr

Bei den Hunderten von Untersuchungen von Blitzeinschlägen in Häusern konnte ich häufig feststellen, daß der Blitz sich um die Blitzableiter überhaupt nicht gekümmert hatte, sondern abseits von deren Erdung Schäden verursacht hatte. Ein Beispiel dafür gibt der Fall der **Abb. 67** und **68.** Es sind dies die Seitenansicht und der Grundriß einer Münchner Fabrik. Der größere Fabrikschornstein ist vierzig Meter, der kleinere dreiundzwanzig Meter hoch. Nach den bisherigen Blitzableiter-Lehren soll ein Blitzableiter rundherum den Radius seiner eigenen Höhe blitzschlagfrei machen. Nun hat aber beim letzten Einschlag in diese Fabrik der Blitz weder in den hohen noch in den kleineren Kamin eingeschlagen, sondern ungefähr zehn Meter von dem kleineren Kamin entfernt in die Außenwand eines Anbaues, in die dort befindliche Schalttafel für Kraft- und Lichtstrom, wo er starke Zerstörungen anrichtete. Diese Einschlagstelle (auf der Zeichnung mit A bezeichnet) hätte nach der bisherigen Ansicht nicht nur von dem kleinen Kamin blitzgeschützt sein müssen, sie lag auch noch im Radius der Höhe des großen Kamins. Bei der Untersuchung fand ich, daß die Schalttafel genau über einer

Abb. 67

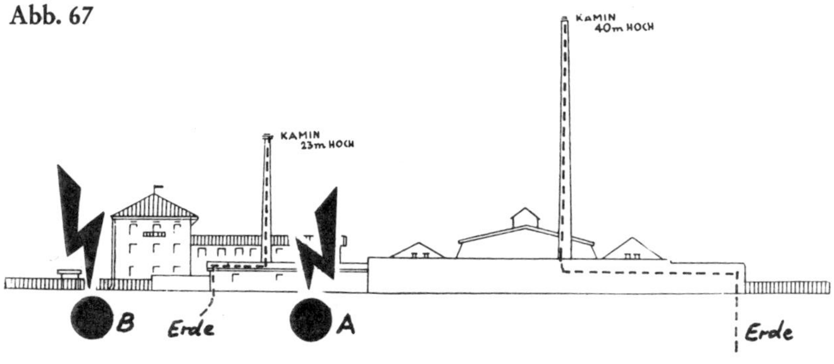

nach meinen Erfahrungen blitzgefährlichen Kreuzung angebracht war. Der Besitzer erzählte mir dann, daß früher schon mehrere Blitzschläge neben der Fabrik und noch auf deren Grundstück erfolgt seien, und zwar an einer Stelle, die von dem kleineren Kamin eigentlich auch noch mit gedeckt wäre.

Abb. 68

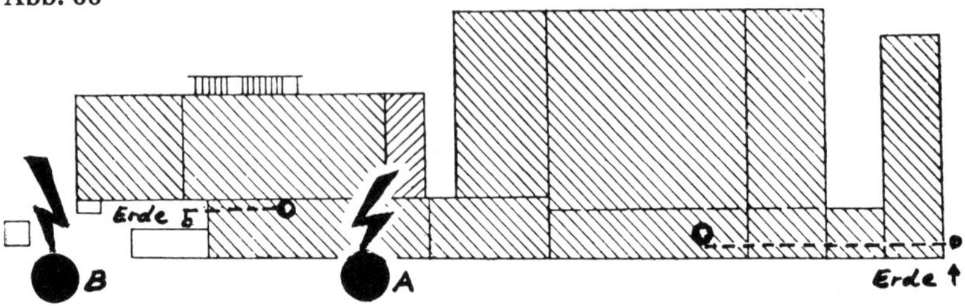

Ich erklärte sofort, daß ich mir diese Stelle selbst suchen möchte, und ich fand sie dann auf Punkt B der Abbildung. Als ich auf dem Anfang der Kreuzung meiner Verwunderung Ausdruck gab, daß die Strahlung auf der Kreuzung viel geringer sei als auf den zuströmenden Unterwasserläufen, bekam ich die Auskunft, daß hier früher der Mast der elektrischen Stromzuführung gestanden habe, und daß diese Stromzuführung später der Blitzeinschläge wegen unterirdisch verlegt worden sei. Das Kabel lag, wie ich mit der Rute ermitteln konnte, genau mitten auf der Kreuzung. Somit hatte dieses die aus der Kreuzung hochströmende negative Elektrizität zum größten Teil abgeführt zu dem Punkt A, wo nun aus der Schalttafel eine außerordentlich verstärkte negative Strahlung stattfindet. Damit war also die Frage gelöst, warum der Blitz nicht mehr in Punkt B eingeschlagen hatte, sondern jetzt in Punkt A.

Vielfach ist auch, besonders auf dem Lande, die Ansicht verbreitet, daß Hochspannungs-Überlandleitungen die in ihrer Nähe stehenden Gebäude vor Blitzeinschlägen schützen. Dies ist ein ganz gefährlicher Irrtum. Bei einem Blitzeinschlag im Juni 1928 in Günding, Oberbayern, wurde der größte Teil des betroffenen Gehöftes eingeäschert. Aus altem Interesse an Blitzeinschlagstellen untersuchte ich den Platz und konnte dem Besitzer (wie auch seinen anwesenden Nachbarn und einem Regierungsrat, der bereits zur Schätzung des Schadens anwesend war) ohne weiteres die Stelle nachweisen, wo nach dem Blitzeinschlag zuerst das Feuer hochgeschlagen sein mußte. Dieser Nachweis stimmte natürlich, denn diese Kreuzung war sogar die einzige auf dem ganzen Hof, der schon einmal einige Jahrzehnte früher durch Blitzeinschlag eingeäschert worden war. Dicht neben diesem Gehöft ging aber eine Hochspannungs-Überlandleitung vorbei, auf deren Schutz gegen Blitzeinschläge der Landwirt nach den ihm gegebenen Zusicherungen bisher vertraut hatte.

Einen ähnlichen Fall teilte mir wiederum Dr. Birkelbach, Wolfratshausen, mit, dem ich auch die Fotografie der **Abb. 69** verdanke.

Abb. 69

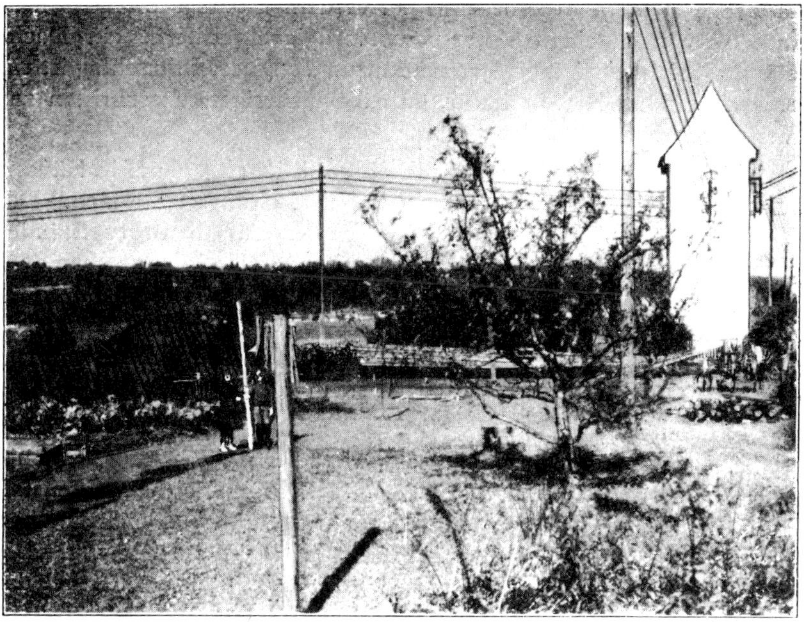

Der Blitz schlug hier mitten zwischen einem Transformatorenhaus, einer Hochspannungsleitung und einem Lagerschuppen voll alter landwirtschaftlicher Maschinen, sowie auf dem Hof umherstehender Maschinenteile in einen Wäschepfahl. Dieser Pfahl war seinerzeit sofort wieder erneuert und bei der Untersuchung durch Dr. Birkelbach nicht mehr als neu zu erkennen. Die **Abb. 69** zeigt den Wäschepfahl dort, wo zwei Kinder eine Stange hochhalten. Das Transformatorenhaus und die Hochspannungsleitung dicht neben der Einschlagstelle sind zu erkennen. Ebenso erkennt man auch in der Fichtenhecke seitlich des Transformatorhauses die große Lücke, unter der ein Strahlungsstreifen, der den Blitzeinschlag mit verursacht hat, durchgeht. Die neue Bepflanzung dieser Lücke hatte natürlich keinen Erfolg gehabt.

Bei einem weiteren Blitzeinschlag, den Dr. Birkelbach mir mitteilte, handelte es sich um einen Einschlag in eine Hochspannungsleitung. Bei Begehen der Strecke fand Dr. Birkelbach genau in der Mitte unter einem der großen Gittermasten eine Kreuzung. Der ihn begleitende Chefingenieur, der ihm abredegemäß vorher nicht sagen durfte, wo der Blitzeinschlag erfolgt war, konnte feststellen, daß Dr. Birkelbach den richtigen Mast gefunden hatte.

Einen noch typischeren Fall fand ich in Augustenfeld bei Dachau. Hier hatte der Blitz in ein Transformatorhaus geschlagen, über das hinweg die Hochspannungsleitung mit vielen Drähten ging. Unter dem Transformatorhaus war an der südwestlichen Ecke eine blitzgefährliche Kreuzung, während der übliche Blitzableiter an der nordöstlichen Ecke geerdet war. Die Zerstörungen durch den Blitzeinschlag waren so schwer, und die Reparaturen dauerten so lange, daß das Elektrizitätswerk über vierundzwanzig Stunden keinen Strom liefern konnte. Wie ich hörte, war auch schon einige Jahre vorher ein Blitzeinschlag in dasselbe Transformatorhaus erfolgt.

Außerordentlich umfangreiche Blitzschlag-Untersuchungen hat auf meine Anregung hin der Rutengänger Georg Jungkunst, Nürnberg, in verschiedenen Teilen Bayerns gemacht. Auch dieser fand, wie ich es natürlich nicht mehr anders erwartete, stets unter der Einschlagstelle eine Kreuzung unterirdischer Wasserläufe. Aus der Jungkunst'schen Liste ist der folgende Fall vielleicht der interessanteste:

Das Lagerhaus Neuendettelsau war mit einem Blitzableiter über den ganzen Dachfirst versehen, der an beiden Giebeln geerdet war. Auf dem Dach des Hauses gab es außerdem, einen Meter vom Nordgiebel entfernt, einen Dachständer mit elektrischer Stromzuführung. Der Blitz aber schlug 3,70 m vom südlichen Giebel in das Gebäude, durchschlug die Sicherungen und riß im Wohnzimmer die Decke herunter. Genau darunter kreuzten sich zwei unterirdische Wasserläufe. Die beiden Erdungen des Blitzableiters dagegen befanden sich in strahlenfreien Bodenzonen. – Dieser Blitzeinschlag ist ein ausgezeichneter Beweis dafür, daß die bisherigen Vorschriften zur Verlegung von Blitzableitern sinnlos sind.

Einschläge in „Stammplätze"

Die Liste weist ferner noch mehrere Blitzeinschläge in Häuser auf, welche Dachständer mit elektrischen Leitungen trugen. Der Blitz hat aber – mit Ausnahme eines Falles, auf dem der Ständer zufällig über einer Kreuzung stand – stets wenige Meter neben dem Dachständer eingeschlagen: dort, wo unter dem Haus eine Kreuzung war. In einigen Fällen sind durch Blitzeinschläge Gebäude abgebrannt, die auf denselben Stellen errichtet waren, auf denen schon früher Gebäude durch Blitzeinschläge abgebrannt waren.

Einen solchen Fall hörte ich schon vor etwa 28 Jahren von dem bereits genannten Landrat von Bülow-Bothkamp. In einem durch Blitzschlag abgebrannten, sehr langen Viehstall konnte er damals dem Besitzer nachweisen, an welcher Stelle oben auf dem Heuboden das Feuer zuerst hochgeschlagen war. Die Stelle befand sich fünf bis sechs Meter vom einen Giebel der Scheune entfernt. Bülow empfahl, das Gebäude nicht wieder genau auf denselben Grundmauern aufzubauen, sondern um zehn Meter nach der einen Seite zu verschieben, so daß die Blitzeinschlagstelle nicht mit überbaut würde. Der

Besitzer wollte aber Kosten sparen und baute auf denselben Grundmauern wieder auf. Der Erfolg war, daß bereits im Jahr darauf durch einen neuen Blitzeinschlag das neue Gebäude wiederum niederbrannte. Jetzt erst wurden der gute Rat des Landrats von Bülow beherzigt und der Neubau des Gebäudes um zehn Meter verschoben. Wie gut dieser Bülow'sche Rat war, zeigte sich schon in einem der folgenden Jahre, als der Blitz neben dem hohen Giebel des Gebäudes in die blanke Erde fuhr: in genau dieselbe Stelle, in der er schon zweimal zum Schaden des Besitzers eingeschlagen hatte.

Mir selbst wurde sehr häufig in meinem Leben, nachdem ich herausbekommen hatte, welcher Art eine Kreuzung sein muß, um blitzgefährlich zu sein, die Aufgabe gestellt, in einer mir unbekannten Gegend alte Blitzeinschläge zu finden. Deren Spuren waren natürlich nicht mehr sichtbar, sei es, daß ein häufig getroffener Baum schließlich mit Wurzeln entfernt wurde, oder daß ein durch Blitzschlag niedergebranntes Haus wiederaufgebaut war. Vor zwei solche Aufgaben wurde ich auch in Vilsbiburg gestellt, als ich dort erstmals zur Wassersuche war:

* Im ersten Fall, bei dem ich von einer großen Anzahl von Herren des Gemeinderates begleitet war, konnte ich meinem Examinator von der Straße aus ein etwas zurückliegendes Haus angeben, an dessen Nordgiebel eine blitzgefährliche Kreuzung sein mußte. Genau dort hatte, wie ich dann hörte, vor einer Reihe von Jahren der Blitz in einen angebauten Schuppen geschlagen, so daß dieser abbrannte.
* Im zweiten Fall konnte ich erklären, daß die blitzgefährliche Kreuzung, deren unterirdische Wasserläufe ich auf der Straße gefunden hatte, im Hof hinter dem betreffenden Haus sein müßte. Bei der Untersuchung des Hofes fand ich die Kreuzung dann in einer angebauten Art Waschküche. Beim Befragen des Besitzers durch meinen Begleiter, wo seinerzeit eigentlich der Blitz eingeschlagen habe, erklärte der Betreffende, daß gerade dort, wo ich (auf der Kreuzung!) stehe, der Blitz eingeschlagen und in den Zementfußboden ein Loch gerissen habe.

Bei einem späteren Besuch von Vilsbiburg hörte ich durch einen dortigen Rechtsanwalt von einem Blitzeinschlag unweit seines Hauses in die blanke Landstraße, obwohl im benachbarten Garten hohe Bäume standen. Die Stelle war ihm genau bekannt, da er sie gleich nach dem Gewitter gesucht und auch durch die Beschädigung der Steine gefunden hatte. Auch diese Aufgabe konnte ich binnen weniger Minuten sehr leicht lösen, denn es fand sich auf der Straße, etwa zwanzig Meter vom Haus entfernt, nur eine einzige Kreuzung, und die war blitzgefährlich.

Aus dem Bayerischen Wald stammt die Planzeichnung der **Abb. 70** mit dem Grundriß einer Glashütte, die ich auf Wunsch der Besitzerin, die sehr ängstlich bei Gewittern war, auf Kreuzungen untersuchte. Als ich den Geländeplan fertig hatte, stellten sich dreizehn Kreuzungen heraus, von denen

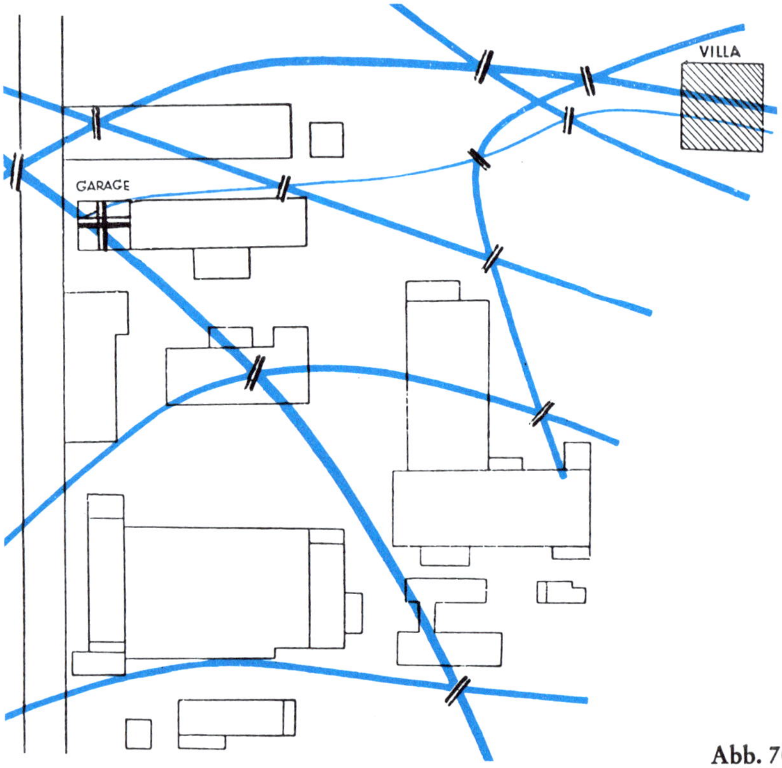

Abb. 70

mir aber eine bestimmte – diejenige unter der Garage – als gefährlichste erschien. Ich untersuchte also diese Kreuzung noch genauer und erklärte schließlich, daß, wenn der Blitz auf dem Gelände der Hütte überhaupt einmal einschlagen würde, er dann unbedingt hier einschlagen müsse. – Sofort wurde mir berichtet, daß der Blitz nicht nur tatsächlich hier schon vor einer Reihe von Jahren eingeschlagen habe, wobei damals das ganze dort stehende Gebäude abgebrannt sei, sondern daß er auch jetzt noch häufig in den nunmehr dort angebrachten Blitzableiter schlüge, während sonst noch kein anderes Gebäude jemals von einem Blitzschlag getroffen worden sei.

Dieser Fall zeigt deutlich, wie leicht es ist, unter vielen Kreuzungen die blitzgefährlichste herauszufinden: wenn man nämlich das Geheimnis kennt, wie eine solche Kreuzung beschaffen sein muß.

Gelegentliche Untersuchungen von Blitzeinschlagstellen sind auch von manchen anderen Rutengängern erfolgt und haben, sofern diese Rutengänger natürlich genügend empfindlich waren, ausnahmslos auch jedesmal eine Kreuzung direkt unter dem Einschlag oder – wenn der Blitz abgesprungen war – neben dem ersten Einschlag ergeben.

Es gibt für das Rutengehen, wie bei jeder Veranlagung zu einer Kunst, schwache und starke Begabungen. Rutengänger und Rutengänger ist ebenso verschieden wie Gymnasiast und Gymnasiast – denn von den letzteren kann der eine Sextaner und der andere Oberprimaner sein. Beide nennen sich aber mit Recht Gymnasiasten. Ich habe mehrfach Rutengänger kennengelernt, die nicht genügend empfindlich waren, um schwache unterirdische Wasserläufe zu finden, und die nur stärkere und starke finden konnten. Wenn solche Rutengänger in einzelnen Fällen angeben, daß sie Blitzeinschläge auch in einfache unterirdische Wasserläufe, also nicht in Kreuzungen gefunden haben, so ist solchen Angaben derselbe Wert beizumessen, wie wenn ein Sextaner behauptet, er könne eine mathematische Aufgabe lösen, die erst in höheren Klassen gelehrt wird. Eine solche vereinzelte Angabe kann nicht die Tatsache erschüttern, daß befähigte Rutengänger in insgesamt vielen Tausenden von Fällen alle Blitzeinschläge ausnahmslos genau in Kreuzungen gefunden haben.

Die Art der Blitzkreuzung

Nach all diesen Feststellungen ist an der Tatsache nicht zu rütteln, daß nur aus Kreuzungen guter elektrischer Leiter – und zwar in der Hauptsache aus Kreuzungen von Untergrundströmen – der Elektronenstoß so stark ist, daß er bis in Gewitterwolkenhöhe hineinreicht, und daß allein der Überschlag der positiven Wolkenelektrizität den Blitz veranlaßt.

Derartige Kreuzungen gibt es natürlich in unendlicher Zahl unter der Erdoberfläche. Bei meinen jahrzehntelangen Studien von Blitzeinschlägen und Kreuzungen achtete ich schließlich auch auf die besonderen Merkmale: d. h. welcher Art die unterirdischen Leiter waren, und in welchem Verhältnis sie zueinander lagen. Die vielen Vergleiche wurden sehr interessant und ergaben, daß nur relativ wenige Kreuzungen in ihrer Art blitzgefährlich sind – daß nämlich nur aus dieser Art der Elektronenstoß so stark ist, daß er bis in Wolkenhöhe oder darüber hinausreicht.

Der Blitz schlägt nur in eine solche Kreuzung, bei der der untere Leiter besonders stark ist, während der obere möglichst flach unter der Erde liegen muß und schwach ist.

Nur wenn eine Kreuzung im Umkreis von vielen hundert Metern die einzige ist, kann der Blitz auch in eine solche einschlagen, wenn deren oberer Leiter nicht flach unter der Erde liegt. Immer aber ist auch bei tief liegenden Kreuzungen erforderlich, daß der untere Leiter bedeutend stärker ist als der obere.

Von diesem Gesetz habe ich niemals eine Ausnahme finden können.

Da man bei zur Aufgabe gestelltem Suchen nach Blitzeinschlägen in unbekanntem Gelände gewöhnlich eine ganze Reihe von Kreuzungen findet, ist es, um die Blitzeinschlagstelle zu finden, zunächst nur erforderlich, nach dem flachsten und schwächsten unterirdischen Leiter zu suchen und diesen dann zu verfolgen, bis er einen tieferliegenden starken Leiter kreuzt. Kreuzt ein flachliegender unterirdischer Leiter mehrere tieferliegende, so hat man nur festzustellen, welches der stärkste dieser Leiter ist – der freilich auch nicht allzu tief liegen darf! Ein Beispiel möge dies illustrieren: Wenn der flachliegende Leiter z. B. in drei Meter Tiefe liegt und zwei andere, ziemlich gleichstarke Leiter kreuzt, von denen der eine, sagen wir 25 Meter und der andere 50 Meter tief liegen, so liegt die zu suchende Blitzeinschlagstelle stets auf der Kreuzung des drei Meter tiefen mit dem 25 Meter tiefen Leiter. Auch von dieser in vielen Hunderten von Fällen erprobten Beobachtung habe ich bisher keine Ausnahme gefunden. Ich konnte mit diesen Kenntnissen stets alle mir zur Aufsuchung früherer Blitzeinschläge gestellten Aufgaben schnell lösen.

Dieses Gesetz vom gezielten Blitzeinschlag gibt uns in sehr einfacher Weise eine Erklärung der Blitzentstehung. Der Blitz ist nämlich nichts anderes als das, was wir an jeder Kondensatormaschine beobachten können: der Überschlag vom positiven Pol (also aus der positiv geladenen Wolke) in den Elektronenstoß des negativen Pols (nämlich in den Elektronenstoß aus einer blitzgefährlichen unterirdischen Kreuzung). Damit sind alle anderen, noch so geistreichen Theorien über die Entstehung des Blitzes hinfällig. Und wenn die genannten Physiker Elster und Geitel den ihnen noch unbekannten Vorgang der negativen Erdaufladung – nämlich die strichweise auftretenden negativ-elektrischen Erdstrahlen und deren Kreuzungen – gekannt hätten, so wären gerade diese Forscher zweifellos schon auf die richtige Erklärung der Entstehung des Blitzes gekommen.

Auf meine Anregung hin ist versucht worden, durch künstliche Blitzeinschläge im Laboratorium das Gesetz des Blitzes wissenschaftlich zu ergründen. Bei diesen Experimenten wurden als negative Leiter nur von der Erde isolierte Messingrohre verwendet, während der künstliche Blitz aus einer unter der Decke des Raumes ziemlich kurz aufgehängten Messingkugel überspringen sollte. Für den relativ geringen Abstand zum Überschlag des Funkens wurde freilich zunächst eine viel zu hohe Voltzahl verwendet, die in keinem Verhältnis stand zu dem wirklichen Abstand zwischen Erde und Gewitterwolke und der mutmaßlichen Voltzahl eines Blitzes. Interessant war bei diesen Versuchen, daß vor einem Funkenüberschlag die Atmosphäre zwischen den beiden Messingstangen, welche die Kreuzung bildeten und frei in der Luft hingen, sichtlich ionisiert wurde, d. h. man sah deutlich das vibrierende Strömen vom unteren zum oberen Messingrohr. Diese Erscheinung (die leider nach Einbettung der beiden Messingrohre in Erde nicht weiter verfolgt wurde) dürfte der Schlüssel dafür sein, daß der Blitz tatsächlich nur in Kreuzungen einschlägt. Vor dem Überschlagen des Funkens von der Kugel zur Kreuzung war ferner deutlich zu sehen, daß die Kugel in die Richtung zur Kreuzung hinübergezogen wurde.

Meine Anregung einer anderen Anordnung unter der Decke in der Art, daß die positive Elektrizität nicht nur an die Kugel allein gebunden sein sollte, sondern den Gewitterwolken entsprechend von der Decke wahlweise in eine größere Zahl isolierter Messingrohre strömen könnte, wurde leider nicht berücksichtigt. Es hätte sich dann aber nach meiner Überzeugung ergeben, daß der Durchschlag des positiven Funkens genau über der angeordneten Kreuzung – und eben nicht über einem beliebigen Messingrohr – erfolgt wäre. – Die übrigen Ergebnisse dieser Experimente, von denen es in dem Bericht sehr richtig heißt, „daß man bei der Durchführung der Versuche allerdings Täuschungen unterliegen kann", sind infolge der unzureichenden Versuchsanordnung belanglos geblieben.

Die richtige Erdung für Blitzableiter

Die vielfachen Feststellungen, daß der Blitz sich nicht um die für ihn hergerichteten Blitzableiter kümmert, sofern diese nicht zufällig in oder in die unmittelbare Nähe einer unterirdischen Kreuzung geerdet waren, erweisen auch, wie zwecklos die Anlage eines Blitzableiters stets gewesen ist, wenn er nicht eben zufällig nach der neuen Erkenntnis richtig geerdet war. Ein nicht dementsprechend geerdeter Blitzableiter stellt nur eine hübsche Verzierung des Hauses dar und dient höchstens zur Beruhigung der Bewohner, bis sie durch einen Blitzschlag eines Besseren belehrt werden. Es dürfte die höchste Zeit sein, daß die Vorschriften zur Verlegung von Blitzableitern regierungsseitig geändert werden, und daß zur Bestimmung einer richtigen Erdung bei jeder Verlegung ein absolut zuverlässiger Rutengänger zugezogen wird, sofern der Blitzableiterleger nicht selbst Rutengänger oder so rutenbegabt ist, daß er diese Kunst erlernen kann. Nach den Feststellungen des Statistischen Reichsamtes werden in Deutschland durch Blitzschläge alljährlich Schäden von annähernd 30 Millionen Reichsmark verursacht, und diese Summe umfaßt nicht einmal alle Schäden, da viele Hausbesitzer besonders auf dem Lande aus Sparsamkeitsgründen unversichert sind. Diese Summe von insgesamt also über 30 Millionen Reichsmark könnte alljährlich glatt gespart werden, wenn nur mit neuen Verlegungs-Vorschriften für Blitzableiter diese richtig geerdet würden. In ein Haus oder in eine Fläche, von der die Erdstrahlen abgeschirmt sind, ist natürlich ein Blitzschlag ganz unmöglich, weil ja eben aus keiner etwa vorhandenen Kreuzung ein Elektronenstoß mehr in die Atmosphäre gehen kann.

Namens- und Sachregister

Verzeichnis der Erdstrahlenleiden

Nachwort

der Vereinigung deutscher Rutengänger e.V.

„Jeder Dritte wird an Krebs erkranken, jeder Fünfte an Krebs sterben!“ Diese Aussage der Deutschen Krebshilfe e. V. wurde 1977 gemeinsam mit einem Foto einer Fußballmannschaft veröffentlicht. Um für die jährliche Krebsvorsorgeuntersuchung zu werben, war das Foto mit einem Trauerrand eingefaßt und im Text hieß es weiter: „Jeder von uns kann dieser Dritte oder Fünfte sein.“

Bereits hier ist der Widerspruch erkennbar: die jährliche Vorsorgeuntersuchung der Krankenkassen ist eine Früherkennungsuntersuchung. Sicherlich zeigt uns die moderne Medizin immer wieder, daß eine rechtzeitig erkannte Krebserkrankung oft heilbar ist, die Ursachen, die die Erkrankung auslösen, werden jedoch meist vergessen und damit auch nicht untersucht.

Zwischenzeitlich ist hinreichend bekannt, daß verschiedene Stoffe (Asbest, Nikotin usw.) die Entstehung von Krebs fördern können – aber Ursache?? Nicht jeder Raucher erkrankt an Lungenkrebs.

Mit den oben erwähnten düsteren Voraussagen der Deutschen Krebshilfe brauchen wir uns heute aber nicht mehr abzufinden. Es gibt einen Weg, weitere Krebsauslöser zu erkennen und auszuschalten: die Erdstrahlen und die Elektrobelastung.
Dies ist in keinster Weise eine Behauptung, sondern seit Jahrzehnten eine bewiesene Tatsache:

Gustav Freiherr von Pohl erbrachte 1929 den Beweis in der niederbayerischen Stadt Vilsbiburg. Er untersuchte die Stadt mit der Wünschelrute und kennzeichnete auf dem Stadtplan die Häuser, die auf einer extremen Belastung standen. Ein Vergleich mit den Leichenschauscheinen aus 12 Jahren zeigte eindeutig: alle Krebstodesfälle in Vilsbiburg lagen in den von Freiherr von Pohl markierten Häusern. Der Versuch wurde kurze Zeit später von Dr. Rambeau (Vorsitzender der Ärztekammer) an drei Ortschaften in der Nähe von Marburg wiederholt – das Ergebnis war das gleiche.

Auch Sanitätsrat Hagen aus Stettin überprüfte das Pohl'sche Ergebnis. Er ordnete Krebstodesfälle nach Adressen und kam zu dem Resultat: Es gibt Häuser in denen die Bewohner häufiger an Krebs erkranken. Diese „Krebshäuser" weisen alle eine extrem hohe Erdstrahlenbelastung auf.

Kein Krebs ohne Erdstrahlen!

So lautete die damals aufgestellte These von Gustav Freiherr von Pohl. Er behauptet zu Recht in seinem Buch:

Damit ist auch das Vorbeugungsmittel gegeben, das es trotz aller medizinischen Forschung bisher nicht gab: Wer dafür sorgt, daß sein Bett nicht in schweren Erdstrahlen steht und wer dafür sorgt, daß er tagsüber nicht in schweren Erdstrahlen sitzt, kann niemals Krebs bekommen.

Wenn diese Erkenntnis erst einmal Allgemeingut geworden ist, so wird die Krebskrankheit, diese furchtbare Geißel der Menschheit, ausgerottet sein!

So wie für Beriberi nach vielen Irrungen der Forschung schließlich die Avitaminose als Ursache erkannt werden mußte, so müssen jetzt die harten Erdstrahlen als Ursache der Krebskrankheiten anerkannt werden.

Die Erkenntnisse des Freiherr von Pohl erschienen den Rutengängern der **Vereinigung deutscher Rutengänger e.V.** so wichtig, daß auf ihr ständiges Betreiben hin, daß Buch jetzt wieder neu aufgelegt wurde (Erscheinungszeitraum: 1. Quartal 1996). Dieses Buch und seine Aussagen sind zu lange totgeschwiegen worden. Das Ergebnis ist erschreckend:

Viele Millionen Menschen leiden an Krebs und sterben oder starben an dieser Krankheit.

Oftmals wird vergessen, daß Erdstrahlenbelastung auch Ursache sein kann für viele andere Krankheiten: Nervosität, Vegetative Dystonie, Schlaflosigkeit, Herz-, Kreislauf- und Blutdruckbeschwerden, Herzinfarkt, Rheuma, Rücken- und Bandscheibenleiden, Asthma, viele Organerkrankungen, Bettnässen, Tuberkulose, MS, Diabetes, Kinderlosigkeit, Frauenleiden, Frühgeburten, Kinderkrankheiten, Entzündungen, Krämpfe, Augen- und Ohrenleiden, Thrombosen, Kropf, Basedow. Epilepsie, Schwachsinn, Geisteskrankheit, Depressionen, Selbstmord usw.

Krebs ist keine Zivilsationskrankheit, Erdstrahlen gab es schon immer und schon immer erkrankten Menschen und Tiere an Krebs. Alle Krebsentstehungstheorien lassen einen Punkt außer Acht: sie beschreiben nicht die

Ursache, sondern eine aus dieser Ursache resultierende Folge. **Die krebsfördernde Erdstrahlung ist meßbar – seit einigen Jahren sogar mit physikalischen und wissenschaftlich anerkannten Meßgeräten. Hiermit wurde nachgewiesen, daß Wasseradern, Verwerfungen und Gesteinsbrüche eine Abstrahlung entwickeln, die gegenüber der normalen Erdabstrahlung das Magnetfeld der Erde verändern. Temperaturveränderungen, Abnormitäten der radioaktiven Werte und eine Veränderung der Luftionisation wurden registriert.**

Aber wie schon 1929 – wieder werden diese Ergebnisse und ihre nachweislich negativen Auswirkungen auf den menschlichen Organismus verschwiegen.

Die Boulevardpresse sieht in einem Rutengänger immer noch einen „Zauberer" oder „Scharlatan". Bedauerlich ist, daß sich sogar seriöse Medien dieser Meinung anschließen. Fundierte Recherchen fehlen völlig.

Deshalb müssen Sie sich selbst informieren – wir helfen Ihnen dabei.

Die Rutengänger der **Vereinigung deutscher Rutengänger e.V.** haben durch eine Prüfung ihr Können unter Beweis gestellt. Sie untersuchen auf die fünf wichtigsten Erdstrahlenarten: Wasseradern. Gesteinsverwerfungen, Gesteinsbruch, Curry- und Globalgitterkreuzung. Um einen weiteren Risikofaktor auszuschließen, wird bei jeder Hausuntersuchung gleichzeitig die Elektrobelastung (Elektrosmog) im Schlaf- und Kinderzimmer gemessen. Ein ausführliches Beratungsgespräch schließt die Hausuntersuchung ab.
Nur so können Sie sicher sein, daß Ihr Schlafplatz und der Ihrer Kinder frei von Erdstrahlen und Elektrobelastung ist.

Bei weiterführenden Fragen wenden Sie sich bitte an den

Rutengänger-Informations-Dienst
Mittelstraße 19
65594 Runkel-Schadeck
Telefon 0 64 82 / 17 41
Telefax 0 64 82 / 43 57

oder an die

Vereinigung deutscher Rutengänger e.V.
- Vorstand -
Adolfshausen 2
29646 Bispingen

Wir helfen Ihnen weiter, denn wir wollen, daß SIE gesund bleiben.

Zitate aus unseren Büchern:

„Wenn die Welt an etwas untergeht, so wird sie am Haß, an der Zerstörung des heiligen Gewebes untergehen, das seit Urzeiten Menschen untereinander und mit Tier, Pflanze, Quellen und Sternen verbindet."

Werner Deubel

„Intelligenz und Bewußtsein ergeben sich aus dem Maße der Rückbindung an die eigene Vergangenheit, wobei die Vergangenheit nur weit genug gefaßt sein sollte. Der Mensch erlangt eine um so größere Entwicklung, je größer das Maß dieser Rückbindung an den eigenen Ursprung ist....."

Hermann J. Dörr

„Je mehr man sich mit den Naturgesetzen beschäftigt, um so leichter fällt es, sich diesen Gesetzen anzupassen. Unsere Uneinigkeit ist eines der Hauptübel. Wir zanken uns völlig sinnlos um Meinungsverschiedenheiten. Religiöse und politische Ansichten sind sehr mannigfaltig – aber die Wahrheit ist einmalig. Alle Meinungen und Ideologien müssen wir überprüfen, ob sie noch mit heutigen Erkenntnissen übereinstimmen. Letztlich haben wir nur eine Welt, auf der wir alle stehen; folglich müßte es doch möglich sein, auch zu einer Weltanschauung zu kommen, die auf Wahrheit beruht. Diese zu fördern, muß unser aller Bestreben sein."

Walter Stille

„Unseres Lebens Wert ist das Erleben der Werte: des Wirklichen, des Schönen, des Guten, des Richtigen, des Wahren und all dieser in einem, dem Heiligen."

Oskar Winter

„Der Mensch ist nicht nur der Träger seiner Taten, sein Tun verändert ihn auch. Den gebräuchlichen Floskeln ‚vom jungen Wein, der gären' oder von der ‚Jugend, die sich austoben muß' liegt die Ansicht zugrunde, man könne eine Lebensepoche gewissermaßen streichen und jederzeit unverändert mit einer neuen Lebensweise beginnen. Dies zeigt eine tiefe Unkenntnis unserer geistigen Struktur. Alle unsere Handlungen werden ein Teil von uns."

Manfred Lorenz